# おいしい かんたん 作りおき
# 糖尿病レシピ 12週間

医学監修 **中尾俊之** 腎臓・代謝病治療機構代表
医学博士・糖尿病専門医

栄養監修 **金澤良枝** 東京家政学院大学教授
医学博士・管理栄養士

料理 **岩﨑啓子** 管理栄養士・料理研究家

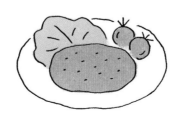

ナツメ社

# はじめに

我が国では、糖尿病有病者が約1000万人、また糖尿病の可能性を否定できない人がさらに1000万人いるとされています。

糖尿病は、採血の検査で比較的簡単に診断がつきます。糖尿病は大きく分けて1型糖尿病と2型糖尿病がありますが、成人の糖尿病のほとんどは2型糖尿病です。2型糖尿病は血糖値が高くなる病気ですが、高血糖のための症状が出るほどに血糖値が高くなる人はそんなに多くはありません。無症状の人が多いのです。しかし、何も症状がないからといって、これを放置しておくと、長年のうちには、本書でも述べているような糖尿病合併症が出てきて、場合によっては生命の危険にさらされることになります。私は糖尿病専門医として、腎臓内科・透析医療の診療に携わっていますが、糖尿病がもとになった合併症疾患により難渋している患者さんを日々多く目にしています。

でも、普段からきちんと治療・養生をしておけば大丈夫です。糖尿病、とくに2型糖尿病は、適正な食事療法を継続することが治療の基本です。本書は、糖尿病の人の食事療法がうまく継続できるようにと発刊されました。読者の皆様が、糖尿病合併症疾患に罹患することなく、健康で幸せな日常を送られることをお祈りいたします。

腎臓・代謝病治療機構代表
医学博士・糖尿病専門医

中尾俊之

糖尿病の人も糖尿病でない人も、元気に健康に生活していくには、上手に食品を摂取することが大切です。好きな食品を好きなだけ摂取することは、むしろ不健康なことと思います。

糖尿病の人の食事管理は、適正なエネルギー量、そして三大栄養素（炭水化物、たんぱく質、脂質）のバランス、食物繊維量、食塩量などを整えるので、「健康食」なのです。しかし、「毎日考えて調理をすることは大変」と思うときもあるでしょう。

本書は、「下味冷凍メニュー」と「作りおきメニュー」を上手に組み合わせて、食事を楽しく合理的に、そしておいしさを目指しているのが特徴です。ご家族で同じ食事をしていただければ、皆が健康に生活していけます。

本書を参考にしていただき、そして自分流にアレンジしていただいても結構です。皆さまの食生活が豊かになること、そして養生を願っております。

東京家政学院大学教授
医学博士・管理栄養士
金澤良枝

# もくじ

## Part 1

## 糖尿病の食事の基本

2 はじめに

10 この本の特長と決まり

12 糖尿病ってどんな病気なの？

16 食事療法7つのポイント

18 食事療法の進め方

22 合併症を起こさないために

24 [column] 炭水化物を多く含む食品【表1】の1単位の目安表

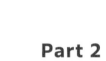

## Part 2

## 糖尿病のおいしい夕食献立12週間

26 糖尿病の献立の立て方の基本

28 1日の適正な摂取エネルギー量が1600kcalの人の献立の考え方

### 糖尿病の作りおき夕ごはん

### 1週目

31 1日目 ゆで豚のおろし和えの献立

32 2日目 にらとえのきのナムル入りチヂミの献立

33 3日目 鶏肉入りけんちん汁の献立

34 4日目 焼きがんもの献立

35 5日目 鮭の塩麹レモン焼きの献立

36 6日目 焼きがんものおろし煮の献立

37 7日目 一口ステーキの献立

### 2週目

39 1日目 まぐろとわかめの山かけの献立

40 2日目 豚肉のにんにくみそ漬け焼きの献立

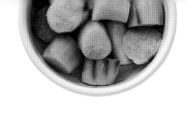

**3週目**

41　3日目　チキンソテー マスタードソースの献立
42　4日目　葉っぱ包みの献立
43　5日目　いかと小松菜の麻婆炒めの献立
44　6日目　ビーフレモンクリーム煮かけごはんの献立
45　7日目　アスパラガスの肉巻きの献立

47　1日目　さばのみそ煮の献立
48　2日目　ヒレ肉とりんごのソテーの献立
49　3日目　さばのねぎみそ蒸しの献立
50　4日目　厚揚げと豆苗の肉そぼろ炒めの献立
51　5日目　ゆで卵とじゃがいもの豆腐グラタンの献立
52　6日目　豚肉とチンゲン菜のもずくあんかけ炒めの献立
53　7日目　豆腐とトマトの肉そぼろ蒸しの献立

**4週目**

55　1日目　しいたけ焼売の献立
56　2日目　焼き鮭ときのこの混ぜごはんの献立
57　3日目　肉巻き豆腐の韓国風焼きの献立
58　4日目　鶏肉とキャベツ、しめじのクリーム煮の献立
59　5日目　鯛のカルパッチョの献立
60　6日目　ミルフィーユポークソテー ピクルスソースの献立
61　7日目　ミートボールカポナータのチーズ蒸しの献立

62　column　たんぱく質を多く含む食品【表3】の
　　　　　　1単位の目安表

**5週目**

65　1日目　さわらのグリル ヨーグルトソースの献立
66　2日目　鶏むね肉のレンジペーパー包み蒸しの献立
67　3日目　高野豆腐のひじき肉詰め煮の献立
68　4日目　豚肉とオクラ、パプリカのバーベキュー炒めの献立
69　5日目　高野豆腐の野菜あんかけの献立
70　6日目　もやし入り卵焼き えびトマトあんかけの献立
71　7日目　焼き肉サラダの献立

**6週目**

73　1日目　あじの塩焼きの献立
74　2日目　肉巻きごはんの献立
75　3日目　肉豆腐の献立
76　4日目　たらのアクアパッツァの献立
77　5日目　ハンバーグの献立
78　6日目　たこと厚揚げのキムチ炒めの献立
79　7日目　えび天ぷらの献立

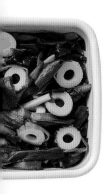

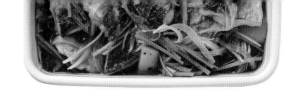

**7週目**

81 1日目 あじの南蛮漬けの献立
82 2日目 麻婆豆腐の献立
83 3日目 あじの南蛮漬け（カレー味）の献立
84 4日目 鶏肉のレモンじょうゆ照り焼きの献立
85 5日目 肉餃子の献立
86 6日目 もやしとにら、豚肉の辛みそ炒めの献立
87 7日目 さわらのいそべ焼きの献立

**8週目**

89 1日目 ごまだれ鉄火丼の献立
90 2日目 鶏肉のパン粉焼きの献立
91 3日目 大根の肉巻き焼きの献立
92 4日目 たらのガーリックソテーの献立
93 5日目 青椒肉絲の献立
94 6日目 タンドリーチキンの献立
95 7日目 ぶりとチンゲン菜の中華炒めの献立

96 〔column〕かさましに利用できる食材を活用してみましょう

**9週目**

99 1日目 いわしのレモン酢煮の献立
100 2日目 鶏肉のよだれソースの献立

101 3日目 いわしのレモン酢煮スパゲッティの献立
102 4日目 さわらのしょうがみそ漬け焼きの献立
103 5日目 豚肉のピカタの献立
104 6日目 梅豚のとろろ蒸しの献立
105 7日目 えびとピーマンのチリソース炒めの献立

**10週目**

107 1日目 白身魚の中華レンジ蒸しの献立
108 2日目 牛肉とキャベツのすき煮の献立
109 3日目 豆腐チャンプルーの献立
110 4日目 ヒレカツの献立
111 5日目 スープカレーの献立
112 6日目 かじきの韓国風包み焼きの献立
113 7日目 豆乳スープカレーの献立

**11週目**

115 1日目 鯛のソテー 野菜あんかけの献立
116 2日目 えのき肉団子の甘辛和え 豆苗添えの献立
117 3日目 鶏肉のから揚げの献立
118 4日目 えのき肉団子とキャベツ、春雨のスープ煮の献立
119 5日目 鮭のエスカベーシュの献立
120 6日目 しょうが焼きの献立
121 7日目 鮭のエスカベーシュ（レタス添え）の献立

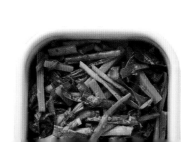

130 129 128 127 126 125 124 123 **12週目**

1日目　かつおの刺身 薬味タレの献立

2日目　鶏肉とこんにゃくの中華煮の献立

3日目　豚肉と大根の梅おかか炒めの献立

4日目　鶏肉とこんにゃくの中華煮の献立

5日目　かじきのトマト煮の献立

6日目　牛肉とレタスのオイスターソース炒めの献立

7日目　かじきのトマトパスタの献立

[column]　脂質を多く含む食品【表5】の1単位の目安表

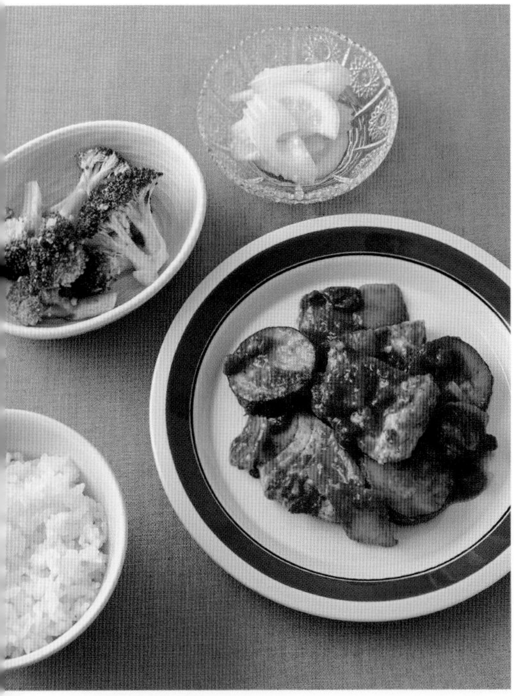

**Part 3**

## 糖尿病の おいしい朝食レシピ

糖尿病の和の朝ごはん献立

132 ❶ 豆腐のソテー なめたけかけの献立

134 ❷ 玉ねぎ納豆の献立

135 ❸ 炒り豆腐の献立

136 ❹ チンゲン菜の卵炒めの献立

137 ❺ 巣ごもり目玉焼きの献立

138 ❻ 煮卵のせごはんの献立

139 ❼ 鶏がゆの献立

糖尿病の洋の朝ごはん献立

140 ❶ エッグスラットの献立

142 ❷ ハムエッグの献立

143 ❸ キャベツオムレツの献立

144 ❹ ピザトーストの献立

145 ❺ マッシュルームスクランブルエッグの献立

146 ❻ 鮭カレーサンドの献立

147 ❼ アップルトーストの献立

148 [column]　ビタミン・ミネラルを多く含む食品【表6】の ⅓単位（100g）の目安表

# Part 4

# 糖尿病のおいしい昼食レシピ

## 糖尿病のワンディッシュ昼ごはん

### 麺メニュー

❶ カレーあんかけうどん 150
❷ あさりもやしラーメン 152
❸ 豆乳カルボナーラ 153
❹ ごまだれそば 154
❺ キムチ焼きそば 155
❻ チキンたらこスパゲッティ
❼ トマトスープパスタ

### ワンプレート

❶ 納豆チャーハン 156
❷ お好み焼き 158
❸ オムライス 159
❹ 豆腐丼 160
❺ 中華丼 161
❻ タコライス
❼ 鶏肉とブロッコリーのリゾット

## 糖尿病の作りおきのお弁当

❶ 豚肉とエリンギのバーベキュー弁当 162
❷ 鶏むね肉のハーブ焼き弁当 164
❸ 混ぜずし弁当 165
❹ 豚肉の時雨煮のせ弁当 166
❺ ぶりの照り焼き弁当 167
❻ 肉詰めピーマン弁当 168
❼ 卵サンド弁当 169

column 外食・市販食品は栄養成分表示を見ましょう 170

column 揚げ物エネルギー量 早見表 172

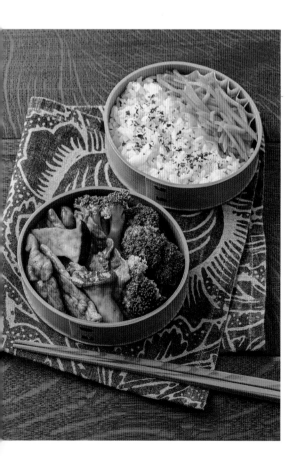

# Part 5

## 糖尿病の おいしい冷凍＆ 冷蔵作りおきおかず

### 下味冷凍

174 鶏肉
176 豚肉
178 魚

181 [column] アレンジ自在！ひき肉だね2種

### おかずの素

182 肉
187 魚
190 卵・豆腐
192 大豆・大豆製品

### 野菜の作りおき

194 青菜
196 オクラ／かぶ

198 カリフラワー／キャベツ
200 きゅうり／アスパラガス
202 セロリ／大根
204 なす／玉ねぎ
206 なす／にら
208 にんじん／白菜
210 たけのこ／ブロッコリー
212 もやし／れんこん
214 ごぼう／こんにゃく・しらたき
216 きのこ／海藻

218 [column] 糖尿病の人の間食のこと

### デザート

220 キウイの炭酸ゼリーかけ／オレンジ紅茶ゼリー
221 コーヒーゼリー／かぼちゃ羊羹

222 さくいん

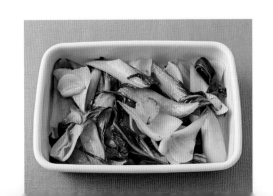

# この本の特長と決まり

この本では、糖尿病の食事の基本として、食事療法に沿った献立を提案しています。
おいしく、飽きずに食べられることを第一に考え、作りおきと簡単レシピを組み合わせた12週間分の夕食献立と、
朝ごはん、昼ごはんの献立の代表例を紹介しています。

## 紫色のアイコンは作りおき

作りおきはそのまま使うこともあれば、トッピングをのせたり、食材のひとつとして使ったりして、アレンジすることもあります。

## 肉や魚に下味をつけて冷凍しておく作りおきです。

冷凍保存期間は3週間です。作り方は作りおきのページをご覧ください。時間のあるときにまとめて作っておいてもいいでしょう。残った分を違う週で使う献立もあります。

## 1週間に使う食材のリストです。

買い物の参考にしてください。週の後半に使う食材は、途中で買い足すようにすると、鮮度がいい状態で使えます。

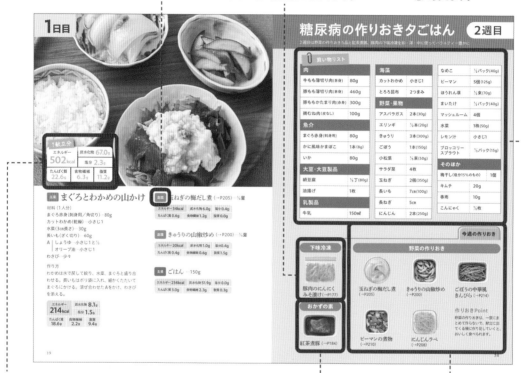

## 1献立分の栄養価です。

1献立で摂取できる栄養価を載せています。1日の摂取量の中で朝・昼・夕食を組み合わせるときの参考にしてください。
・1日のたんぱく質摂取量が60〜70gとなるよう、朝ごはんはたんぱく質量が20gを超えた場合、昼・夕ごはんは25gを超えた場合、注釈をつけていますので、1日の中で調整する参考にしてください。

## 肉、魚、卵、豆腐、大豆・大豆製品を使った作りおきです。

作り方は作りおきのページをご覧ください。冷蔵保存期間を参考に、週の途中で作りおきすることもあります。冷凍保存できるものは、まとめて作ってもいいでしょう。

## 野菜を使った作りおきです。

基本的には冷蔵保存ですが、冷凍できるものもあります。作り方は作りおきのページをご覧ください。

---

●この本の使い方
・材料は、当日作る分は1人分、作りおきは基本的に4食分です。
・材料のg表示は、正味量です。
・栄養価は、特に記載のない場合、1人分です。日本食品標準成分表2020年版（八訂）を基準に算定しています。
・「塩分」は「食塩相当量」を表示しています。
・計量単位は、大さじ1＝15㎖、小さじ1＝5㎖、1カップ＝200㎖です。「少々」は小さじ1/6未満を示しますが、g数が併記してあるものは、デジタルキッチンスケールなどで計量してください。「適量」はちょうどよい量を、「適宜」は好みで必要であれば入れることを示します。
・野菜類は、特に記載のない場合、皮をむくなどの下処理を済ませてからの手順で説明しています。
・作り方の火加減は、特に記載のない場合、中火で調理してください。
・フッ素樹脂加工のフライパンを使用しています。
・電子レンジは600Wを基本としています。500Wの場合は、加熱時間を1.2倍にしてください
・保存期間は目安の期間です。季節や保存状態によって保存期間に差が出るので、できるだけ早く食べきりましょう。
・糖尿病腎症が進んでいる場合は、食事療法は変わりますので、主治医に相談しましょう。

# Part 1

# 糖尿病の
# 食事の基本

糖尿病の治療の基本は、食事療法と運動です。
まずは、糖尿病がどんな病気で、どんなことに気をつけたらよいのかを
理解することから始めましょう。
その上で、食事療法のポイントを押さえながら、
実際の適正摂取エネルギーを求め、食品交換表をベースに、
何をどれくらい食べたらいいのかを具体的に見ていきましょう。

# 糖尿病ってどんな病気なの？

## 血液中の
## ブドウ糖の濃度（血糖値）が
## 高い状態が続く病気です

私たちの体は、正常に機能するために、体温、血圧、血糖値などを一定の範囲内に保っています。これを恒常性（ホメオスタシス）と言います。食事をすると、血液中のブドウ糖が増えて血糖値が上昇します。通常は、血糖値が高くなり過ぎたり、高い状態がずっと続いたりすることがないように、インスリンが分泌され、適切な範囲内の値まで血糖値が低下します。

しかし、糖尿病は、インスリン不足やインスリン抵抗性と呼ばれる作用低下によって高血糖が続きます。大切なのは、糖尿病であっても、うまく血糖値をコントロールできれば、健康で元気に過ごせるということ。食事療法と運動療法および薬物療法で、三大合併症の糖尿病網膜症・糖尿病腎症・糖尿病神経障害や、動脈硬化を予防しましょう。

## インスリンって何？

▼

## 膵臓のβ細胞から
## 分泌されるホルモンのこと

インスリンは血糖値を下げるホルモンです。肝臓、筋肉、脂肪細胞などで、ブドウ糖を血液中から細胞内に移動させて血糖値を低下させます。インスリンの分泌量が少ない場合や、分泌量は十分あってもインスリンがうまく働かない場合は、細胞内に取り込まれるブドウ糖の量が減少するので、血糖値は下がりにくくなります。

## 正常な人の糖質代謝

食事から糖質をとる

↓

小腸でブドウ糖に分解・吸収され肝臓へ

↓

全身に運ばれ、血糖値が上がる。
一部はグリコーゲンとして貯蔵される

↓

膵臓からインスリンが分泌される

↓

インスリンは肝臓、筋肉、脂肪細胞などに
働きかけ、ブドウ糖を細胞内に取り込む

↓

血糖値を低下させる

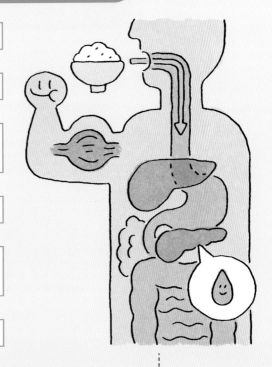

↓

インスリンの量が不足したり、
インスリンの働きが妨げられる

↓

常に血糖値の高い状態が続く

↓

糖尿病 の発症！

### 1型糖尿病

インスリンの合成や分泌を行う膵臓の
ランゲルハンス島β細胞が破壊・消失
すると、インスリンが分泌されなくな
ります。これが1型糖尿病の主な原因
です。インスリン注射でインスリンを
補う必要があります。何歳でも発症し
ますが、2型糖尿病に比べると若年で
発症することが多い疾患です。

### 2型糖尿病

インスリンの分泌量が減ったり、イン
スリンの働きが低下したりすることで
起こります。2型糖尿病は、遺伝因子
に、過食や運動不足、肥満、ストレス
などの環境因子が加わって発症します。
加齢も影響するので、中高年に多く、
症状が表れないまま進行して発症する
ケースもよくみられます。

### その他の糖尿病

### 妊娠糖尿病

## 血糖値による糖尿病の判定基準

### 空腹時血糖値および75gOGTTによる判定区分

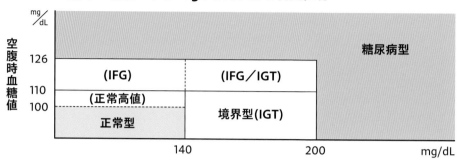

IFG：空腹時血糖異常　　IGT：耐糖能異常　　OGTT：経口ブドウ糖負荷試験

出典：日本糖尿病学会編・著「糖尿病治療ガイド2022-2023」P28, 文光堂, 2022

# 糖尿病の検査は空腹時の血糖値とHbA1c値

糖尿病は早期発見と早期治療が有効です。診断は血液検査で行います。検査では、血糖値とHbA1c（ヘモグロビン・エーワンシー）値を測定し、高血糖状態が続いていないかを調べます。血糖値は検査した時点の血糖の濃度、HbA1cは過去1〜2カ月間の血糖値の平均を反映した数値です。

日本糖尿病学会の『糖尿病治療ガイド2022-2023』によると、下記の①〜④のいずれかに該当する場合を「糖尿病型」、⑤または⑥にあてはまる場合を「正常型」、「糖尿病型」と「正常型」のどちらでもない場合を「境界型」とし

ています。初回検査に加えて再検査でも「糖尿病型」が確認されるなど、一定の条件を満たすと糖尿病と診断されます。

❶早朝空腹時血糖値126mg/dL以上
❷75gOGTTで2時間値200mg/dL以上
❸随時血糖値200mg/dL以上
❹HbA1cが6.5％以上

❺早朝空腹時血糖値110mg/dL未満
❻75gOGTTで2時間値140mg/dL未満

# 治療の基本は食事量の調整と適度な運動です

治療の目標は、糖尿病のない人と変わらない健康寿命をまっとうすることです。糖尿病は進行していないうちは、あまり症状がありません。しかし、高血糖状態が続くと合併症が生じます。合併症の症状は、視力低下や失明、痛みやしびれ、ケガや感染が起こりやすいなど。腎臓の病気が悪化すると人工透析が必要になります。

糖尿病の治療は、食事療法、運動療法、薬物療法の3つです。食事と運動をベースに、血糖だけでなく血圧や脂質代謝も良好な状態を保ち、適正体重の維持や禁煙を行って、糖尿病の合併症の発症予防を目指します。

※糖尿病腎症が進んでいる場合は、食事療法は変わりますので、主治医に相談しましょう。

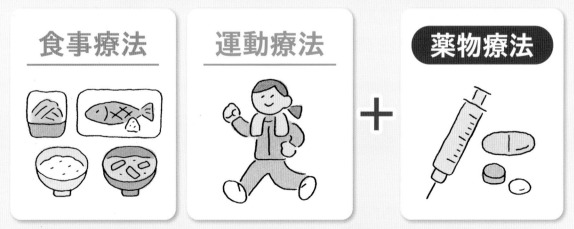

## 食事療法 ＋ 運動療法

食事で摂取する栄養素のバランスを調整するのが食事療法です。運動療法はブドウ糖、脂肪酸の利用が促進され、血糖が低下します。また、インスリン抵抗性が改善されます。

## ⬇ 目標の血糖値にならないときは…

## 食事療法　運動療法　＋　薬物療法

食事療法や運動療法を2～3カ月続けても目標の血糖値にならない場合は、HbA1c値や血糖値などを引き続き観察しながら、薬物療法を追加します。いろいろなタイプの飲み薬と注射薬があり、個々に合わせて選択されます。

# 食事療法7つのポイント

## 自分の食習慣を振り返り ポイントをおさえて改善を

血糖値を良好に保つために食事療法は欠かせません。適正な体重を維持するのに必要なエネルギーと、健康づくりに関わる栄養素を過不足なく摂取しましょう。

1日に必要なエネルギー量は、年齢、性別、身長、体重、身体活動量、合併症の有無などで異なります。まずは主治医と相談しながら決定しましょう。

栄養素はバランスを意識することが大事です。栄養素を個別に把握しながら食べるのは難しいので、

エネルギー源となる主食、体の材料になるたんぱく質源を含む主菜、体の調子を整えるビタミンやミネラルの摂取源となる副菜を組み合わせましょう。合併症予防のために、アルコールや菓子類の摂取は、主治医、管理栄養士と相談を。減塩も心がけましょう。また、食物繊維には血糖値の急上昇や血清コレステロール値の増加を防ぐなどの効果があるので積極的に摂取しましょう。

---

**column**

## 塩分(食塩)の摂取目標量は男女別、また、高血圧の方で異なります

高血圧になると、血管や腎臓などに負担がかかり、網膜症、腎症、動脈硬化が進行しやすくなります。塩分は血液中の水分量を増やして血圧を上げる作用があるため、減塩を意識しましょう。男性なら1日7.5g未満、女性なら1日6.5g未満が目標値です。すでに高血圧や腎症がある場合は、男女ともに1日6g未満を目標にします。

# 食事療法7つのポイント

## 1 体格・活動量に見合ったエネルギーを摂取する

必要なエネルギー量は体格や活動量、年齢で変わります。日常生活に必要なエネルギー量を摂取しましょう。太りすぎは血糖コントロールを悪化させるので、注意が必要です。

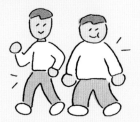

## 2 食品の種類はできるだけ多くする

いつも同じ、または似たものばかり食べていると、どうしても摂取できる栄養素に偏りが生じます。日ごろからさまざまな種類の食品を食べるように心がけると、体に必要な栄養素をまんべんなく摂取しやすくなります。

## 3 動物性脂質は控えめに

動物性脂質に多い飽和脂肪酸やコレステロールは、過剰摂取すると脂質異常症のリスクが高まります。脂質異常症は動脈硬化に悪影響をおよぼします。ただし、さば、鮭、ぶり、あじ、いわしなどの魚は例外で、生活習慣病予防に役立つ多価不飽和脂肪酸（EPAやDHA）が豊富です。

## 4 食物繊維をとる

食物繊維にはお腹の調子を整える作用が期待できます。また、食後に血糖値が上昇するスピードを穏やかにしたり、便とともにコレステロールを排出することで血清コレステロール値の上昇を防ぐ効果も期待できます。

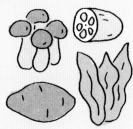

## 5 朝食・昼食・夕食を規則正しく

朝食を抜くと、その分の栄養素が不足しやすくなります。また、昼食では炭水化物の摂取が多くなりがちなので、昼食後の血糖値が急上昇し、血糖値の乱高下を招きます。1日3食の食事間隔や量をなるべく均一にすると、血糖値がコントロールしやすくなります。

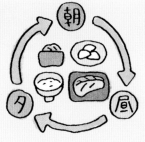

## 6 ゆっくりよく噛んで食べる

ゆっくり食べることは、とても大切です。ゆっくり食べると、糖質がゆっくり吸収されるので、血糖値の上昇も緩やかになります。よく噛んで食べると、満腹中枢が刺激されるので、早食いするより少量で満足感が得られます。

## 7 単純糖質を避ける

ブドウ糖や果糖などの単糖類やショ糖などの二糖類は、分子が小さいため消化・吸収されやすく、すぐに血糖値を上昇させます。一方、でんぷんのような多糖類は、比較的緩やかに血糖値が上がります。炭水化物はなるべく穀類からとりましょう。

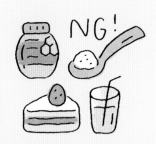

# 食事療法の進め方

## BMIによる肥満度チェック

肥満度の指標として国際的に使われているのがBMI。
この計算式から自分の肥満度をチェックすることができます。

$$BMI = 体重(kg) ÷ 身長(m) ÷ 身長(m)$$

**体格指数**（日本肥満学会）

BMI **25以上** ……………………… 肥満

BMI **18.5以上 25未満** …… 普通体重

BMI **18.5未満** ……………………… 低体重

## 目標体重から適正摂取エネルギーを主治医と相談しましょう

食事療法は糖尿病治療の基本となります。重要なのは、正しい知識に基づいて行うこと。やみくもに食事量を減らしたりすると、かえって糖尿病のコントロールができにくくなってしまいます。

食事療法を始めるにあたり、まず自分の適正なエネルギー量を知りましょう。年齢や性別、体重、日々の生活活動量などによって異なります。生活状況からエネルギー係数を求めて決めますので、

医師と相談しましょう。まず、自分の身長から目標体重を割り出しましょう。これにエネルギー係数をかけることで、1日の必要摂取エネルギーが分かります。そして、血糖値コントロールでは、朝・昼・夕の3食で、できるだけ同じエネルギー量を摂るようにします。1日の必要エネルギーを3等分したものが1食あたりの摂取エネルギーとなります。

# 1日の適正な摂取エネルギー量を求めましょう

## ❶目標体重を求める

適正体重は年齢によっても異なります。自分の年齢も考慮し、目標体重を求めましょう。

65歳未満
$$\left(\boxed{\phantom{xxx}}_{\text{m}}^{\text{身長}}\right)^2 \times 22 = \boxed{\phantom{xxxx}}_{\text{kg}}$$

前期高齢者
（65～74歳）
$$\left(\boxed{\phantom{xxx}}_{\text{m}}^{\text{身長}}\right)^2 \times 22\sim25 = \boxed{\phantom{xxxx}}_{\text{kg}}$$

後期高齢者
（75歳～）
$$\left(\boxed{\phantom{xxx}}_{\text{m}}^{\text{身長}}\right)^2 \times 22\sim25^{※} = \boxed{\phantom{xxxx}}_{\text{kg}}$$

※75歳以上の後期高齢者では現体重に基づき、フレイル、日常生活動作の低下、合併症、体組成、身長の短縮、摂食状況や代謝状態の評価を踏まえ、適宜判断する。

## ❷エネルギー係数(kcal/kg)を判定する

自分の仕事や生活習慣から、1日の活動量が多いか少ないかを判断しましょう。

| | |
|---|---|
| 軽い労作（大部分が座位の静的活動） | 25～30kcal/kg目標体重 |
| 普通の労作（座位中心だが通勤・家事・軽い運動を含む） | 30～35kcal/kg目標体重 |
| 重い労作（力仕事、活発な運動習慣がある） | 35～　kcal/kg目標体重 |

## ❸摂取エネルギー量を求める

目標体重にエネルギー係数をかけたものが1日に摂取すべきエネルギー量となります。

目標体重　　　　　　　エネルギー係数　　　　　　　摂取エネルギー

$$\boxed{\phantom{xxx}}_{\text{kg}} \times \boxed{\phantom{xxx}}_{\text{kcal/kg}} = \boxed{\phantom{xxx}}_{\text{kcal／日}}$$

引用文献：日本糖尿病学会編・著：糖尿病食事療法のための食品交換表, 第7版, 日本糖尿病協会・文光堂, 2013, p.6

数カ月の単位で目標体重に近づけていくのが理想

現在の自分の体重と目標体重に大きな差がある場合、まずは1カ月後の目標体重を、自分の体重から1～2kg引いた数値にして、数カ月かけて少しずつ目標に近づけていきましょう。

目標体重に向け、毎日の体重をチェックしたり、体重記録ノートを作ったりするとよいでしょう。

# 糖尿病食事療法のための食品交換表をベースに6つの食品グループと量の目安を把握する

食事療法で適正エネルギー量と並んで大切なのが、栄養バランスです。体に必要な3大栄養素には、炭水化物、たんぱく質、脂質があり、それぞれ50〜60％、13〜20％、20〜25％程度の割合で摂るのが望ましいとされています。さらにビタミン、ミネラル、食物繊維も加えた6種類の栄養素をバランスよく摂る必要があります。

そのために糖尿病の食事では「食品交換表」を用います。食品を6つのグループに分類したほか、さらに食事に含まれるエネルギー量を80kcal＝1単位とし、1日あたりの食事量を単位で表します。これにより、一つひとつの食品のエネルギー量を計算する必要がなくなり、栄養管理がしやすくなるのです。

6つのグループそれぞれ、1日に何単位摂取するかは、医師の指示によって決まります。以下に標準的な各表からの単位配分を示しますので参考にしましょう。

## 1単位 = 80kcal

どの表から何単位摂るかは、主治医や栄養管理士と相談して決めましょう。

## 1日の単位の配分

### （例）1600kcal／炭水化物55％の場合

| 1日の単位 20単位 | 表1 | 表2 | 表3 | 表4 | 表5 | 表6 | 調味料 |
|---|---|---|---|---|---|---|---|
| | 9 | 1 | 5 | 1.5 | 1.5 | 1.2 | 0.8 |

例えば、1日の必要エネルギー量が1600kcalの場合は、1600÷80＝20単位。さらに炭水化物は摂取エネルギーのうち50〜60％摂るのが理想とされているので、仮に55％と設定した場合、上のような食事配分が考えられます。

引用文献：日本糖尿病学会編・著：糖尿病食事療法のための食品交換表, 第7版, 日本糖尿病協会・文光堂, 2013, p.17

# 6つの食品グループ

**表1** 炭水化物を多く含む食品（I群）
●穀物　●いも　●炭水化物の多い野菜と種実
●豆（大豆を除く）

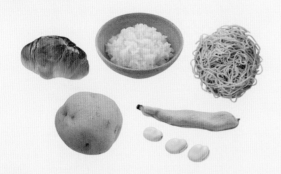

**表2** 炭水化物を多く含む食品（I群）
●果物

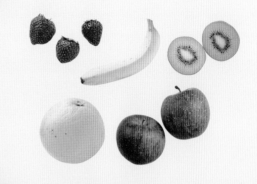

**表3** たんぱく質を多く含む食品（II群）
●魚介　●大豆と大豆製品　●卵・チーズ　●肉

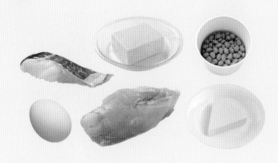

**表4** たんぱく質を多く含む食品（II群）
●牛乳と乳製品（チーズを除く）

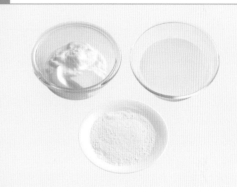

**表5** 脂質を多く含む食品（III群）
●油脂　●脂質の多い種実　●多脂性食品

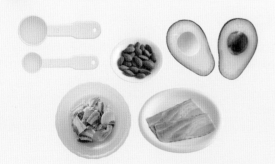

**表6** ビタミン・ミネラルを多く含む食品（IV群）
●野菜（炭水化物の多い一部の野菜を除く）
●海藻　●きのこ　●こんにゃく

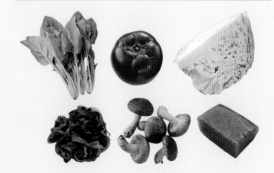

**調味料**　●みそ、みりん、砂糖など

引用文献：日本糖尿病学会編・著：糖尿病食事療法のための食品交換表, 第7版, 日本糖尿病協会・文光堂, 2013, p.13

# 合併症を起こさないために

## 高血糖が続くことで
## 全身の血管や神経の障害が起こる

糖尿病は、血液中にある糖＝血糖値をコントロールしているインスリンの働きが悪くなり、慢性的な高血糖状態が続く病気です。初期はほとんど自覚症状がありませんが、病状が進むとさまざまな合併症を引き起こします。

代表的な合併症には、高血糖により目の網膜にある毛細血管が蝕まれることで起こり、最終的には失明に至ることもある糖尿病網膜症、腎臓にある毛細血管が蝕まれ腎臓の機能が低下し、最終的に人工透析療法が必要になることもある糖尿病腎症、手足の神経に異常をきたし、しびれなどを引き起こす糖尿病神経障害、心臓病や脳卒中を引き起こす動脈硬化症があります。これらの合併症の重症化を防ぐことが治療の目的になります。

---

### column

## 低血糖になったときは

低血糖とは、薬物療法（インスリン注射など）をしている人で血糖値が急激に下がり、動悸、発汗、脱力などが起こる状態。生命を失う危険もあるため、症状が表れたときはすぐにブドウ糖を摂取することが大切です。

# 糖尿病の合併症

慢性的な高血糖状態が続き、血管や神経が影響を受け、体のさまざまな部分に発症するのが慢性合併症です。

## 細い血管の病気 ▼

### 糖尿病網膜症

目の網膜の血管がもろくなったり、血流が悪くなることで、視覚障害を起こし、失明してしまうこともある病気。

### 糖尿病腎症

腎臓の働きが悪くなって、尿による老廃物の排出機能が低下する。重症化すると人工透析療法などが必要になる。

### 糖尿病神経障害

末梢神経が障害されて起こる。手足のしびれ、痛み、感覚が鈍くなる、下痢・便秘などさまざまな症状がある。

## 太い血管の病気 ▼

### 脳卒中

動脈硬化が進み、脳の血管が詰まる脳梗塞などを起こす。

### 心筋梗塞・狭心症

心臓の血管が詰まって起こるのが心筋梗塞。血管の流れが悪くなり、酸素が不足するのが狭心症。

### 閉塞性動脈硬化症

足の血管が動脈硬化の進行により閉塞する。足の先端が壊疽し、切断しなければならなくなる。

3大合併症

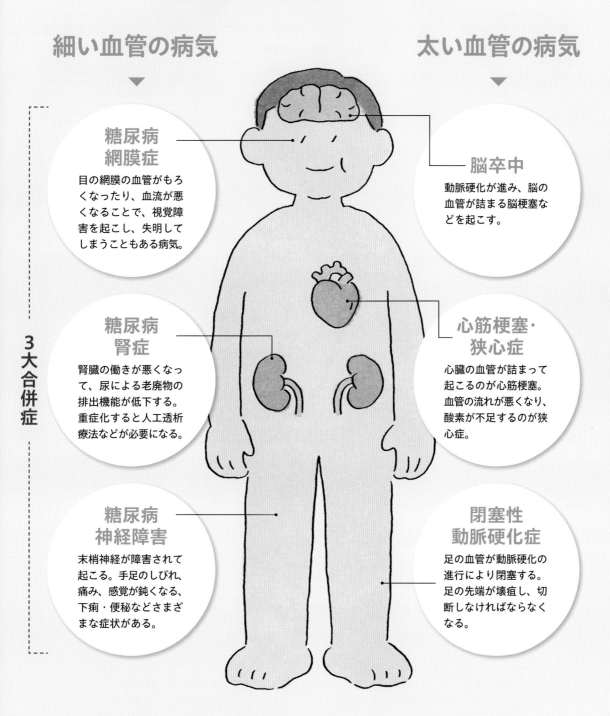

その他 ▶ 感染症、歯周病、認知症

# 炭水化物を多く含む食品 表1 の 1単位の目安表

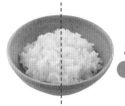
ごはん
**50g**

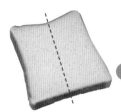
食パン
半枚
**30g**

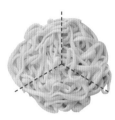
うどん（ゆで）
⅓玉
**80g**

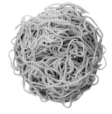
そば（ゆで）
**60g**

じゃがいも
1個
**110g**

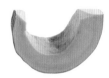
西洋
かぼちゃ
**90g**

| | 食品名 | 1単位(g) | 目安 | 備考 |
|---|---|---|---|---|
| ごはん | ごはん | 50 | 小さい茶碗軽く半杯 | 玄米ごはん、麦ごはんも同じ |
| | かゆ（全がゆ） | 110 | | 五分がゆは220g |
| | 赤飯 | 40 | | |
| | もち | 35 | 4×5×1.5cm大 | |
| パン | 食パン | 30 | 1斤6枚切りの約半枚 | ライ麦パン、ぶどうパンも同じ |
| | フランスパン | 30 | | |
| | ロールパン | 25 | | バターロールも同じ |
| | クロワッサン | 20 | | |
| めん | うどん（ゆで） | 80 | ⅓玉 | |
| | そば（ゆで） | 60 | | そうめん（ゆで）・ひやむぎ（ゆで）も同じ |
| | スパゲティ（ゆで） | 50 | | マカロニ（ゆで）も同じ |
| | 中華麺（蒸し） | 40 | | 焼きそば用／中華麺（ゆで）は50g |
| その他の穀物 | とうもろこし | 90 | 中½本 | 芯付き130g |
| | 餃子の皮 | 30 | | 焼売の皮、春巻の皮も同じ |
| | 春雨（干し） | 20 | | ビーフン（干し）も同じ |
| いも | 里いも | 140 | 中3個 | 皮付き170g |
| | 長いも | 120 | | 皮付き130g |
| | じゃがいも | 110 | 中1個 | 皮付き120g |
| | 山のいも | 70 | | 皮付き80g／じねんじょも同じ |
| | さつまいも | 60 | | 皮付き70g |
| 炭水化物の多い野菜と種実 | れんこん | 120 | | 皮付き150g |
| | 西洋かぼちゃ | 90 | 小1/8個 | 日本かぼちゃは160g |
| | くり | 50 | 中4個 | 皮付き70g |
| 豆 | グリーンピース | 90 | | |
| | そら豆 | 70 | 15〜20粒 | 皮付き90g |

引用文献：日本糖尿病学会編・著：糖尿病食事療法のための食品交換表, 第7版, 日本糖尿病協会・文光堂, 2013, p.38-42

# Part 2

......................................

# 糖尿病の
# おいしい夕食献立
# 12週間

Part1で学んだ食事療法の基本を踏まえ、
そのまま使える夕ごはんの献立をバラエティ豊かに12週間分ご紹介します。
時間のある日に下味冷凍やおかずの素、野菜の作りおきを作って
1週間でおいしく食べ切るアイデアと、毎日飽きずに
おいしく続けられる工夫が盛りだくさんです。
単品ごと、1献立分の栄養価も表示しているので参考にしましょう。

# 糖尿病の献立の立て方の基本

## 主食、主菜、副菜2品で栄養バランスを整えましょう

食事はできるだけワンディッシュでなく、主食に主菜と副菜、汁ものを組み合わせた「献立」でとるようにしましょう。主食はごはんなどの炭水化物、主菜は肉、魚などのたんぱく質、副菜は主に野菜のおかずです。副菜は、できれば2品用意すると、野菜類が多くなり、ビタミンやミネラル、食

物繊維などを十分にとりやすくなります。汁ものはスープやみそ汁などで、海藻や野菜類を補います。ただし、汁ものは塩分も含むので、1日1回にとどめましょう。このような献立にすることで、さまざまな食材を組み合わせ、栄養をバランスよく摂取できます。

### 副菜1

野菜、海藻などを中心としたおかず。主菜のたんぱく質が少なめなときは副菜で補っても。

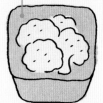

### 主菜

肉、魚などのたんぱく質を中心とした、メインとなるおかず。卵や豆腐なども活用を。

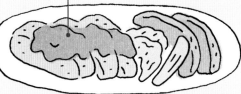

### 主食

ごはん、パン、麺類などの炭水化物。糖尿病の食事は摂取量のコントロールが大切。

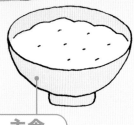

### 副菜2

副菜1が和えものなら、副菜2は汁ものなど、食材や調理法を変えるとよい。

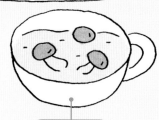

## 献立の立て方のポイント (1600kcalの場合)

**STEP 1** 主食は3単位と決める

ごはんなどの炭水化物は摂りすぎに注意する必要があります。1食3単位と決めておくとよいでしょう。

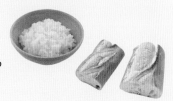

**STEP 2** 主菜は下味冷凍＆おかずの素を賢く利用する

作りおきしたものをさっと温めたり、手軽な「おかずの素」などを使って、調理の手間を省きながら満足感アップを。

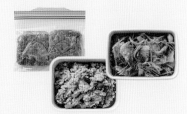

**STEP 3** 副菜は作りおき＆時短レシピで。汁ものは塩分量に気をつけて

副菜は作りおきを活用。または、和えるだけなど、シンプルな一品でもOK。汁ものはだしを生かし、塩分控えめに。

# 作りおきと下味冷凍を上手に組み合わせて毎日の食事作りを簡単に

栄養やエネルギー量に配慮した食事は、最初は手間暇がかかり、いろいろと考えてしまうでしょう。続けるためにも、手早く作れるように工夫しましょう。本書では、主菜になる肉や魚の「下味冷凍」や、肉や魚の「下味冷凍」や、肉、卵、大豆・大豆製品の常備菜の作りおき、副菜になる野菜、きのこ、海藻の作りおきおかずを豊富に紹介しています。火を通すだけ、盛りつけるだけでOKの料理が1〜2品あれば、食事作りの時短に役立ちます。市販品や外食も上手に組み合わせて楽しく食事コントロールを続けていきましょう。

# 1日の適正な摂取エネルギー量が1600kcalの人の献立の考え方

## 1日1600kcalの朝・昼・夕献立

|  | 表1 | 表2 | 表3 | 表4 | 表5 | 表6 | 調味料 |
|---|---|---|---|---|---|---|---|
| 朝 | 3 単位 | 0.5 単位 | 1.5 単位 | – | 0.5 単位 | 0.4 単位 | 0.1〜 0.3単位 |
| 昼 | 3 単位 | – | 1.5 単位 | – | 0.5 単位 | 0.4 単位 | 0.1〜 0.3単位 |
| 夜 | 3 単位 | – | 2 単位 | | 0.5 単位 | 0.4 単位 | 0.1〜 0.3単位 |
| 間食 | – | 0.5 単位 | – | 1.5 単位 | | | – |
| 1日分 合計 | 9 単位 | 1 単位 | 5 単位 | 1.5 単位 | 1.5 単位 | 1.2 単位 | 0.8 単位 |

## 食品交換表をベースに3つに分けて構成します

1日の適正エネルギーが1600kcalの場合を例に、実際の献立の考え方を見ていきましょう。食品交換表で示されている通り、80kcal＝1単位とすると、1600kcalは20単位に相当します。これを、食品交換表の6つのカテゴリーからそれぞれバランスよく選びながら、朝・昼・夕の3食に配分していきます。炭水化物のグループ（表1）、たんぱく質のグループ（表

3）、ビタミン・ミネラルのグループ（表6）の食品はほぼ均等になるように配分を。とくに表1の食品は、それぞれ3単位にするとよいでしょう。果物（表2）、油脂（表5）、乳製品（表4）の食品は、料理に合わせて振り分けるか、果物、牛乳などは間食でとっても構いません。単位が余るときは表1、表5の食品で調整します。

# こんなとき、どうする？

## Case 1　揚げ物を食べるとき

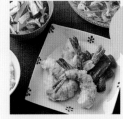

天ぷらも少量なら
OK! 朝と昼は
油は避けて。

### 1食に油を使うと考え
### 他の2食でバランスをとる

天ぷらやから揚げなどの揚げ物も、まったく食べてはいけないということではありません。ただし、エネルギー量、脂質がかなり多いので、1日分の油を1食でとると考え、ほかの2食は油を使わないメニューにして調整しましょう。右の献立で言えば、油脂（表5）の食品を1.5単位分、1食に配分するということになります。

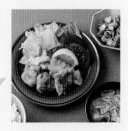

から揚げも問題なし！
鶏の皮を取って
脂質をカット。

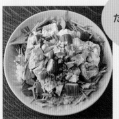

なるべく
たんぱく質と野菜を
バランスよく！

## Case 2　丼ものや麺類を選ぶとき

### 野菜の副菜を2品添えて
### バランスよく

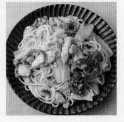

不足しがちな
野菜の副菜を
添えて！

丼ものや麺類などの1皿で完結するメニューは手軽ですが、炭水化物や脂質、塩分が多くなりがちなので要注意。野菜の副菜を2品添えるとバランスもよく、また野菜にボリュームがあるので満足感を得られます。ご飯は3単位分150gなので、茶碗に軽く1杯ぐらい。外食の場合もやや小盛りにしてもらいましょう。また、塩分を控えてもらうように注文しましょう。

## Case 3　パンをメインにするとき

### 塩分が多いパンは
### いも・かぼちゃを添えて
### エネルギー量を確保する

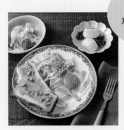

レンチンした
かぼちゃを副菜に！

パンは作る過程で塩を使っているほか、バターなどを塗るとさらに塩分量が多くなる食品です。パンを主食にする場合は、3単位分をパンだけで摂らず、同じ表1のカテゴリーに属するいもやかぼちゃ、とうもろこしなどを添えるようにするとよいでしょう。必要エネルギー量が確保できるほか、ビタミンや食物繊維も摂取できます。

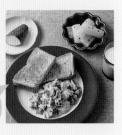

さつまいもを
デザート代わりに
しても！

最初の1週目は、野菜の作りおきを6品と鮭の下味冷凍、焼きがんもを上手に組み合わせましょう

 **買い物リスト**

## 肉

| | |
|---|---|
| 牛もも肉ステーキ用(赤身) | 90g |
| 豚もも肉しゃぶしゃぶ用(赤身) | 80g |
| 豚赤身ひき肉 | 30g |
| 鶏もも肉(皮なし) | 50g |

## 魚介

| | |
|---|---|
| 銀鮭 | 80g×4切れ |
| ミニほたて | 3個(30g) |
| えび(殻を取って) | 150g |

## 大豆・大豆製品

| | |
|---|---|
| 木綿豆腐 | 400g |
| 油揚げ | ⅛枚(8g) |

## 卵・乳製品

| | |
|---|---|
| 卵 | 2個 |

| | |
|---|---|
| ピザ用チーズ | 10g |

## 海藻

| | |
|---|---|
| もずく | 30g |
| 焼きのり | ⅙枚 |

## 野菜・果物

| | |
|---|---|
| アスパラガス | 2本(30g) |
| えのきだけ | 1袋(100g) |
| かぶ | 4個(280g) |
| クレソン | 20g |
| ごぼう | 20g |
| 小松菜 | 1袋(250g) |
| しいたけ | 2枚(40g) |
| 大根 | 140g |
| 玉ねぎ | 1個(200g) |

| | |
|---|---|
| 長ねぎ | 7cm |
| にら | 2束(200g) |
| にんじん | 20g |
| ブロッコリー | ¼個(60g) |
| ほうれん草 | 30g |
| マッシュルーム | 3個 |
| ミックスリーフ | 20g |
| 三つ葉 | ½袋(25g) |
| ミニトマト | 4個 |
| みょうが | ½個 |
| ゆでたけのこ | 4個(200g) |
| れんこん | 200g |
| レモン(薄切り) | 1枚 |

**今週の作りおき**

### 下味冷凍

鮭の塩麹漬け
(→P178)

### 野菜の作りおき

にらとえのきの
ナムル (→P207)

焼き玉ねぎの
ポン酢漬け
(→P205)

れんこんの
ゆずこしょう
きんぴら (→P213)

たけのこの
トマトマリネ
(→P204)

### おかずの素

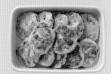

焼きがんも (→P190)

かぶのコンソメ煮
(→P197)

小松菜の塩昆布
和え (→P195)

**作りおきPoint**

葉物野菜の和えものは保存中に水けが出て味が薄くなりやすいので、早めに食べきって。作りおきの味を変化させたいときは、塩分のない、辛味や香りのあるものをプラス!

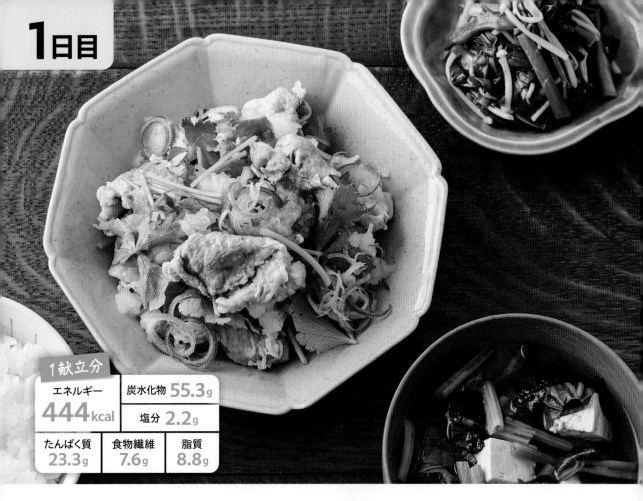

**1日目**

| 1献立分 | |
|---|---|
| エネルギー **444**kcal | 炭水化物 **55.3**g |
| | 塩分 **2.2**g |
| たんぱく質 **23.3**g | 食物繊維 **7.6**g / 脂質 **8.8**g |

### 主菜 ゆで豚のおろし和え

材料（1人分）
豚もも肉しゃぶしゃぶ用(赤身)…80g
大根(すりおろし)…50g ／ 三つ葉(3cm長さ)…20g
みょうが(小口切り)…½個
ポン酢しょうゆ…大さじ1

作り方
1 鍋に湯を沸かし、豚肉をさっとゆでて水に取り、水けをしっかり拭き取る。
2 大根おろし、三つ葉と混ぜ合わせて器に盛り、みょうがを散らし、ポン酢をかける。

| エネルギー **130**kcal | 炭水化物 **1.6**g |
|---|---|
| | 塩分 **1.1**g |
| たんぱく質 **15.3**g | 食物繊維 **1.4**g / 脂質 **4.3**g |

### 汁もの ほうれん草ののり吸い

材料（1人分）
ほうれん草(3cm長さ)…30g
木綿豆腐(拍子木切り)…40g
焼きのり(ちぎる)…⅙枚
だし汁…⅔カップ
しょうゆ…小さじ½

作り方
鍋にだし汁を煮立て、豆腐、ほうれん草を加えてさっと煮る。しょうゆで味をととのえ、のりを加える。

| エネルギー **41**kcal | 炭水化物 **0.5**g |
|---|---|
| | 塩分 **0.6**g |
| たんぱく質 **3.8**g | 食物繊維 **1.5**g / 脂質 **1.9**g |

### 副菜 にらとえのきのナムル (→P207)…¼量

| エネルギー 39kcal | 炭水化物 1.3g | 塩分 0.5g |
|---|---|---|
| たんぱく質 1.2g | 食物繊維 2.4g | 脂質 2.3g |

### 主食 ごはん …150g

| エネルギー 234kcal | 炭水化物 51.9g | 塩分 0.0g |
|---|---|---|
| たんぱく質 3.0g | 食物繊維 2.3g | 脂質 0.3g |

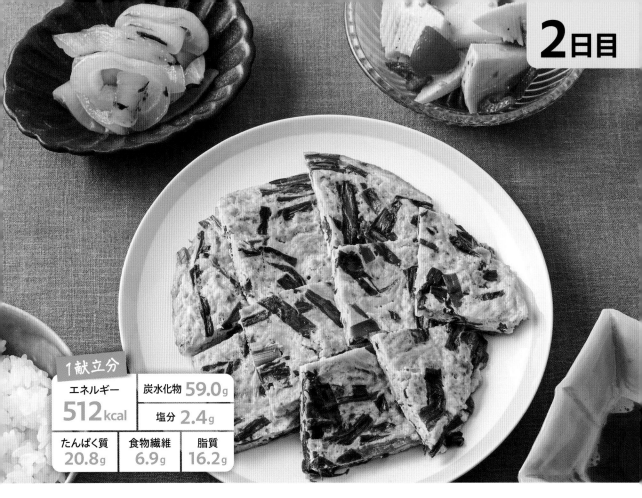

**1献立分**

| エネルギー | 炭水化物 **59.0**g |
|---|---|
| **512**kcal | 塩分 **2.4**g |

| たんぱく質 **20.8**g | 食物繊維 **6.9**g | 脂質 **16.2**g |
|---|---|---|

---

**主菜** ## にらとえのきの ナムル入りチヂミ

**材料（1人分）**

**作りおき** にらとえのきのナムル（→P207）…¼量
卵…1と½個
豚赤身ひき肉…30g
しょうゆ…小さじ½ ／ こしょう…少々
サラダ油…小さじ½

A ｜ 酢…小さじ1
  ｜ しょうゆ、ごま油…各小さじ⅕

**作り方**

1 卵は割りほぐし、にらとえのきのナムル、ひき肉、しょうゆ、こしょうを加えて混ぜ合わせる。

2 フライパンにサラダ油を熱し、1を流し入れて平らにし、中火で両面を焼いて火を通す。切り分けて器に盛り、混ぜ合わせたAを添える。

| エネルギー | 炭水化物 **1.8**g |
|---|---|
| **228**kcal | 塩分 **1.5**g |

| たんぱく質 **16.2**g | 食物繊維 **2.4**g | 脂質 **14.3**g |
|---|---|---|

---

**副菜** ## たけのこのトマトマリネ
（→P204）…¼量

| エネルギー **30**kcal | 炭水化物 **1.8**g | 塩分 **0.5**g |
|---|---|---|
| たんぱく質 **1.1**g | 食物繊維 **1.4**g | 脂質 **1.6**g |

**副菜** ## 焼き玉ねぎのポン酢漬け
（→P205）…¼量

| エネルギー **20**kcal | 炭水化物 **3.5**g | 塩分 **0.4**g |
|---|---|---|
| たんぱく質 **0.5**g | 食物繊維 **0.8**g | 脂質 **0.0**g |

**主食** ## ごはん …150g

| エネルギー **234**kcal | 炭水化物 **51.9**g | 塩分 **0.0**g |
|---|---|---|
| たんぱく質 **3.0**g | 食物繊維 **2.3**g | 脂質 **0.3**g |

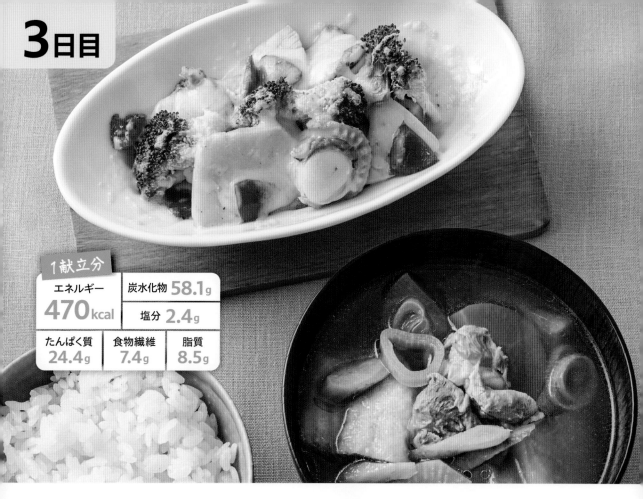

**1献立分**

| エネルギー | 炭水化物 **58.1**g |
|---|---|
| **470**kcal | 塩分 **2.4**g |
| たんぱく質 **24.4**g | 食物繊維 **7.4**g | 脂質 **8.5**g |

---

## 主菜 鶏肉入りけんちん汁

材料（1人分）
鶏もも肉（皮なし／一口大に切る）…50g
大根（厚めのいちょう切り）…40g
にんじん（半月切り）…20g
ごぼう（ささがき）…20g
長ねぎ（小口切り）…3cm
油揚げ（短冊切り）…⅛枚（8g）
**A** だし汁…1カップ
　　酒…小さじ2
**B** しょうゆ…小さじ1 　／　塩…少々（0.5g）

作り方
鍋に**A**、大根、にんじん、ごぼうを入れて煮立て、鶏肉、油揚げを入れて蓋をして弱火で7〜8分煮る。長ねぎ、**B**を加えてひと煮立ちさせる。

| エネルギー | 炭水化物 **3.4**g |
|---|---|
| **132**kcal | 塩分 **1.6**g |
| たんぱく質 **12.9**g | 食物繊維 **2.7**g | 脂質 **3.3**g |

---

## 副菜 たけのこのトマトマリネチーズ焼き

材料（1人分）
作りおき たけのこのトマトマリネ（→P204）…¼量
ミニほたて…3個（30g）
ブロッコリー（小房に分ける）…20g
ピザ用チーズ…10g

作り方
耐熱の器にたけのこのトマトマリネ、ほたて、ブロッコリーを入れ、チーズをかける。オーブントースターで10分ほど焼く。

| エネルギー | 炭水化物 **2.8**g |
|---|---|
| **104**kcal | 塩分 **0.8**g |
| たんぱく質 **8.5**g | 食物繊維 **2.4**g | 脂質 **4.9**g |

---

## 主食 ごはん …150g

| エネルギー 234kcal | 炭水化物 51.9g | 塩分 0.0g |
|---|---|---|
| たんぱく質 3.0g | 食物繊維 2.3g | 脂質 0.3g |

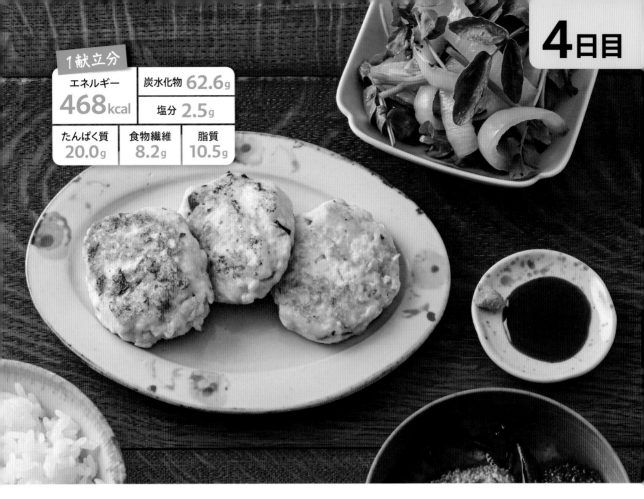

| 1献立分 | | |
|---|---|---|
| エネルギー **468**kcal | 炭水化物 **62.6**g | |
| | 塩分 **2.5**g | |
| たんぱく質 **20.0**g | 食物繊維 **8.2**g | 脂質 **10.5**g |

**4日目**

## 副菜 焼き玉ねぎの ポン酢漬けサラダ

材料（1人分）
作りおき 焼き玉ねぎのポン酢漬け（→P205）…¼量
クレソン（2〜3cm長さ）…20g
オリーブ油…小さじ½
こしょう…少々

作り方
全ての材料を混ぜ合わせる。

| エネルギー **42**kcal | 炭水化物 **3.7**g | |
|---|---|---|
| | 塩分 **0.4**g | |
| たんぱく質 **0.8**g | 食物繊維 **1.3**g | 脂質 **2.0**g |

### 主菜 焼きがんも （→P190）…¼量

しょうゆ小さじ½、練りからし少々を添える。

| エネルギー162kcal | 炭水化物 5.4g | 塩分 1.2g |
|---|---|---|
| たんぱく質 13.7g | 食物繊維 1.8g | 脂質 7.7g |

## 汁もの ブロッコリーと もずくのみそ汁

材料（1人分）
ブロッコリー（小房に分ける）…40g
もずく（食べやすく切る）…30g
だし汁…⅔カップ ／ みそ…小さじ1

作り方
鍋にだし汁を煮立て、ブロッコリーを入れて2分
ほど煮る。もずく、みそを溶き入れ、ひと煮立ち
させる。

| エネルギー **30**kcal | 炭水化物 **1.6**g | |
|---|---|---|
| | 塩分 **0.9**g | |
| たんぱく質 **2.5**g | 食物繊維 **2.8**g | 脂質 **0.5**g |

### 主食 ごはん …150g

| エネルギー234kcal | 炭水化物 51.9g | 塩分 0.0g |
|---|---|---|
| たんぱく質 3.0g | 食物繊維 2.3g | 脂質 0.3g |

34

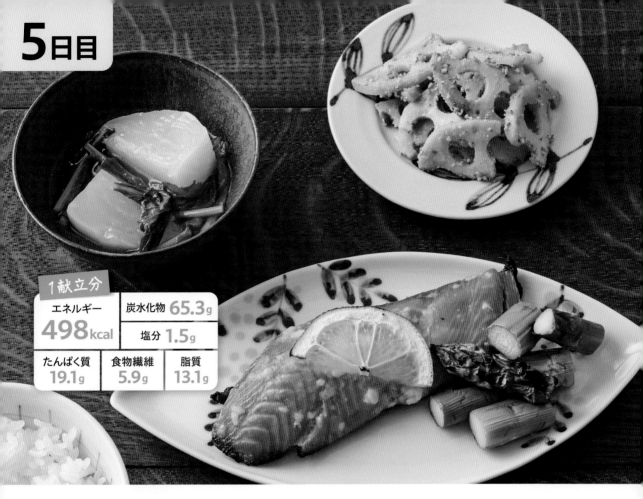

## 5日目

| 1献立分 | | |
|---|---|---|
| エネルギー **498**kcal | 炭水化物 **65.3**g | |
| | 塩分 **1.5**g | |
| たんぱく質 **19.1**g | 食物繊維 **5.9**g | 脂質 **13.1**g |

---

主菜 **鮭の塩麹レモン焼き**

材料（1人分）
下味冷凍 鮭の塩麹漬け（→P178）…1切れ
レモン（薄い半月切り）…1枚
アスパラガス…2本（30g）

作り方
鮭の塩麹漬けは解凍してレモンをのせ、アスパラガスとともに魚焼きグリルで焼き、アスパラガスは切る。

| エネルギー **178**kcal | 炭水化物 **4.7**g | |
|---|---|---|
| | 塩分 **0.9**g | |
| たんぱく質 **14.3**g | 食物繊維 **0.9**g | 脂質 **9.3**g |

副菜 **れんこんのゆずこしょうきんぴら**
（→P213）…¼量
すりごま小さじ1を混ぜ合わせる。

| エネルギー 61kcal | 炭水化物 6.6g | 塩分 0.4g |
|---|---|---|
| たんぱく質 1.1g | 食物繊維 1.3g | 脂質 2.5g |

副菜 **かぶのコンソメ煮**（→P197）…¼量

| エネルギー 25kcal | 炭水化物 2.1g | 塩分 0.2g |
|---|---|---|
| たんぱく質 0.7g | 食物繊維 1.4g | 脂質 1.0g |

主食 **ごはん** …150g

| エネルギー 234kcal | 炭水化物 51.9g | 塩分 0.0g |
|---|---|---|
| たんぱく質 3.0g | 食物繊維 2.3g | 脂質 0.3g |

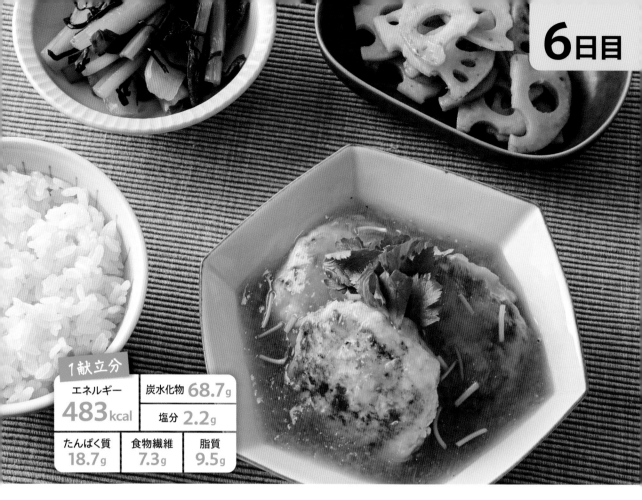

**1献立分**

| エネルギー | 炭水化物 **68.7**g |
|---|---|
| **483**kcal | 塩分 **2.2**g |

| たんぱく質 **18.7**g | 食物繊維 **7.3**g | 脂質 **9.5**g |
|---|---|---|

## 主菜 焼きがんものおろし煮

材料（1人分）

作りおき 焼きがんも（→P190）…¼量

大根（すりおろし）…50g

A だし汁…½カップ
しょうゆ…小さじ⅔
みりん…小さじ½

水溶き片栗粉…片栗粉小さじ1 + 水小さじ2

三つ葉（刻む）…2本

作り方

鍋に**A**を入れて煮立て、焼きがんもを入れて蓋を
して弱火で4〜5分煮る。水けをきった大根おろ
しを入れ、水溶き片栗粉を加えてとろみをつけ、
ひと煮立ちさせる。器に盛り、三つ葉をのせる。

| エネルギー | 炭水化物 **10.0**g |
|---|---|
| **188**kcal | 塩分 **1.4**g |

| たんぱく質 **14.2**g | 食物繊維 **2.6**g | 脂質 **7.6**g |
|---|---|---|

## 副菜 小松菜の塩昆布和え
（→P195）…¼量

| エネルギー **12**kcal | 炭水化物 **0.2**g | 塩分 **0.4**g |
|---|---|---|
| たんぱく質 **0.8**g | 食物繊維 **1.4**g | 脂質 **0.1**g |

## 副菜 れんこんのゆずこしょうきんぴら
（→P213）…¼量

| エネルギー **49**kcal | 炭水化物 **6.6**g | 塩分 **0.4**g |
|---|---|---|
| たんぱく質 **0.7**g | 食物繊維 **1.0**g | 脂質 **1.5**g |

## 主食 ごはん …150g

| エネルギー **234**kcal | 炭水化物 **51.9**g | 塩分 **0.0**g |
|---|---|---|
| たんぱく質 **3.0**g | 食物繊維 **2.3**g | 脂質 **0.3**g |

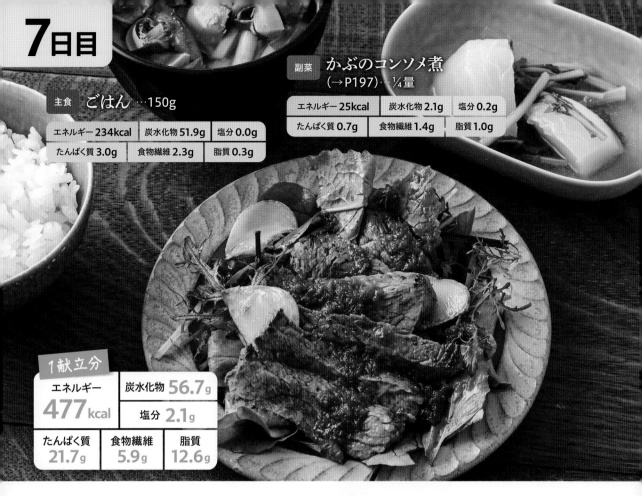

主食 ごはん…150g

| エネルギー 234kcal | 炭水化物 51.9g | 塩分 0.0g |
|---|---|---|
| たんぱく質 3.0g | 食物繊維 2.3g | 脂質 0.3g |

副菜 かぶのコンソメ煮
(→P197)…¼量

| エネルギー 25kcal | 炭水化物 2.1g | 塩分 0.2g |
|---|---|---|
| たんぱく質 0.7g | 食物繊維 1.4g | 脂質 1.0g |

### 1献立分

| エネルギー 477kcal | 炭水化物 56.7g |
|---|---|
| | 塩分 2.1g |
| たんぱく質 21.7g | 食物繊維 5.9g | 脂質 12.6g |

## 主菜 一口ステーキ

材料（1人分）
牛もも肉ステーキ用（赤身）…90g
こしょう…少々
にんにく（薄切り）…¼かけ
A 玉ねぎ（すりおろし）…小さじ2
しょうゆ、酒…各小さじ1
レモン汁…小さじ½
オリーブ油…小さじ⅔
ミックスリーフ…20g

作り方
1 牛肉は室温に戻し、こしょうをふる。フライパンにオリーブ油を熱し、中火でにんにくを炒めてきつね色になったら取り出し、牛肉を入れて強火で片面を30秒焼き、ひっくり返して30秒焼く。さらに両面を同様に2回ずつ焼く。取り出したにんにくとともにアルミホイルで包み、10分休ませる。一口大に切り、器にミックスリーフと盛り合わせる。
2 1のフライパンにAを入れて煮立て、レモン汁を加えて、1にかける。

| エネルギー 196kcal | 炭水化物 1.8g |
|---|---|
| | 塩分 1.0g |
| たんぱく質 16.1g | 食物繊維 0.7g | 脂質 10.9g |

## 汁もの 小松菜とマッシュルームのみそ汁

材料（1人分）
小松菜（2cm長さ）…40g
マッシュルーム（くし形切り）…3個（24g）
だし汁…⅔カップ ／ みそ…小さじ1

作り方
鍋にだし汁を煮立て、小松菜とマッシュルームを入れて2分ほど煮る。みそを溶き入れ、ひと煮立ちさせる。

| エネルギー 22kcal | 炭水化物 0.9g |
|---|---|
| | 塩分 0.9g |
| たんぱく質 1.9g | 食物繊維 1.5g | 脂質 0.4g |

# 糖尿病の作りおき夕ごはん 2週目

2週目は野菜の作りおき5品と紅茶煮豚、豚肉の下味冷凍を和・洋・中に使ってバラエティー豊かに

## 買い物リスト

### 肉

| | |
|---|---|
| 牛もも薄切り肉(赤身) | 80g |
| 豚もも薄切り肉(赤身) | 450g |
| 豚ももかたまり肉(赤身) | 300g |
| 鶏むね肉(皮なし) | 90g |

### 魚介

| | |
|---|---|
| まぐろ赤身(刺身用) | 80g |
| かに風味かまぼこ | 1本(8g) |
| いか | 80g |

### 大豆・大豆製品

| | |
|---|---|
| 絹豆腐 | ⅓丁(80g) |
| 油揚げ | 1枚 |

### 乳製品

| | |
|---|---|
| 牛乳 | 150ml |

### 海藻

| | |
|---|---|
| カットわかめ | 小さじ1 |
| とろろ昆布 | 2つまみ |

### 野菜・果物

| | |
|---|---|
| アスパラガス | 2本(30g) |
| エリンギ | ½本(20g) |
| きゅうり | 3本(300g) |
| ごぼう | 1本(150g) |
| 小松菜 | ⅕束(50g) |
| サラダ菜 | 4枚 |
| 玉ねぎ | 2個(350g) |
| 長いも | 7cm(100g) |
| 長ねぎ | 5cm |
| にんじん | 3本(310g) |
| なめこ | ½パック(40g) |
| ピーマン | 5個(125g) |
| ほうれん草 | ⅓束(70g) |
| まいたけ | ½パック(40g) |
| マッシュルーム | 4個 |
| 水菜 | 1株(50g) |
| レモン汁 | 小さじ1 |
| ブロッコリースプラウト | ½パック(15g) |

### その他

| | |
|---|---|
| 梅干し(塩分15%のもの) | 1個 |
| キムチ | 20g |
| 春雨 | 10g |
| こんにゃく | ½枚 |

## 今週の作りおき

### 下味冷凍

豚肉のにんにくみそ漬け(→P177)

### 野菜の作りおき

玉ねぎの梅だし煮(→P205)

きゅうりの山椒炒め(→P200)

ごぼうの中華風きんぴら(→P214)

### おかずの素

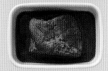
紅茶煮豚(→P184)

ピーマンの煮物(→P210)

にんじんラペ(→P208)

### 作りおきPoint
野菜の作りおきは、一度にまとめて作らないで、献立に出てくる順に作り足していくと、おいしく食べられます。

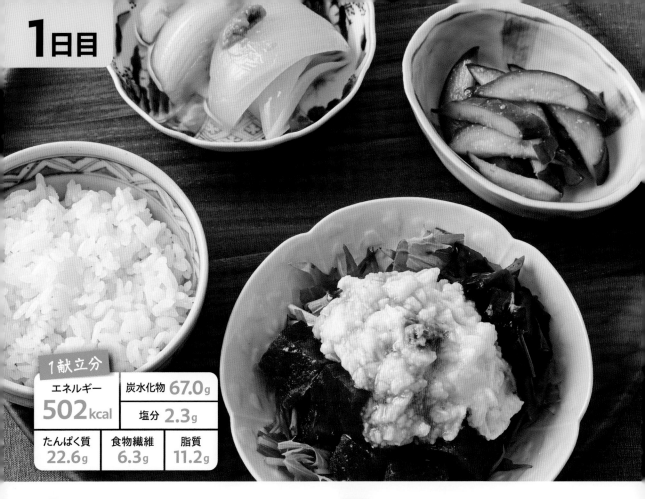

| 1献立分 | | |
|---|---|---|
| エネルギー **502kcal** | 炭水化物 **67.0**g | |
| | 塩分 **2.3**g | |
| たんぱく質 **22.6**g | 食物繊維 **6.3**g | 脂質 **11.2**g |

## 主菜 まぐろとわかめの山かけ

材料（1人分）
まぐろ赤身（刺身用／角切り）…80g
カットわかめ（乾燥）…小さじ1
水菜（3cm長さ）…30g
長いも（ざく切り）…60g
A｜しょうゆ…小さじ1と½
　｜オリーブ油…小さじ1
わさび…少々

作り方
わかめは水で戻して絞り、水菜、まぐろと盛り合わせる。長いもはポリ袋に入れ、細かくたたいてまぐろにかける。混ぜ合わせたAをかけ、わさびを添える。

| エネルギー **214kcal** | 炭水化物 **8.1**g | |
|---|---|---|
| | 塩分 **1.5**g | |
| たんぱく質 **18.6**g | 食物繊維 **2.2**g | 脂質 **9.4**g |

## 副菜 玉ねぎの梅だし煮 (→P205)…¼量

| エネルギー **34kcal** | 炭水化物 **6.0**g | 塩分 **0.4**g |
|---|---|---|
| たんぱく質 **0.6**g | 食物繊維 **1.2**g | 脂質 **0.0**g |

## 副菜 きゅうりの山椒炒め (→P200)…¼量

| エネルギー **20kcal** | 炭水化物 **1.0**g | 塩分 **0.4**g |
|---|---|---|
| たんぱく質 **0.4**g | 食物繊維 **0.6**g | 脂質 **1.5**g |

## 主食 ごはん …150g

| エネルギー **234kcal** | 炭水化物 **51.9**g | 塩分 **0.0**g |
|---|---|---|
| たんぱく質 **3.0**g | 食物繊維 **2.3**g | 脂質 **0.3**g |

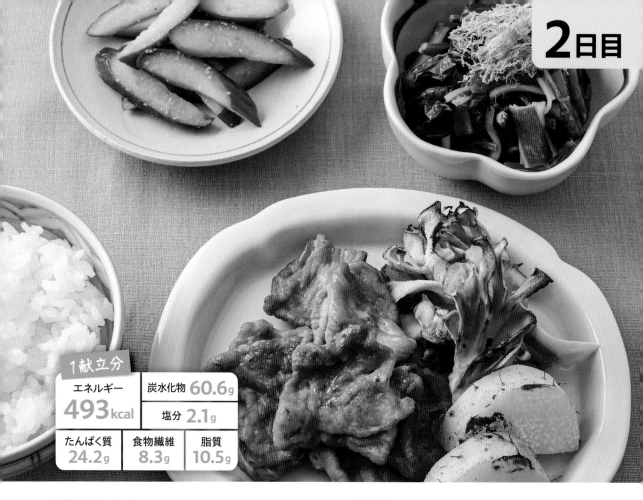

**1献立分**

| エネルギー | 炭水化物 60.6g |
|---|---|
| **493**kcal | 塩分 2.1g |

| たんぱく質 | 食物繊維 | 脂質 |
|---|---|---|
| **24.2**g | **8.3**g | **10.5**g |

## 主菜 豚肉のにんにく みそ漬け焼き

**材料（1人分）**

下味冷凍 豚肉のにんにくみそ漬け（→P177）…¼量
長いも（皮ごと半月切り）…40g
まいたけ（小房に分ける）…40g

**作り方**

解凍した豚肉のにんにくみそ漬け、長いも、まいたけを魚焼きグリルで8〜9分、または230℃に熱したオーブンか、オーブントースターで10分焼く。

| エネルギー | 炭水化物 **7.4**g |
|---|---|
| **183**kcal | 塩分 **0.8**g |

| たんぱく質 | 食物繊維 | 脂質 |
|---|---|---|
| **18.3**g | **2.3**g | **5.6**g |

## 副菜 ほうれん草の マヨしょうゆ和え

**材料（1人分）**

ほうれん草…70g
かに風味かまぼこ（一口大に切る）…1本（8g）
A｜マヨネーズ…小さじ1
　｜しょうゆ…小さじ½
とろろ昆布…2つまみ

**作り方**

ほうれん草はゆでて2〜3cmに切り、かにかま、Aと混ぜ合わせて器に盛り、とろろ昆布をのせる。

| エネルギー | 炭水化物 **0.3**g |
|---|---|
| **56**kcal | 塩分 **0.9**g |

| たんぱく質 | 食物繊維 | 脂質 |
|---|---|---|
| **2.5**g | **3.1**g | **3.1**g |

## 副菜 きゅうりの山椒炒め （→P200）…¼量

| エネルギー 20kcal | 炭水化物 1.0g | 塩分 0.4g |
|---|---|---|
| たんぱく質 0.4g | 食物繊維 0.6g | 脂質 1.5g |

## 主食 ごはん …150g

| エネルギー 234kcal | 炭水化物 51.9g | 塩分 0.0g |
|---|---|---|
| たんぱく質 3.0g | 食物繊維 2.3g | 脂質 0.3g |

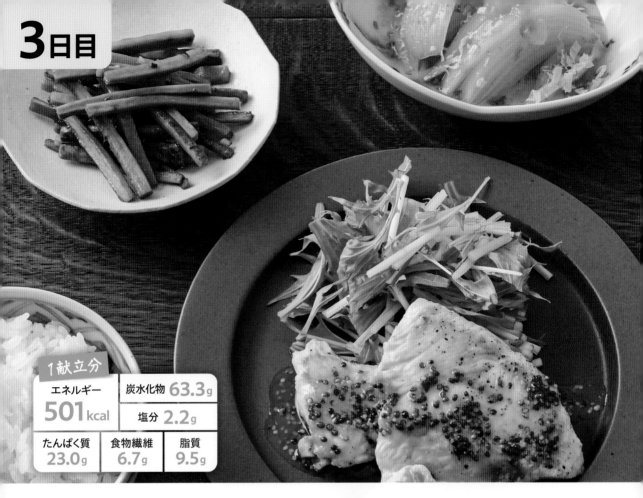

| 1献立分 | | |
|---|---|---|
| エネルギー **501**kcal | 炭水化物 **63.3**g | |
| | 塩分 **2.2**g | |
| たんぱく質 **23.0**g | 食物繊維 **6.7**g | 脂質 **9.5**g |

## 主菜 チキンソテー マスタードソース

材料（1人分）
鶏むね肉（皮なし／薄切り）…90g
塩…少々（0.5g）／こしょう…少々
A｜白ワイン…小さじ2
　｜粒マスタード…小さじ1
　｜はちみつ…小さじ⅔
　｜バター…小さじ½／塩…少々（0.5g）
オリーブ油…小さじ1
水菜（3cm長さに切る）…20g

作り方
鶏肉に塩、こしょうをふる。フライパンにオリーブ油を熱し、鶏肉の両面を焼いて火を通し、器に取り出す。同じフライパンにAを入れて混ぜ、ひと煮立ちさせ、鶏肉にかけ、水菜を添える。

| エネルギー **184**kcal | 炭水化物 **4.2**g | |
|---|---|---|
| | 塩分 **1.3**g | |
| たんぱく質 **18.0**g | 食物繊維 **0.6**g | 脂質 **7.7**g |

### 副菜 玉ねぎの梅だし煮
（→P205）…¼量＋削り節少々

| エネルギー 37kcal | 炭水化物 6.0g | 塩分 0.4g |
|---|---|---|
| たんぱく質 1.2g | 食物繊維 1.2g | 脂質 0.0g |

### 副菜 ごぼうの中華風きんぴら
（→P214）…¼量

| エネルギー 46kcal | 炭水化物 1.2g | 塩分 0.5g |
|---|---|---|
| たんぱく質 0.8g | 食物繊維 2.6g | 脂質 1.5g |

### 主食 ごはん …150g

| エネルギー 234kcal | 炭水化物 51.9g | 塩分 0.0g |
|---|---|---|
| たんぱく質 3.0g | 食物繊維 2.3g | 脂質 0.3g |

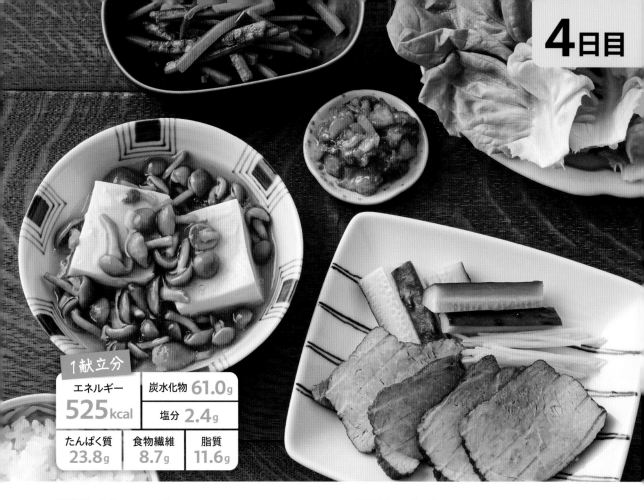

**1献立分**

| エネルギー | 炭水化物 61.0g |
|---|---|
| **525**kcal | 塩分 **2.4**g |

| たんぱく質 | 食物繊維 | 脂質 |
|---|---|---|
| **23.8**g | **8.7**g | **11.6**g |

## 主菜 葉っぱ包み

材料（1人分）

作りおき▶紅茶煮豚（→P184）…¼量（50g）

きゅうり（太めの拍子木切り）…½本（50g）

長ねぎ（芯を取ってせん切り）…3cm

サラダ菜…4枚

A｜キムチ（刻む）…20g ／ みそ…小さじ½
　｜ごま油…小さじ½
　｜にんにく（みじん切り）…少々

作り方

紅茶煮豚は薄く切る。Aを混ぜ合わせ、きゅうり、長ねぎ、サラダ菜とともに添える。

| エネルギー | 炭水化物 **4.0**g |
|---|---|
| **177**kcal | 塩分 **1.3**g |

| たんぱく質 | 食物繊維 | 脂質 |
|---|---|---|
| **15.1**g | **2.3**g | **7.2**g |

## 副菜 ごぼうの中華風きんぴら
（→P214）…¼量

| エネルギー 46kcal | 炭水化物 1.2g | 塩分 0.5g |
|---|---|---|
| たんぱく質 0.8g | 食物繊維 2.6g | 脂質 1.5g |

## 副菜 豆腐のなめこあんかけ

材料（1人分）

絹豆腐（半分に切る）…80g ／ なめこ…40g

A｜だし汁…¼カップ
　｜みりん…小さじ½ ／ しょうゆ…小さじ⅔

水溶き片栗粉…片栗粉小さじ⅔＋水小さじ2

作り方

鍋にAを煮立てて豆腐を入れ、蓋をして3～4分煮る。豆腐を器に取り出し、なめこを入れて煮立て、水溶き片栗粉でとろみをつけてひと煮立ちさせ、豆腐にかける。

| エネルギー | 炭水化物 **3.9**g |
|---|---|
| **68**kcal | 塩分 **0.6**g |

| たんぱく質 | 食物繊維 | 脂質 |
|---|---|---|
| **4.9**g | **1.5**g | **2.6**g |

## 主食 ごはん …150g

| エネルギー 234kcal | 炭水化物 51.9g | 塩分 0.0g |
|---|---|---|
| たんぱく質 3.0g | 食物繊維 2.3g | 脂質 0.3g |

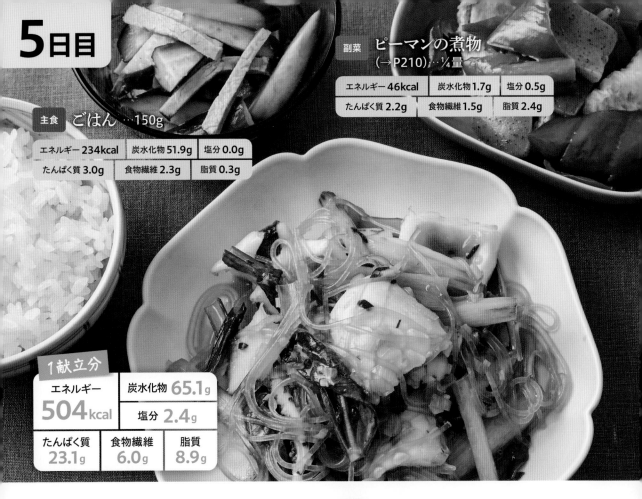

**主食** ごはん …150g

| エネルギー 234kcal | 炭水化物 51.9g | 塩分 0.0g |
|---|---|---|
| たんぱく質 3.0g | 食物繊維 2.3g | 脂質 0.3g |

**副菜** ピーマンの煮物
(→P210)… ¼量

| エネルギー 46kcal | 炭水化物 1.7g | 塩分 0.5g |
|---|---|---|
| たんぱく質 2.2g | 食物繊維 1.5g | 脂質 2.4g |

**1献立分**

| エネルギー | 炭水化物 65.1g |
|---|---|
| **504**kcal | 塩分 2.4g |

| たんぱく質 | 食物繊維 | 脂質 |
|---|---|---|
| 23.1g | 6.0g | 8.9g |

## 主菜 いかと小松菜の麻婆炒め

材料 (1人分)

いか…80g

A｜にんにく…¼かけ ／ 長ねぎ…2cm
　｜しょうが(薄切り)…1枚
　｜赤唐辛子…½本

小松菜(3cm長さ)…50g

春雨…10g

B｜水…大さじ3 ／ 酒…小さじ2
　｜しょうゆ…小さじ1
　｜鶏がらスープの素…少々(0.3g)

ごま油…小さじ1

作り方

1 いかは皮をむき、表面に切り目を入れて一口大に切る。Aはみじん切りにする。小松菜はラップに包んで電子レンジで40秒加熱する。春雨は熱湯で戻して食べやすい長さに切る。

2 フライパンにごま油を熱し、Aといかを炒め、小松菜、春雨、Bを加えて炒め合わせる。

| エネルギー | 炭水化物 8.8g |
|---|---|
| **159**kcal | 塩分 1.3g |

| たんぱく質 | 食物繊維 | 脂質 |
|---|---|---|
| 12.0g | 1.6g | 4.2g |

## 副菜 煮豚ときゅうりの酢の物

材料 (1人分)

**作りおき** 紅茶煮豚(→P184)…20g

きゅうり…½本(50g)

A｜酢…小さじ1と½
　｜砂糖…小さじ⅓ ／ 塩…少々(0.5g)

作り方

きゅうりは縦半分に切って斜め切り、紅茶煮豚は細切りにして、Aと混ぜ合わせる。

| エネルギー | 炭水化物 2.7g |
|---|---|
| **65**kcal | 塩分 0.6g |

| たんぱく質 | 食物繊維 | 脂質 |
|---|---|---|
| 5.9g | 0.6g | 2.0g |

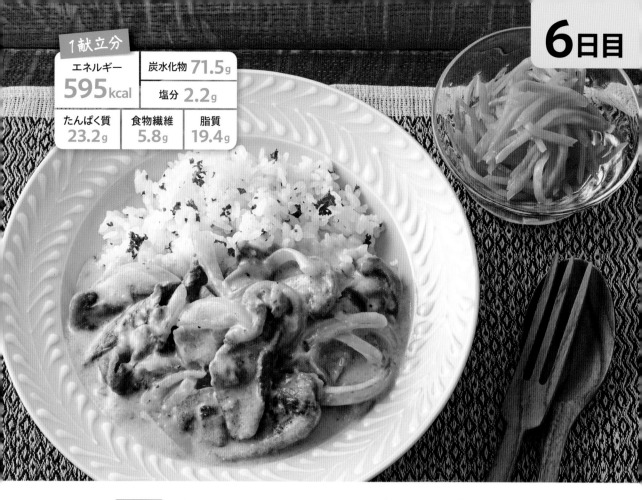

| 1献立分 | | |
|---|---|---|
| エネルギー **595**kcal | 炭水化物 **71.5**g | |
| | 塩分 **2.2**g | |
| たんぱく質 **23.2**g | 食物繊維 **5.8**g | 脂質 **19.4**g |

## 主食・主菜 ビーフレモンクリーム煮かけごはん

材料（1人分）
牛もも薄切り肉（赤身／一口大に切る）
　…80g
玉ねぎ（太めのせん切り）…¼個（50g）
マッシュルーム（薄切り）…4個（32g）
にんにく（薄切り）…2枚
小麦粉…小さじ2
牛乳…¾カップ
A｜レモン汁…小さじ1
　｜塩…小さじ⅓
　｜こしょう…少々
オリーブ油…小さじ1
ごはん…150g
パセリ（みじん切り）…小さじ1

作り方
フライパンにオリーブ油を熱し、玉ねぎとにんにくを入れてしんなりするまで炒め、牛肉を加えてさらに炒める。小麦粉を加えて焦がさないように炒め、マッシュルーム、水¼カップを入れて混ぜ、蓋をして弱火で時々混ぜながら4〜5分煮る。牛乳を加えて混ぜ、Aを加えて味をととのえる。パセリを混ぜたごはんと一緒に器に盛り合わせる。

| エネルギー **550**kcal | 炭水化物 **67.3**g | |
|---|---|---|
| | 塩分 **1.7**g | |
| たんぱく質 **22.9**g | 食物繊維 **4.0**g | 脂質 **17.3**g |

### 副菜 にんじんラペ （→P208）…¼量

| エネルギー 45kcal | 炭水化物 4.2g | 塩分 0.5g |
|---|---|---|
| たんぱく質 0.3g | 食物繊維 1.8g | 脂質 2.1g |

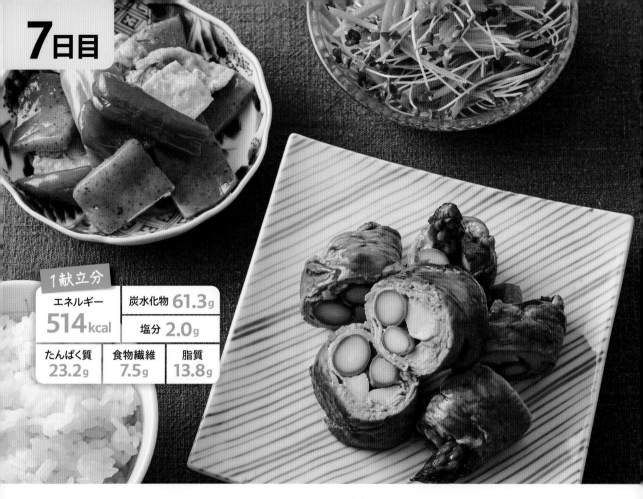

# 7日目

| 1献立分 | | |
|---|---|---|
| エネルギー **514**kcal | 炭水化物 **61.3**g | |
| | 塩分 **2.0**g | |
| たんぱく質 **23.2**g | 食物繊維 **7.5**g | 脂質 **13.8**g |

## 主菜 アスパラガスの肉巻き

材料（1人分）
豚もも薄切り肉（赤身）…90g ／ こしょう…少々
アスパラガス…2本（30g） ／ エリンギ…½本
A｜ウスターソース…小さじ1
　｜しょうゆ…小さじ½
オリーブ油…小さじ1

作り方
1 豚肉は半量を広げ、こしょうをふり、豚肉の幅の長さに切ったアスパラガス半量、太めに切ったエリンギ半量をのせて巻く。同様にもう1巻作る。
2 フライパンにオリーブ油を熱し、1を巻き終わりを下にして入れる。中火で時々転がしながら焼き、蓋をして弱火で3〜4分蒸し焼きにし、Aを入れてからめる。切り分けて器に盛る。

| エネルギー **186**kcal | 炭水化物 **3.3**g | |
|---|---|---|
| | 塩分 **1.0**g | |
| たんぱく質 **17.5**g | 食物繊維 **1.6**g | 脂質 **9.0**g |

## 副菜 にんじんラペ （→P208）…¼量
ブロッコリースプラウト½パック（15g）を混ぜ合わせる。

| エネルギー 48kcal | 炭水化物 4.4g | 塩分 0.5g |
|---|---|---|
| たんぱく質 0.5g | 食物繊維 2.1g | 脂質 2.1g |

## 副菜 ピーマンの煮物 （→P210）…¼量

| エネルギー 46kcal | 炭水化物 1.7g | 塩分 0.5g |
|---|---|---|
| たんぱく質 2.2g | 食物繊維 1.5g | 脂質 2.4g |

## 主食 ごはん …150g

| エネルギー 234kcal | 炭水化物 51.9g | 塩分 0.0g |
|---|---|---|
| たんぱく質 3.0g | 食物繊維 2.3g | 脂質 0.3g |

45

今週は野菜の作りおき6品とおかずの素3品を組み合わせて。冷凍できるものはまとめて作っても

## 買い物リスト

### 肉

| | |
|---|---|
| 豚ヒレ肉(薄切り) | 100g |
| 豚もも薄切り肉(赤身) | 80g |
| 鶏ささみ | 4本(200g) |
| 鶏むねひき肉 | 250g |

### 魚介

| | |
|---|---|
| さば | 70g×4切れ |
| 桜えび(乾燥) | 大さじ1 |

### 大豆・大豆製品

| | |
|---|---|
| 厚揚げ | ⅓枚(60g) |
| 絹豆腐 | ½丁(140g) |

### 卵・乳製品

| | |
|---|---|
| 卵 | 1個 |
| カッテージチーズ(クリームタイプ) | 20g |

| | |
|---|---|
| 牛乳 | 80㎖ |
| パルメザンチーズ | 小さじ1 |

### 海藻

| | |
|---|---|
| 焼きのり | ⅛枚 |
| とろろ昆布 | 2つまみ |
| 刻み昆布(乾燥) | 30g |
| もずく | 40g |

### 野菜・果物

| | |
|---|---|
| 青じそ | 2枚 |
| エリンギ | 2本(80g) |
| オクラ | 2袋(200g) |
| かいわれ菜 | 20g |
| かぶ | 3個(210g) |
| じゃがいも | 小1個(80g) |
| 玉ねぎ | 50g |

| | |
|---|---|
| チンゲン菜 | ½株(50g) |
| 豆苗 | ⅔パック(80g) |
| トマト | ½個(100g) |
| 長ねぎ | 1本(160g) |
| なす | 4本(280g) |
| にんじん | 2本(260g) |
| ピーマン | 3個(75g) |
| ブロッコリー | ¼個(40g) |
| もやし | 1袋(200g) |
| りんご | ¼個(60g) |
| レタス | 3枚 |
| レモン | ½個 |

### その他

| | |
|---|---|
| 梅干し(塩分15%のもの) | 1個 |

## 今週の作りおき

### おかずの素

さばのみそ煮
(→P187)

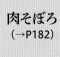

肉そぼろ
(→P182)

蒸し鶏
(→P184)

### 野菜の作りおき

オクラの
ガーリック炒め
(→P196)

にんじんの
ごま酢和え
(→P208)

もやしの
カレー酢
(→P212)

かぶの梅酢
和え (→P197)

刻み昆布の
煮物
(→P217)

レンジなすの
マリネ(→P206)

### 作りおきPoint

3週目のおかずの素はどれも冷凍保存が可能です。野菜の作りおきの刻み昆布の煮物も冷凍保存できるので、まとめて作っても◎。

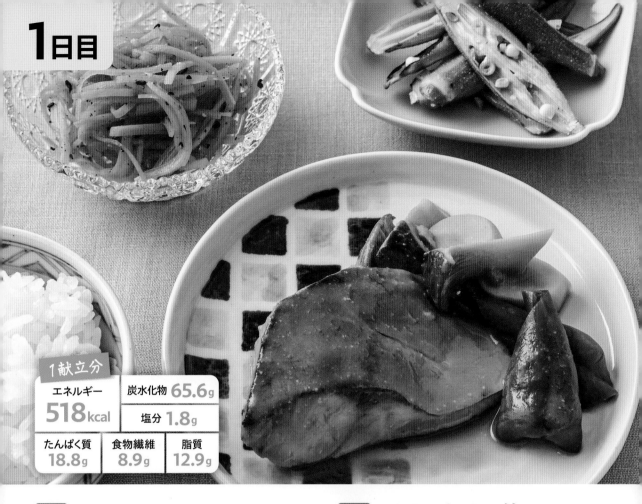

# 1日目

**1献立分**

| エネルギー | 炭水化物 65.6g |
|---|---|
| **518**kcal | 塩分 1.8g |

| たんぱく質 | 食物繊維 | 脂質 |
|---|---|---|
| **18.8**g | **8.9**g | **12.9**g |

---

**主菜 さばのみそ煮** (→P187)…¼量

| エネルギー 213kcal | 炭水化物 7.7g | 塩分 1.2g |
|---|---|---|
| たんぱく質 14.4g | 食物繊維 2.1g | 脂質 9.7g |

**副菜 にんじんのごま酢和え** (→P208)…¼量

| エネルギー 39kcal | 炭水化物 5.0g | 塩分 0.3g |
|---|---|---|
| たんぱく質 0.6g | 食物繊維 2.0g | 脂質 0.9g |

**副菜 オクラのガーリック炒め** (→P196)…¼量

| エネルギー 32kcal | 炭水化物 1.0g | 塩分 0.3g |
|---|---|---|
| たんぱく質 0.8g | 食物繊維 2.5g | 脂質 2.0g |

**主食 ごはん** …150g

| エネルギー 234kcal | 炭水化物 51.9g | 塩分 0.0g |
|---|---|---|
| たんぱく質 3.0g | 食物繊維 2.3g | 脂質 0.3g |

---

**Memo**

## EPA・DHAの多い魚を食べましょう

糖尿病の食事療法では、血糖コントロールを基本として合併症を防ぐことが基本ですが、高血圧や脂質異常症などの動脈硬化予防を心がけることも大切です。中でも気をつけたいのが脂質の種類。脂質には飽和脂肪酸と不飽和脂肪酸がありますが、肉類やバターに多く含まれる飽和脂肪酸は、血液中のLDLコレステロールを増やすので控え、LDLコレステロールを減らす不飽和脂肪酸のEPA、DHAを多く含む魚を積極的に食べましょう。肉を食べるなら、もも肉、ヒレ肉など、脂質の低い部位を選び、脂身を取り除くようにしましょう。

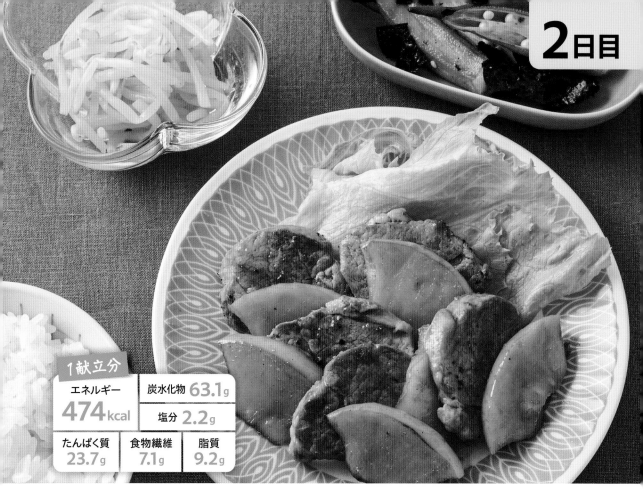

| 1献立分 | | |
|---|---|---|
| エネルギー **474**kcal | 炭水化物 **63.1**g | |
| | 塩分 **2.2**g | |
| たんぱく質 **23.7**g | 食物繊維 **7.1**g | 脂質 **9.2**g |

## 主菜 ヒレ肉とりんごのソテー

材料（1人分）
豚ヒレ肉（薄切り）…100g
塩…小さじ⅕　／　こしょう…少々
オリーブ油…小さじ½
りんご（薄いいちょう切り）…60g
バター…小さじ½　／　レタス…1枚
A｜しょうが（すりおろし）…少々
　｜白ワイン…小さじ2　／　しょうゆ…小さじ½
　｜はちみつ…小さじ¼

作り方
豚肉は塩、こしょうをふる。フライパンにオリーブ油を熱し、豚肉の両面を焼いて火を通し、取り出す。りんごとバターを入れて焼き、Aを加えて混ぜ合わせ、豚肉と盛り合わせる。煮汁をかけ、食べやすくちぎったレタスを添える。

| エネルギー **194**kcal | 炭水化物 **9.1**g | |
|---|---|---|
| | 塩分 **1.6**g | |
| たんぱく質 **18.9**g | 食物繊維 **1.2**g | 脂質 **6.8**g |

## 副菜 オクラのガーリック炒め
（→P196）…¼量
焼きのり⅙枚をちぎって混ぜ合わせる。

| エネルギー **33kcal** | 炭水化物 **1.0g** | 塩分 **0.3g** |
|---|---|---|
| たんぱく質 **1.0g** | 食物繊維 **2.7g** | 脂質 **2.0g** |

## 副菜 もやしのカレー酢 （→P212）…¼量

| エネルギー **13kcal** | 炭水化物 **1.1g** | 塩分 **0.3g** |
|---|---|---|
| たんぱく質 **0.8g** | 食物繊維 **0.9g** | 脂質 **0.1g** |

## 主食 ごはん …150g

| エネルギー **234kcal** | 炭水化物 **51.9g** | 塩分 **0.0g** |
|---|---|---|
| たんぱく質 **3.0g** | 食物繊維 **2.3g** | 脂質 **0.3g** |

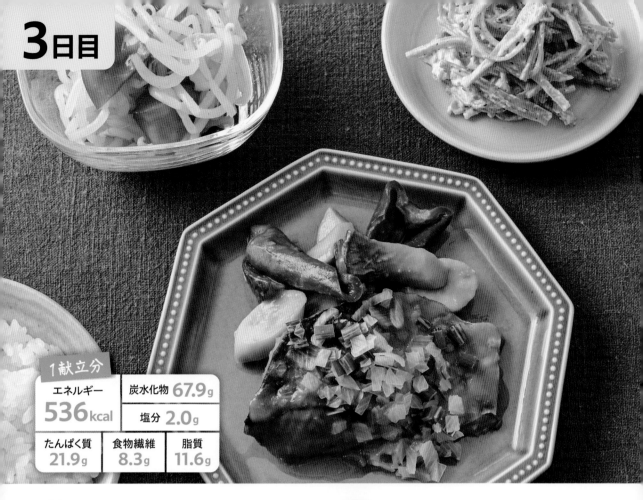

| 1献立分 | | |
|---|---|---|
| エネルギー **536**kcal | 炭水化物 **67.9**g | |
| | 塩分 **2.0**g | |
| たんぱく質 **21.9**g | 食物繊維 **8.3**g | 脂質 **11.6**g |

## 主菜 さばのねぎみそ蒸し

材料（1人分）
作りおき さばのみそ煮（→P187）…¼量
長ねぎ（粗みじん切り）…5cm

作り方
さばのみそ煮に長ねぎをふりかけ、ふんわりと
ラップをし、電子レンジで2分加熱する。

| エネルギー **222**kcal | 炭水化物 **8.6**g | |
|---|---|---|
| | 塩分 **1.2**g | |
| たんぱく質 **14.7**g | 食物繊維 **2.7**g | 脂質 **9.7**g |

## 副菜 にんじんのごま酢和え
（→P208）…¼量
カッテージチーズ（クリームタイプ）20gを混ぜ合わせる。

| エネルギー 59kcal | 炭水化物 5.1g | 塩分 0.5g |
|---|---|---|
| たんぱく質 3.2g | 食物繊維 2.0g | 脂質 1.5g |

## 副菜 もやしのカレー酢 （→P212）…¼量
トマト（乱切り）¼個分を混ぜ合わせる。

| エネルギー 21kcal | 炭水化物 2.3g | 塩分 0.3g |
|---|---|---|
| たんぱく質 1.0g | 食物繊維 1.3g | 脂質 0.1g |

## 主食 ごはん …150g

| エネルギー 234kcal | 炭水化物 51.9g | 塩分 0.0g |
|---|---|---|
| たんぱく質 3.0g | 食物繊維 2.3g | 脂質 0.3g |

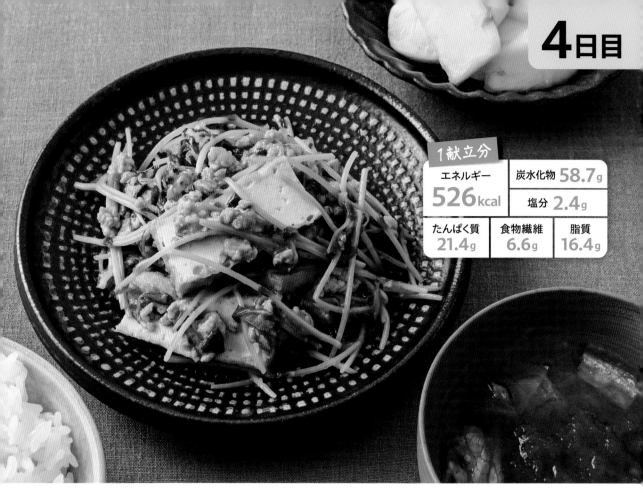

**1献立分**

| エネルギー | 炭水化物 | 58.7g |
|---|---|---|
| **526kcal** | 塩分 | 2.4g |

| たんぱく質 | 食物繊維 | 脂質 |
|---|---|---|
| 21.4g | 6.6g | 16.4g |

---

**主菜 厚揚げと豆苗の肉そぼろ炒め**

材料（1人分）

作りおき▶ 肉そぼろ（→P182）…¼量
厚揚げ（薄い角切り）…60g
豆苗（3等分の長さに切る）…50g
A｜みりん…小さじ1 ／ しょうゆ…小さじ½
ごま油…小さじ1

作り方
フライパンにごま油を熱し、肉そぼろと厚揚げを炒め、豆苗、Aを加えて炒め合わせる。

| エネルギー | 炭水化物 | 3.9g |
|---|---|---|
| **263kcal** | 塩分 | 1.3g |

| たんぱく質 | 食物繊維 | 脂質 |
|---|---|---|
| 17.3g | 1.8g | 16.0g |

---

**副菜 レタスと青じそのとろろ昆布汁**

材料（1人分）

レタス（ちぎる）…1枚 ／ 青じそ（ちぎる）…2枚
だし汁…⅔カップ ／ しょうゆ…小さじ⅖
とろろ昆布…2つまみ

作り方
鍋にだし汁を煮立て、レタス、青じそ、しょうゆを入れて火を止め、器に盛り、とろろ昆布をのせる。

| エネルギー | 炭水化物 | 0.5g |
|---|---|---|
| **15kcal** | 塩分 | 0.7g |

| たんぱく質 | 食物繊維 | 脂質 |
|---|---|---|
| 0.8g | 1.6g | 0.0g |

---

**主食 ごはん** …150g

| エネルギー 234kcal | 炭水化物 51.9g | 塩分 0.0g |
|---|---|---|
| たんぱく質 3.0g | 食物繊維 2.3g | 脂質 0.3g |

---

**副菜 かぶの梅酢和え**（→P197）…¼量

| エネルギー 14kcal | 炭水化物 2.4g | 塩分 0.4g |
|---|---|---|
| たんぱく質 0.3g | 食物繊維 0.9g | 脂質 0.1g |

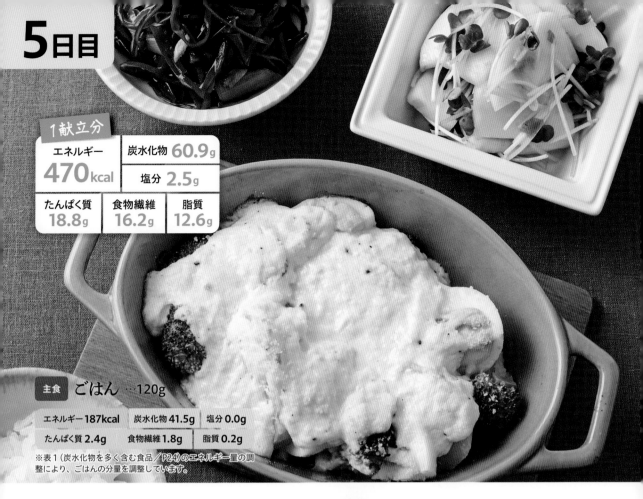

**1献立分**

| エネルギー | 炭水化物 60.9g |
|---|---|
| **470**kcal | 塩分 2.5g |
| たんぱく質 18.8g | 食物繊維 16.2g | 脂質 12.6g |

**主食** ごはん …120g

| エネルギー187kcal | 炭水化物41.5g | 塩分0.0g |
|---|---|---|
| たんぱく質2.4g | 食物繊維1.8g | 脂質0.2g |

※表1（炭水化物を多く含む食品／P24）のエネルギー量の調整により、ごはんの分量を調整しています。

## 主菜 ゆで卵とじゃがいもの豆腐グラタン

材料（1人分）
ゆで卵（輪切り）…1個
じゃがいも…小1個（80g）
ブロッコリー（小房に分ける）…40g
絹豆腐…80g ／ パルメザンチーズ…小さじ1
A｜牛乳…大さじ2 ／ マヨネーズ…小さじ1
　｜塩…小さじ⅕
　｜にんにく（すりおろし）、こしょう…各少々

作り方
**1** じゃがいもは皮ごとラップに包んで電子レンジで1分30秒加熱し、粗熱を取り、皮をむいて輪切りにする。ブロッコリーはラップに包んで電子レンジで10秒加熱する。
**2** 豆腐はなめらかになるようにつぶし混ぜ、Aを混ぜ合わせ、ソースにする。耐熱の器に1とゆで卵を入れて豆腐ソースをかけ、チーズをふりかける。220℃に予熱したオーブンで10～12分焼く。

| エネルギー | 炭水化物 15.7g |
|---|---|
| **241**kcal | 塩分 1.4g |
| たんぱく質 14.8g | 食物繊維 9.9g | 脂質 12.3g |

**副菜** かぶの梅酢和え（→P197）…¼量

3等分の長さに切ったかいわれ菜20g、わさび少々と和える。

| エネルギー19kcal | 炭水化物2.4g | 塩分0.4g |
|---|---|---|
| たんぱく質0.7g | 食物繊維1.3g | 脂質0.1g |

**副菜** 刻み昆布の煮物（→P217）…¼量

| エネルギー23kcal | 炭水化物1.3g | 塩分0.7g |
|---|---|---|
| たんぱく質0.9g | 食物繊維3.2g | 脂質0.0g |

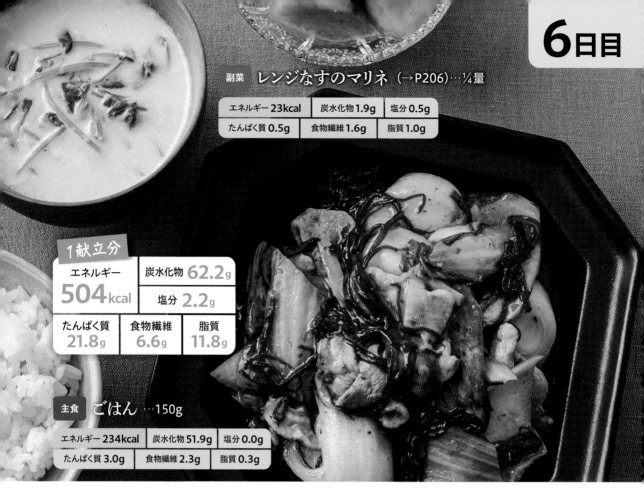

副菜 **レンジなすのマリネ**（→P206）…¼量

| エネルギー 23kcal | 炭水化物 1.9g | 塩分 0.5g |
|---|---|---|
| たんぱく質 0.5g | 食物繊維 1.6g | 脂質 1.0g |

### 1献立分

| エネルギー | 炭水化物 62.2g | |
|---|---|---|
| **504kcal** | 塩分 2.2g | |
| たんぱく質 21.8g | 食物繊維 6.6g | 脂質 11.8g |

主食 **ごはん** …150g

| エネルギー 234kcal | 炭水化物 51.9g | 塩分 0.0g |
|---|---|---|
| たんぱく質 3.0g | 食物繊維 2.3g | 脂質 0.3g |

## 主菜 豚肉とチンゲン菜のもずくあんかけ炒め

材料（1人分）

豚もも薄切り肉（赤身／一口大に切る）…80g

A｜酒…小さじ1 ／ こしょう…少々
　｜片栗粉…小さじ½

長ねぎ（斜め切り）…¼本

しょうが（せん切り）…薄切り1枚分

チンゲン菜（2〜3cm長さの斜め切り）…50g

もずく（食べやすい長さに切る）…40g

B｜酒…小さじ2 ／ しょうゆ…小さじ1
　｜水…大さじ3

水溶き片栗粉…片栗粉小さじ1＋水大さじ1

ごま油…小さじ1

作り方

豚肉は**A**と混ぜ合わせる。フライパンにごま油を熱し、豚肉、長ねぎ、しょうがを炒め、チンゲン菜を加えて炒める。**B**を入れて煮立て、もずくを加え、水溶き片栗粉を回し入れながら混ぜ、ひと煮立ちさせる。

| エネルギー | 炭水化物 5.6g | |
|---|---|---|
| **198kcal** | 塩分 1.1g | |
| たんぱく質 15.5g | 食物繊維 1.8g | 脂質 8.4g |

## 汁もの 豆苗のミルクみそ汁

材料（1人分）

豆苗（3cm長さ）…30g ／ だし汁…⅓カップ
牛乳…¼カップ ／ みそ…小さじ⅔

作り方

鍋にだし汁を煮立ててみそを溶き入れ、豆苗、牛乳を加えてひと煮立ちさせる。

| エネルギー | 炭水化物 2.8g | |
|---|---|---|
| **49kcal** | 塩分 0.6g | |
| たんぱく質 2.8g | 食物繊維 0.9g | 脂質 2.1g |

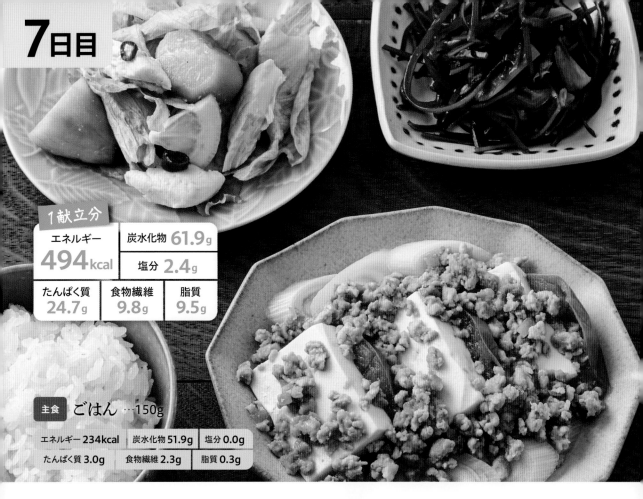

## 1献立分

| エネルギー | 炭水化物 61.9g |
|---|---|
| **494**kcal | 塩分 2.4g |

| たんぱく質 | 食物繊維 | 脂質 |
|---|---|---|
| 24.7g | 9.8g | 9.5g |

**主食** ごはん …150g

| エネルギー 234kcal | 炭水化物 51.9g | 塩分 0.0g |
|---|---|---|
| たんぱく質 3.0g | 食物繊維 2.3g | 脂質 0.3g |

---

## 主菜 豆腐とトマトの肉そぼろ蒸し

材料（1人分）
**作りおき** 肉そぼろ（→P182）…¼量
絹豆腐…60g ／ トマト（薄切り）…¼個
長ねぎ（斜め切り）…¼本 ／ ごま油…小さじ½

作り方
耐熱の器に豆腐、トマト、長ねぎを盛り合わせ、肉そぼろ、ごま油をかける。ふんわりとラップをして電子レンジで2分加熱する。

| エネルギー | 炭水化物 4.3g |
|---|---|
| **173**kcal | 塩分 0.9g |

| たんぱく質 | 食物繊維 | 脂質 |
|---|---|---|
| 15.1g | 1.9g | 8.1g |

## 副菜 刻み昆布の煮物 （→P217）…¼量

| エネルギー 23kcal | 炭水化物 1.3g | 塩分 0.7g |
|---|---|---|
| たんぱく質 0.9g | 食物繊維 3.2g | 脂質 0.0g |

---

## 副菜 なすと蒸し鶏のエスニック風サラダ

材料（1人分）
**作りおき** レンジなすのマリネ（→P206）…¼量
**作りおき** 蒸し鶏（→P184）…⅛量
レタス…½枚
レモン（いちょう切り）…輪切り½枚分
赤唐辛子（輪切り）…¼本
**A** レモン汁…小さじ1と½
　　 砂糖…小さじ½
　　 ナンプラー…小さじ⅕

作り方
蒸し鶏とレタスは食べやすい大きさに切り、レンジなすのマリネ、レモン、赤唐辛子、よく混ぜたAと混ぜ合わせる。

| エネルギー | 炭水化物 4.4g |
|---|---|
| **64**kcal | 塩分 0.8g |

| たんぱく質 | 食物繊維 | 脂質 |
|---|---|---|
| 5.7g | 2.4g | 1.1g |

今週の下味冷凍はひき肉だね2種類と鮭です。野菜の作りおき6品と組み合わせて彩りのよい献立に

 買い物リスト

## 肉

| 豚もも薄切り肉(赤身) | 100g |
| --- | --- |
| 豚もも肉しゃぶしゃぶ用(赤身) | 30g |
| 鶏むね肉 | 70g |
| 豚赤身ひき肉 | 300g |
| 合いびき赤身肉 | 300g |

## 魚介

| 鯛(刺身用) | 80g |
| --- | --- |
| あさり水煮缶 | 小1缶(130g) |
| ちりめんじゃこ | 20g |
| 甘塩たらこ | 10g |

## 大豆・大豆製品

| 木綿豆腐 | ⅓丁(100g) |
| --- | --- |

## 卵・乳製品

| 卵 | 2個 |
| --- | --- |
| 牛乳 | 100mℓ |
| プレーンヨーグルト | 大さじ3 |
| ピザ用チーズ | 10g |

## 野菜・果物

| 青じそ | 4枚 |
| --- | --- |
| オクラ | 3本(36g) |
| カリフラワー | ⅓個(120g) |
| きゅうり | 2本(200g) |
| 切り干し大根 | 50g |
| キャベツ | 1と½枚(90g) |
| コーン | 20g |
| グリーンピース | 60g |
| じゃがいも | 2個(200g) |
| 玉ねぎ | 1個(200g) |
| しいたけ | 4枚(80g) |
| しめじ | 1パック(90g) |
| セロリ | 3本(240g) |
| スナップえんどう | 7個(70g) |
| 長ねぎ | 2cm |
| なす | 4本(280g) |
| トマト缶(カット) | 150g |
| にんじん | ½本(70g) |
| 白菜 | 3枚(300g) |
| ブロッコリー | 30g |
| ルッコラ | 20g |
| レモン汁 | 小さじ2 |

## その他

| ライ麦パン | 60g |
| --- | --- |

## 今週の作りおき

### 下味冷凍

中華風
ひき肉だね
(→P181)

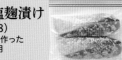
鮭の塩麹漬け
(→P178)
※1週目に作った
残りを使用

洋風
ひき肉だね
(→P181)

### 野菜の作りおき

白菜の甘酢
炒め(→P209)

切り干し大根と
あさりの煮物
(→P203)

セロリのじゃこ
炒め(→P202)

なすのカポ
ナータ(→P206)

きゅうりの
ピクルス
(→P200)

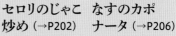
カリフラワーと
じゃがいもの
ポテサラ風(→P198)

### 作りおきPoint

下味冷凍の鮭の塩麹漬けは、1週目に作ったものの残りを使いましょう。野菜の作りおきの切り干し大根とあさりの煮物は、冷凍保存ができるのでまとめて作っておいても。

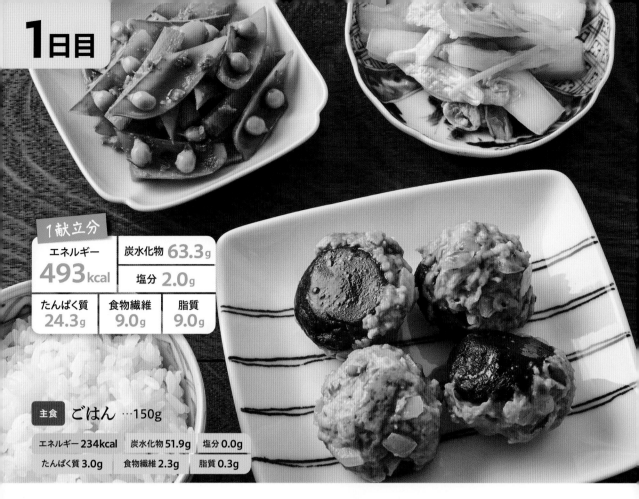

| 1献立分 | | |
|---|---|---|
| エネルギー **493**kcal | 炭水化物 **63.3**g | |
| | 塩分 **2.0**g | |
| たんぱく質 24.3g | 食物繊維 9.0g | 脂質 9.0g |

**主食** ごはん …150g

| エネルギー 234kcal | 炭水化物 51.9g | 塩分 0.0g |
|---|---|---|
| たんぱく質 3.0g | 食物繊維 2.3g | 脂質 0.3g |

## 主菜 しいたけ焼売

材料（1人分）

下味冷凍 中華風ひき肉だね（→P181）…¼量
玉ねぎ（みじん切り）…30g
しいたけ…4枚（80g）
片栗粉…小さじ1
しょうゆ…小さじ½

作り方

**1** 玉ねぎと片栗粉小さじ½を混ぜ、解凍した中華風ひき肉だねと混ぜ合わせる。

**2** しいたけは軸を切り落とし、笠の裏側に片栗粉小さじ½をふり、**1**を4等分に分けて詰める。耐熱皿に並べてふんわりとラップをし、電子レンジで3分30秒加熱し、しょうゆを添える。

| エネルギー **182**kcal | 炭水化物 **5.5**g | |
|---|---|---|
| | 塩分 **1.3**g | |
| たんぱく質 17.3g | 食物繊維 4.4g | 脂質 6.5g |

## 副菜 スナップえんどうの おかかからし和え

材料（1人分）

スナップえんどう（筋を取る）…40g
にんじん（短冊切り）…10g
A｜練りからし…少々　／　しょうゆ…小さじ½
削り節…2つまみ

作り方

にんじんとスナップえんどうはゆで、スナップえんどうは半分に割って切り、溶きのばした**A**、削り節と和える。

| エネルギー **40**kcal | 炭水化物 **2.9**g | |
|---|---|---|
| | 塩分 **0.5**g | |
| たんぱく質 3.4g | 食物繊維 1.3g | 脂質 0.2g |

## 副菜 白菜の甘酢炒め （→P209）…¼量

| エネルギー 37kcal | 炭水化物 3.0g | 塩分 0.2g |
|---|---|---|
| たんぱく質 0.6g | 食物繊維 1.0g | 脂質 2.0g |

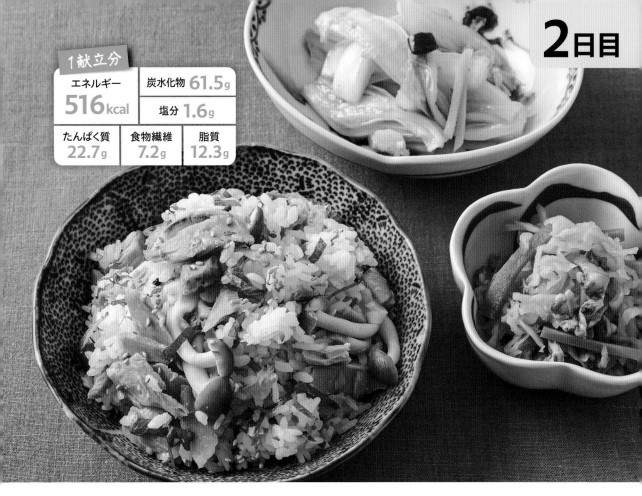

| 1献立分 | | |
|---|---|---|
| エネルギー **516**kcal | 炭水化物 **61.5**g | |
| | 塩分 **1.6**g | |
| たんぱく質 **22.7**g | 食物繊維 **7.2**g | 脂質 **12.3**g |

## 主食・主菜 焼き鮭ときのこの混ぜごはん

**材料（1人分）**

下味冷凍 鮭の塩麹漬け（→P178）…1切れ
しめじ…50g
青じそ（せん切り）…4枚
いりごま…小さじ½
ごはん…150g

**作り方**

鮭の塩麹漬けは解凍し、しめじと一緒に魚焼きグリルで焼く。鮭は大きくほぐし、しめじはほぐし、青じそ、ごまとともに温かいごはんに混ぜ合わせる。

| エネルギー **422**kcal | 炭水化物 **56.5**g |
|---|---|
| | 塩分 **0.9**g |
| たんぱく質 **17.9**g | 食物繊維 **4.1**g | 脂質 **10.1**g |

## 副菜 切り干し大根とあさりの煮物
（→P203）…⅙量

| エネルギー **57**kcal | 炭水化物 **2.0**g | 塩分 **0.5**g |
|---|---|---|
| たんぱく質 **4.2**g | 食物繊維 **2.1**g | 脂質 **0.2**g |

## 副菜 白菜の甘酢炒め
（→P209）…¼量

| エネルギー **37**kcal | 炭水化物 **3.0**g | 塩分 **0.2**g |
|---|---|---|
| たんぱく質 **0.6**g | 食物繊維 **1.0**g | 脂質 **2.0**g |

### Memo

#### あさりには鉄分が豊富です

あさりには鉄分、造血作用のあるビタミンB12などが多く含まれるので、貧血予防に効果的。また、コハク酸という旨味成分を含むので、薄味でもおいしく感じられます。

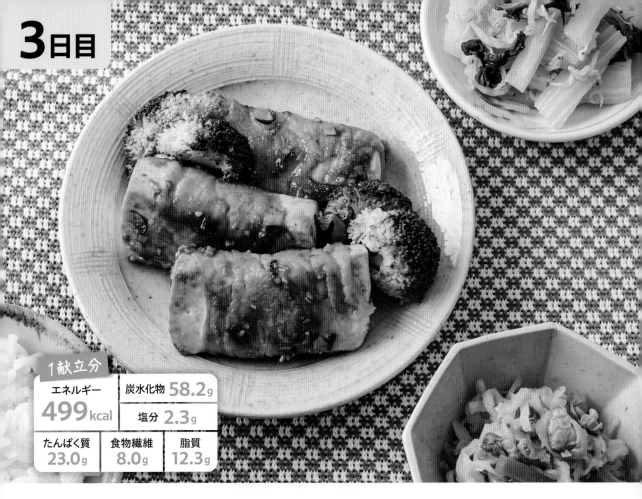

## 主菜 肉巻き豆腐の韓国風焼き

| | | |
|---|---|---|
| エネルギー **178**kcal | 炭水化物 **3.5**g | |
| | 塩分 **1.3**g | |
| たんぱく質 **13.9**g | 食物繊維 **2.7**g | 脂質 **10.2**g |

### 材料（1人分）

木綿豆腐（3等分に切る）…100g

豚もも肉（しゃぶしゃぶ用）…30g

小麦粉…少々

ブロッコリー…30g

A | 長ねぎ（みじん切り）…小さじ½
　 | にんにく（みじん切り）…少々
　 | 一味唐辛子…少々
　 | しょうゆ…小さじ1と½
　 | 砂糖…小さじ½

ごま油…小さじ1

### 作り方

1 豆腐はペーパータオルの上において水けをきり、豚肉で巻き、小麦粉を全体にまぶす。ブロッコリーは小房に分け、1cm厚さに切る。

2 フライパンにごま油を熱し、1を入れて中火から弱火で全面を焼いて火を通す。ブロッコリーは取り出し、混ぜたAを加えて肉にからめる。

## 副菜 切り干し大根とあさりの煮物
（→P203）…⅙量

| エネルギー 57kcal | 炭水化物 2.0g | 塩分 0.5g |
|---|---|---|
| たんぱく質 4.2g | 食物繊維 2.1g | 脂質 0.2g |

## 副菜 セロリのじゃこ炒め （→P202）…¼量

| エネルギー 30kcal | 炭水化物 0.8g | 塩分 0.5g |
|---|---|---|
| たんぱく質 1.9g | 食物繊維 0.9g | 脂質 1.6g |

## 主食 ごはん …150g

| エネルギー 234kcal | 炭水化物 51.9g | 塩分 0.0g |
|---|---|---|
| たんぱく質 3.0g | 食物繊維 2.3g | 脂質 0.3g |

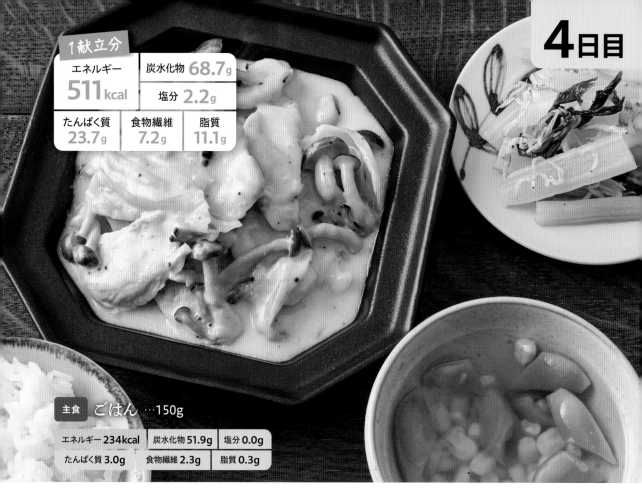

**1献立分**

| エネルギー | 炭水化物 **68.7**g |
|---|---|
| **511**kcal | 塩分 **2.2**g |
| たんぱく質 **23.7**g | 食物繊維 **7.2**g | 脂質 **11.1**g |

**主食** ごはん …150g

| エネルギー 234kcal | 炭水化物 51.9g | 塩分 0.0g |
|---|---|---|
| たんぱく質 3.0g | 食物繊維 2.3g | 脂質 0.3g |

## 主菜 鶏肉とキャベツ、しめじのクリーム煮

材料（1人分）
鶏むね肉（皮なし／薄切り）…70g
キャベツ（大きめの短冊切り）…1枚（60g）
しめじ（ほぐす）…40g ／ オリーブ油…小さじ1
A｜水…½カップ ／ コンソメ顆粒…少々（0.3g）
牛乳…½カップ
水溶き片栗粉…片栗粉小さじ1と½＋水大さじ1と½
B｜塩…小さじ⅙ ／ こしょう…少々

作り方
フライパンにオリーブ油を熱し、鶏肉を焼き、キャベツ、しめじを加えて炒める。Aを加えて煮立ったら蓋をして弱火で5分ほど煮る。牛乳を加えて煮立て、水溶き片栗粉でとろみをつける。Bを加えて混ぜる。

| エネルギー | 炭水化物 **11.1**g |
|---|---|
| **213**kcal | 塩分 **1.1**g |
| たんぱく質 **17.8**g | 食物繊維 **2.3**g | 脂質 **8.9**g |

## 汁もの コーンとスナップえんどうのスープ

材料（1人分）
コーン…20g
スナップえんどう（筋を取り、斜め切り）…3個（30g）
A｜水…⅔カップ ／ コンソメ顆粒…少々（0.3g）
塩…少々（0.5g） ／ こしょう…少々

作り方
鍋にAを煮立て、スナップえんどうとコーンを入れて煮る。塩、こしょうで味をととのえる。

| エネルギー | 炭水化物 **4.9**g |
|---|---|
| **34**kcal | 塩分 **0.6**g |
| たんぱく質 **1.0**g | 食物繊維 **1.7**g | 脂質 **0.3**g |

## 副菜 セロリのじゃこ炒め
（→P202）…¼量

| エネルギー 30kcal | 炭水化物 0.8g | 塩分 0.5g |
|---|---|---|
| たんぱく質 1.9g | 食物繊維 0.9g | 脂質 1.6g |

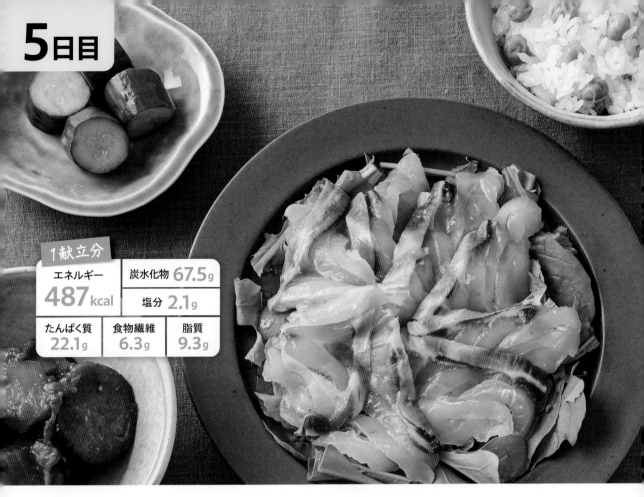

# 5日目

**1献立分**

| エネルギー | 炭水化物 67.5g |
|---|---|
| **487**kcal | 塩分 2.1g |

| たんぱく質 | 食物繊維 | 脂質 |
|---|---|---|
| 22.1g | 6.3g | 9.3g |

---

## 主菜 鯛のカルパッチョ

**材料（1人分）**

鯛（刺身用／薄く切る）…80g

ルッコラ（2cm長さに切る）…20g

A　オリーブ油…小さじ⅔
　　レモン汁…小さじ1　／　しょうゆ…小さじ1
　　こしょう…少々

**作り方**

ルッコラをお皿に広げ、鯛を盛りつけ、Aを混ぜ合わせて回しかける。

| エネルギー | 炭水化物 0.4g |
|---|---|
| **139**kcal | 塩分 1.0g |

| たんぱく質 | 食物繊維 | 脂質 |
|---|---|---|
| 15.2g | 0.5g | 6.6g |

---

### 副菜 なすのカポナータ（→P206）…¼量

| エネルギー 48kcal | 炭水化物 4.4g | 塩分 0.4g |
|---|---|---|
| たんぱく質 1.0g | 食物繊維 2.5g | 脂質 2.0g |

---

## 主食 グリーンピースごはん
…½量

**材料（2食分）**

米…1合　／　グリーンピース…60g

酒…小さじ2　／　塩…小さじ⅕

**作り方**

米は洗って炊飯器の内釜に入れて酒を加え、水を1合の目盛りまで入れる。塩を入れて混ぜ、グリーンピースを加えて炊く。

| エネルギー | 炭水化物 60.4g |
|---|---|
| **285**kcal | 塩分 0.5g |

| たんぱく質 | 食物繊維 | 脂質 |
|---|---|---|
| 5.5g | 2.7g | 0.7g |

---

### 副菜 きゅうりのピクルス（→P200）…¼量

| エネルギー 15kcal | 炭水化物 2.3g | 塩分 0.2g |
|---|---|---|
| たんぱく質 0.4g | 食物繊維 0.6g | 脂質 0.0g |

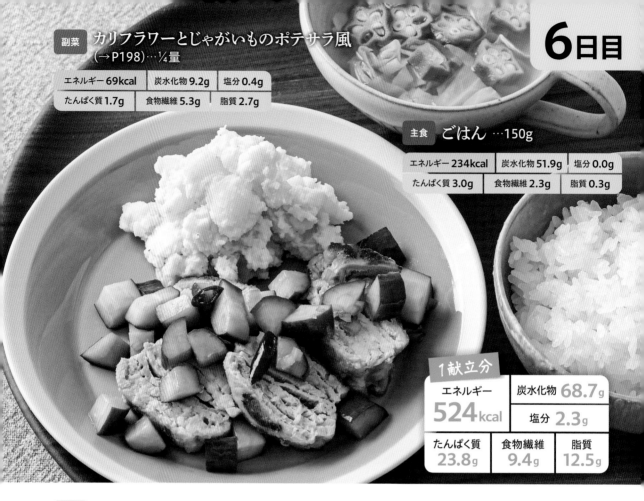

**副菜** カリフラワーとじゃがいものポテサラ風
(→P198)…¼量

| エネルギー 69kcal | 炭水化物 9.2g | 塩分 0.4g |
|---|---|---|
| たんぱく質 1.7g | 食物繊維 5.3g | 脂質 2.7g |

**6日目**

**主食** ごはん …150g

| エネルギー 234kcal | 炭水化物 51.9g | 塩分 0.0g |
|---|---|---|
| たんぱく質 3.0g | 食物繊維 2.3g | 脂質 0.3g |

**1献立分**

| エネルギー | 炭水化物 68.7g |
|---|---|
| **524kcal** | 塩分 2.3g |

| たんぱく質 | 食物繊維 | 脂質 |
|---|---|---|
| 23.8g | 9.4g | 12.5g |

---

**主菜** ミルフィーユポーク ソテー ピクルスソース

材料（1人分）
豚もも薄切り肉（赤身）…100g
塩…少々（0.3g）
こしょう、小麦粉……各少々
A ┃ **作りおき** きゅうりのピクルス（→P200）…¼量
┃ 玉ねぎ（みじん切り）…小さじ1
┃ きゅうりのピクルスのつけ汁…大さじ1
┃ レモン汁…小さじ1 ／ 砂糖…小さじ¼
┃ 塩…小さじ⅛（0.6g） ／ こしょう…少々
オリーブ油…小さじ1

作り方
豚肉は塩、こしょうをふり、半分に切って重ね、小麦粉をまぶす。きゅうりのピクルスは粗みじん切りにする。フライパンにオリーブ油を熱し、豚肉を入れて表面をきつね色に焼き、蓋をして弱火で4分ほど焼き、ひっくり返してさらに4分ほど焼く。豚肉を取り出し、Aを入れてさっと混ぜてソースを作り、食べやすく切った豚肉にかける。

| エネルギー | 炭水化物 6.2g |
|---|---|
| **210kcal** | 塩分 1.3g |

| たんぱく質 | 食物繊維 | 脂質 |
|---|---|---|
| 18.6g | 0.7g | 9.4g |

**汁もの** オクラとキャベツの スープ

材料（1人分）
オクラ（小口切り）…1本（12g）
キャベツ（短冊切り）…½枚（30g）
A ┃ コンソメ顆粒…少々（0.3g）
┃ 水…⅔カップ
塩…少々（0.5g） ／ こしょう…少々

作り方
鍋にAを煮立て、キャベツとオクラを入れてさっと煮て塩、こしょうで味をととのえる。

| エネルギー | 炭水化物 1.4g |
|---|---|
| **11kcal** | 塩分 0.6g |

| たんぱく質 | 食物繊維 | 脂質 |
|---|---|---|
| 0.5g | 1.1g | 0.1g |

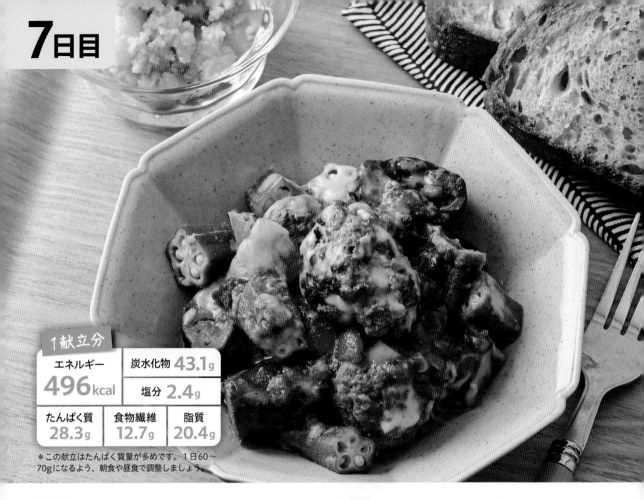

# 7日目

## 1献立分

| エネルギー | 炭水化物 43.1g |
|---|---|
| **496**kcal | 塩分 **2.4**g |

| たんぱく質 | 食物繊維 | 脂質 |
|---|---|---|
| **28.3**g | **12.7**g | **20.4**g |

＊この献立はたんぱく質量が多めです。1日60〜70gになるよう、朝食や昼食で調整しましょう。

---

**主菜 ミートボール
カポナータのチーズ蒸し**

材料（1人分）

下味冷凍 洋風ひき肉だね（→P181）…¼量

カレー粉…小さじ⅕

A｜作りおき なすのカポナータ（→P206）……¼量
　　水…¼カップ

オクラ（1〜2cm幅に切る）…2本（24g）

ピザ用チーズ…10g ／ オリーブ油…小さじ½

作り方

1 洋風ひき肉だねは解凍し、カレー粉を混ぜて3等分に丸める。

2 フライパンにオリーブ油を熱して1を入れ、表面を焼き、Aを入れて蓋をして弱火で7〜8分蒸し焼きにする。オクラを加えて混ぜ、チーズをちらし、蓋をして2〜3分蒸し焼きにする。

| エネルギー | 炭水化物 **6.1**g |
|---|---|
| **266**kcal | 塩分 **1.0**g |

| たんぱく質 | 食物繊維 | 脂質 |
|---|---|---|
| **18.8**g | **4.0**g | **15.4**g |

---

**副菜 タラモサラダ**

材料（1人分）

作りおき カリフラワーとじゃがいものポテサラ風（→P198）…¼量

甘塩たらこ…10g

作り方

たらこをほぐし、カリフラワーとじゃがいものポテサラ風と混ぜ合わせる。

| エネルギー | 炭水化物 **9.2**g |
|---|---|
| **82**kcal | 塩分 **0.9**g |

| たんぱく質 | 食物繊維 | 脂質 |
|---|---|---|
| **3.8**g | **5.3**g | **3.0**g |

**主食 ライ麦パン** …60g

| エネルギー148kcal | 炭水化物 27.8g | 塩分 0.5g |
|---|---|---|
| たんぱく質 5.7g | 食物繊維 3.4g | 脂質 2.0g |

# たんぱく質を多く含む食品 表3 の 1単位の目安表

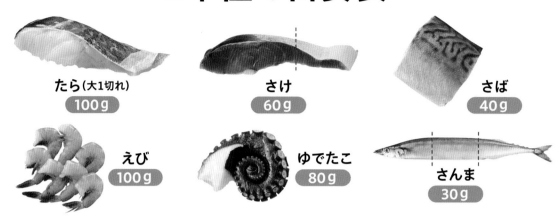

たら（大1切れ）
100g

さけ
60g

さば
40g

えび
100g

ゆでたこ
80g

さんま
30g

| 食品名 | | 1単位(g) | 目安 | 備考 |
|---|---|---|---|---|
| 脂質の少ない魚 | たら | 100 | 大1切れ | 塩たらも同じ |
| | かれい | 80 | 中1切れ | 子持ちかれいは60g |
| 脂質のやや多い魚 | あじ | 60 | 中1尾 | 頭、骨、内臓付き130g／むろあじは40g |
| | かじき | 60 | 小1切れ | くろかじきは80g |
| | きんめだい | 60 | 小1切れ | 頭、骨、内臓付き150g |
| | さけ | 60 | 中⅔切れ | あら巻き、塩さけ、キングサーモンは40g |
| | たい | 60 | 小1切れ | 頭、骨、内臓付き120g／いしだいも同じ／養殖たいは40g |
| | たらこ | 60 | 1腹 | |
| | まぐろ（赤身） | 60 | 小1切れ | きはだ、みなみ、めばちまぐろは80g |
| 脂質の多い魚 | あなご | 40 | | 頭、骨、内臓付き60g |
| | いわし（まいわし） | 40 | | 頭、骨、内臓付き80g／うるめいわしは60g |
| | かつお | 40 | | 春獲りは80g |
| | ぎんだら | 40 | | |
| | さば | 40 | | しめさば、塩さば、たいせいようさばは30g |
| | さわら | 40 | ½切れ | |
| | うなぎ | 30 | | うなぎのかばやきも同じ |
| | さんま | 30 | 中⅓尾 | |
| | すじこ | 30 | | |
| | ぶり | 30 | 中⅓切れ | はまちも同じ |
| | まぐろ（脂身） | 30 | 中⅓切れ | 別名：とろ |
| その他 | あさり | 260 | | 殻付き650g |
| | しじみ | 160 | | 殻付き640g |
| | かき | 140 | | 殻付き560g |
| | ほたてがい | 120 | | 貝柱は80g |
| | いか | 100 | | 甲、内臓付き130g／こういかは120g |
| | たこ | 100 | | ゆでだこは80g |
| | ブラックタイガー | 100 | | 無頭、殻、尾付き120g |

引用文献：日本糖尿病学会編・著：糖尿病食事療法のための食品交換表, 第7版, 日本糖尿病協会・文光堂, 2013, p.50-57

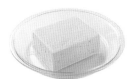
木綿豆腐⅓丁
**100g**

納豆1パック
**40g**

卵1個
**50g**

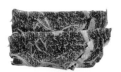
牛もも薄切り肉
**40g**

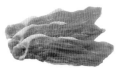
豚もも薄切り肉
**60g**

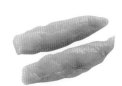
鶏ささみ
**80g**

鶏もも肉（皮なし）
**60g**

ロースハム2枚
**40g**

ソーセージ2本
**30g**

| | 食品名 | 1単位(g) | 目安 | 備考 |
|---|---|---|---|---|
| 大豆・大豆製品 | 豆乳 | 180 | | 未調整 |
| | 豆腐（絹ごし） | 140 | | ソフト豆腐も同じ |
| | 豆腐（木綿） | 100 | | 1丁150〜450g |
| | おから | 80 | | 1カップ80〜120g |
| | えだ豆（ゆで） | 60 | | さや付き140g |
| | 生あげ | 60 | | 別名:厚あげ |
| | がんもどき | 40 | | 中1枚60〜100g |
| | 納豆 | 40 | | 1包30〜100g |
| | ゆで大豆 | 40 | 大さじ3杯 | 大豆水煮缶詰60g |
| | 油あげ | 20 | | 1枚20〜40g |
| | 凍り豆腐 | 20 | 1個 | 1個16〜20g |
| 卵 | 鶏卵 | 50 | 1個 | |
| | うずら卵 | 50 | 5〜7個 | 1個約10g |
| 肉・肉加工品 | 牛かた、そともも、ヒレ、ランプ | 40 | | 脂身を除く ヒレ（輸入牛肉）は60g |
| | 牛かたロース、サーロイン | 30 | | 脂身を除く |
| | 和牛ヒレ、もも | 40 | | 脂身を除く |
| | 和牛かた、そともも、ランプ | 30 | | 脂身を除く |
| | 豚ヒレ、もも | 60 | | 脂身を除く |
| | 豚かた、かたロース、ひき肉 | 40 | | 脂身を除く |
| | 鶏ささみ、むね（皮なし） | 80 | | |
| | 鶏もも（皮なし） | 60 | | |
| | 鶏むね（皮付き）、もも、手羽 | 40 | | 骨付きは70g |
| | ボンレスハム、プレスハム | 60 | | |
| | ロースハム | 40 | | |
| | ソーセージ（ウインナー） | 30 | | |
| | ショルダーベーコン | 40 | | |

引用文献：日本糖尿病学会編・著：糖尿病食事療法のための食品交換表, 第7版, 日本糖尿病協会・文光堂, 2013, p.50-65

買い物リスト

| 肉 | |
|---|---|
| 牛もも薄切り肉（赤身） | 90g |
| 豚もも薄切り肉（赤身） | 360g |
| 鶏むね肉（皮なし） | 320g |
| 鶏むねひき肉 | 120g |

| 魚介 | |
|---|---|
| えび（殻を取って） | 40g |
| さわら | 90g×4切れ |

| 大豆・大豆製品 | |
|---|---|
| 高野豆腐 | 4枚 |

| 卵・乳製品 | |
|---|---|
| 卵 | 2個 |
| 牛乳 | 100㎖ |
| プレーンヨーグルト | 大さじ4 |

| 海藻 | |
|---|---|
| カットわかめ（乾燥） | 小さじ1 |
| ひじき（乾燥） | 小さじ2 |

| 野菜・果物 | |
|---|---|
| えのきだけ | 1袋(100g) |
| オクラ | ½袋(50g) |
| かぼちゃ | 60g |
| カリフラワー | 200g |
| コーン | 20g |
| ごぼう | 1本(150g) |
| 小松菜 | ⅔束(200g) |
| さやいんげん | ⅔パック(100g) |
| しめじ | ½パック(40g) |
| セロリ | 1本(60g) |

| | |
|---|---|
| 大根 | 80g |
| 玉ねぎ | ⅓個(60g) |
| トマト | 1個(160g) |
| 長ねぎ | ¾本(120g) |
| パプリカ | ½個(60g) |
| ピーマン | 5個(125g) |
| 干ししいたけ | 2枚 |
| まいたけ | 1パック(90g) |
| もやし | ½袋強(110g) |
| ミニトマト | 4個 |
| レタス | 4枚 |
| レモン汁 | 小さじ4 |

| その他 | |
|---|---|
| こんにゃく | 1枚 |

## 今週の作りおき

### 下味冷凍

 さわらのレモンじょうゆ漬け（→P180）

 鶏むね肉のトマトマリネ（→P175）

 豚バーベキューソース（→P177）

### 野菜の作りおき

 カリフラワーのカレー煮（→P198）

 焼きピーマンのごまみそ和え（→P210）

 ごぼうサラダ（→P214）

 小松菜とねぎのオイスターソース炒め（→P194）

### おかずの素

ちぎりこんにゃくのえのきみそ煮（→P215）

 高野豆腐のひじき肉詰め煮（→P193）

### 作りおきPoint

下味冷凍のさわらのレモンじょうゆ漬けは、冷凍することで味がよくしみ込みますが、1日目に使う分は冷凍しないで冷蔵庫で1時間ほど漬けて使うといいでしょう。

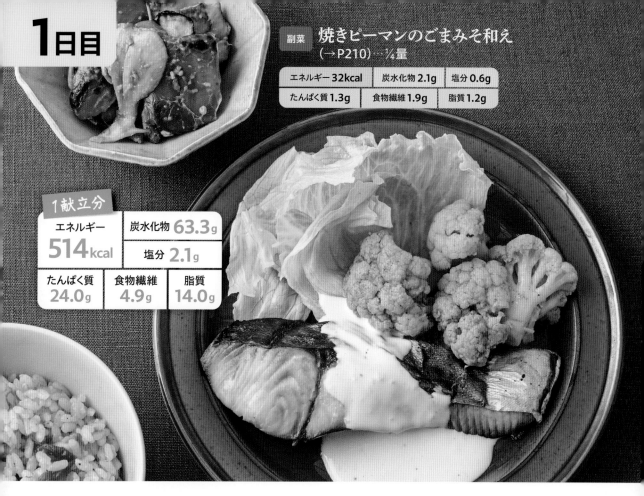

副菜 **焼きピーマンのごまみそ和え**
(→P210)…¼量

| エネルギー 32kcal | 炭水化物 2.1g | 塩分 0.6g |
| たんぱく質 1.3g | 食物繊維 1.9g | 脂質 1.2g |

**1献立分**

| エネルギー | 炭水化物 63.3g |
| **514**kcal | 塩分 2.1g |

| たんぱく質 | 食物繊維 | 脂質 |
| **24.0**g | **4.9**g | **14.0**g |

主菜 # さわらのグリル ヨーグルトソース

材料 (1人分)

下味冷凍 さわらのレモンじょうゆ漬け (→P180)
…1切れ

A | プレーンヨーグルト…大さじ1
にんにく (すりおろし)…少々
マヨネーズ…小さじ1
こしょう…少々

レタス (ちぎる)……1枚 (30g)

作り方

さわらのレモンじょうゆ漬けは、解凍して魚焼きグリルで焼き、レタスと盛り合わせる。Aを混ぜ合わせてかける。

| エネルギー | 炭水化物 **1.5**g |
| **189**kcal | 塩分 **0.9**g |
| たんぱく質 | 食物繊維 | 脂質 |
| **17.2**g | **0.4**g | **10.9**g |

主食 # トマトライス …½量

材料 (2食分)

米…1合

トマト (ヘタを取る)…½個 (80g)

A | 水…180㎖ / しょうゆ…小さじ½
こしょう…少々

オリーブ油…小さじ½

作り方

米は洗って炊飯器の内釜に入れ、Aを混ぜ合わせる。トマト (細かく切らずに)、オリーブ油を加えて炊く。炊き上がったらトマトを崩して混ぜる。

| エネルギー | 炭水化物 **58.0**g |
| **275**kcal | 塩分 **0.2**g |
| たんぱく質 | 食物繊維 | 脂質 |
| **4.3**g | **0.8**g | **1.7**g |

副菜 # カリフラワーのカレー煮
(→P198)…¼量

| エネルギー 18kcal | 炭水化物 1.7g | 塩分 0.4g |
| たんぱく質 1.2g | 食物繊維 1.8g | 脂質 0.2g |

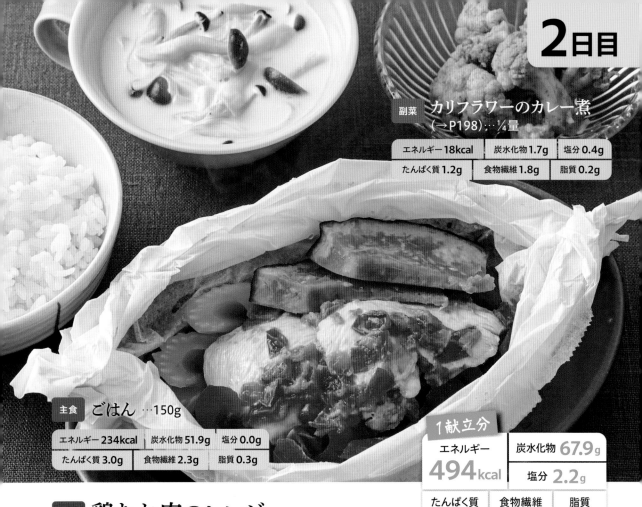

副菜 カリフラワーのカレー煮
（→P198）…¼量

| エネルギー 18kcal | 炭水化物 1.7g | 塩分 0.4g |
|---|---|---|
| たんぱく質 1.2g | 食物繊維 1.8g | 脂質 0.2g |

主食 ごはん …150g

| エネルギー 234kcal | 炭水化物 51.9g | 塩分 0.0g |
|---|---|---|
| たんぱく質 3.0g | 食物繊維 2.3g | 脂質 0.3g |

## 1献立分

| エネルギー | 炭水化物 67.9g |
|---|---|
| **494**kcal | 塩分 2.2g |

| たんぱく質 | 食物繊維 | 脂質 |
|---|---|---|
| **24.5**g | **7.8**g | **9.3**g |

## 主菜 鶏むね肉のレンジペーパー包み蒸し

**材料（1人分）**

下味冷凍 鶏むね肉のトマトマリネ（→P175）…¼量
セロリ、パプリカ、かぼちゃ…各30g

**作り方**

1 鶏むね肉のトマトマリネは解凍する。セロリは斜め切り、パプリカはせん切りにする。かぼちゃはラップに包んで電子レンジで40秒加熱し、薄切りにする。

2 オーブンペーパーを広げて1をのせ、中央で閉じ、両端をひねる。電子レンジで3分加熱する。

| エネルギー | 炭水化物 **7.7**g |
|---|---|
| **144**kcal | 塩分 **0.9**g |

| たんぱく質 | 食物繊維 | 脂質 |
|---|---|---|
| **16.3**g | **2.2**g | **3.5**g |

## 汁もの 玉ねぎとしめじのミルクスープ

**材料（1人分）**

玉ねぎ（せん切り）…20g
しめじ（ほぐす）…40g
A｜ 水……⅓カップ ／ コンソメ顆粒…小さじ⅕
B｜ 牛乳…½カップ ／ 塩…少々（0.5g）
 ｜ こしょう…少々
バター…小さじ½

**作り方**

鍋にバターを熱し、玉ねぎを炒める。しめじとAを加え、煮立ったら弱火にし、蓋をして4〜5分煮る。Bを加えてひと煮立ちさせる。

| エネルギー | 炭水化物 **6.6**g |
|---|---|
| **98**kcal | 塩分 **0.9**g |

| たんぱく質 | 食物繊維 | 脂質 |
|---|---|---|
| **4.0**g | **1.5**g | **5.3**g |

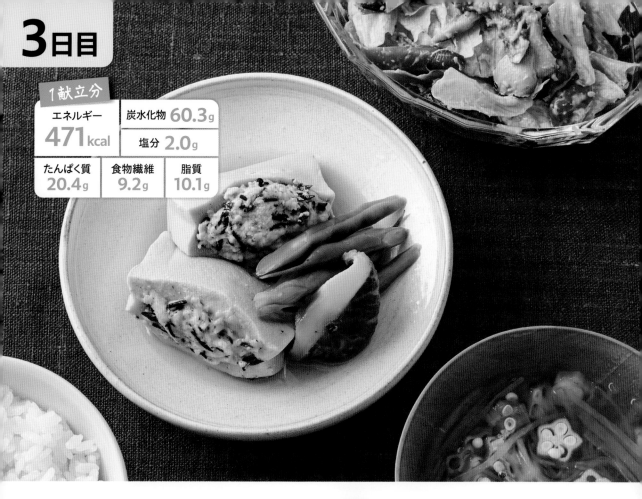

# 3日目

| エネルギー<br>**471**kcal | 炭水化物 **60.3**g |
|---|---|
| | 塩分 **2.0**g |
| たんぱく質<br>**20.4**g | 食物繊維<br>**9.2**g | 脂質<br>**10.1**g |

**1献立分**

---

**副菜** **焼きピーマンの<br>ごまみそ和えサラダ**

材料（1人分）
**作りおき** 焼きピーマンのごまみそ和え（→P210）
　…¼量
レタス（ちぎる）…1枚（30g）
マヨネーズ…小さじ1

作り方
レタス、焼きピーマンのごまみそ和え、マヨネーズを混ぜ合わせる。

| エネルギー<br>**62**kcal | 炭水化物 **2.7**g |
|---|---|
| | 塩分 **0.7**g |
| たんぱく質<br>**1.5**g | 食物繊維<br>**2.2**g | 脂質<br>**4.1**g |

---

**汁もの** **大根とオクラの<br>すまし汁**

材料（1人分）
大根（せん切り）…50g
オクラ（小口切り）…2本（20g）
だし汁…⅔カップ　／　しょうゆ…小さじ½

作り方
鍋にだし汁と大根を入れ、蓋をして火にかけ、煮立ったら弱火にして煮る。オクラ、しょうゆを加え、ひと煮立ちさせる。

| エネルギー<br>**18**kcal | 炭水化物 **1.7**g |
|---|---|
| | 塩分 **0.6**g |
| たんぱく質<br>**0.9**g | 食物繊維<br>**1.7**g | 脂質<br>**0.0**g |

---

**主菜** **高野豆腐のひじき肉詰め煮**
（→P193）…¼量

| エネルギー157kcal | 炭水化物 4.0g | 塩分 0.7g |
|---|---|---|
| たんぱく質15.0g | 食物繊維 3.0g | 脂質 5.7g |

---

**主食** ごはん …150g

| エネルギー 234kcal | 炭水化物 51.9g | 塩分 0.0g |
|---|---|---|
| たんぱく質 3.0g | 食物繊維 2.3g | 脂質 0.3g |

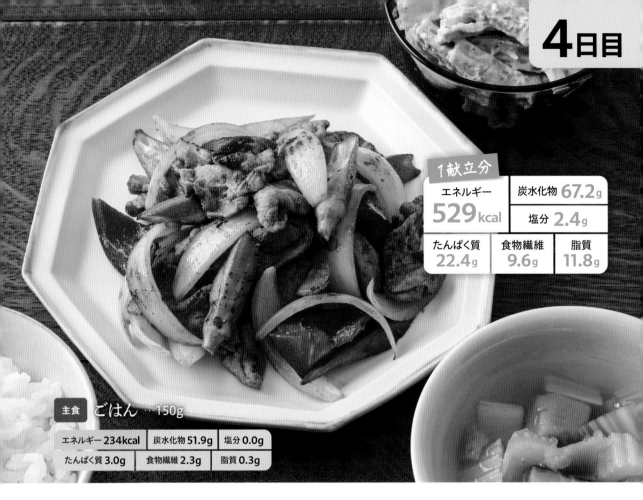

**1献立分**

| エネルギー | 炭水化物 67.2g |
|---|---|
| **529**kcal | 塩分 2.4g |

| たんぱく質 | 食物繊維 | 脂質 |
|---|---|---|
| 22.4g | 9.6g | 11.8g |

主食 ごはん…150g

| エネルギー 234kcal | 炭水化物 51.9g | 塩分 0.0g |
|---|---|---|
| たんぱく質 3.0g | 食物繊維 2.3g | 脂質 0.3g |

## 主菜 豚肉とオクラ、パプリカの バーベキュー炒め

材料（1人分）
下味冷凍 豚バーベキューソース（→P177）…¼量
オクラ（乱切り）…3本 ／ パプリカ（乱切り）…30g
玉ねぎ（くし形切り）…40g
にんにく（みじん切り）…薄切り2枚分
こしょう…少々 ／ 塩…少々（0.3g）
オリーブ油…小さじ1

作り方
1 豚バーベキューソースは解凍する。玉ねぎ、パプリカ、オクラはラップに包み、電子レンジで1分加熱する。
2 フライパンにオリーブ油を熱し、豚肉、にんにくを入れて炒める。1の野菜を加えてさらに炒め、塩、こしょうを加え、炒め合わせる。

| エネルギー | 炭水化物 8.9g |
|---|---|
| **214**kcal | 塩分 1.1g |

| たんぱく質 | 食物繊維 | 脂質 |
|---|---|---|
| 17.6g | 3.2g | 9.0g |

## 汁もの セロリとかぼちゃの カレースープ

材料（1人分）
セロリ（角切り）…30g ／ かぼちゃ（角切り）…30g
A｜水…¾カップ ／ コンソメ顆粒…少々（0.3g）
B｜カレー粉…小さじ⅕ ／ 塩…少々（0.5g）

作り方
鍋にA、かぼちゃ、セロリを入れて蓋をして火にかけ、煮立ったら弱火にして煮る。Bを加えて味をととのえる。

| エネルギー | 炭水化物 5.2g |
|---|---|
| **30**kcal | 塩分 0.8g |

| たんぱく質 | 食物繊維 | 脂質 |
|---|---|---|
| 0.6g | 1.6g | 0.2g |

副菜 ごぼうサラダ（→P214）…¼量
食べやすくちぎったレタス½枚と盛り合わせる。

| エネルギー 51kcal | 炭水化物 1.2g | 塩分 0.5g |
|---|---|---|
| たんぱく質 1.2g | 食物繊維 2.5g | 脂質 2.3g |

68

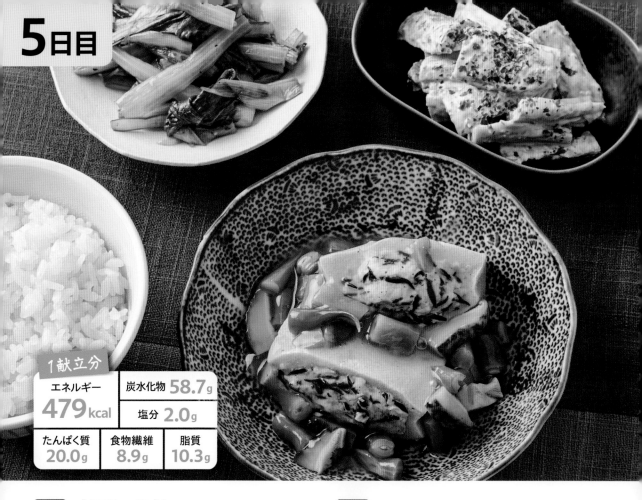

**1献立分**

| エネルギー 479kcal | 炭水化物 58.7g |
|---|---|
| | 塩分 2.0g |
| たんぱく質 20.0g | 食物繊維 8.9g | 脂質 10.3g |

---

**主菜** 高野豆腐の
野菜あんかけ

材料（1人分）

**作りおき** 高野豆腐のひじき肉詰め煮（→P193）…¼量

高野豆腐のひじき肉詰め煮の煮汁¼量と水
　…（合わせて）¼カップ

水溶き片栗粉…片栗粉小さじ½＋水大さじ1

塩…少々（0.5g）

作り方

**1** 高野豆腐のひじき肉詰め煮のさやいんげんとし
いたけは小さく切る。

**2** 鍋に高野豆腐の煮汁と水を煮立て**1**を入れて蓋
をし、弱火で4〜5分煮る。水溶き片栗粉を回
し入れてとろみをつけ、塩を入れてひと煮立
ちさせる。

| エネルギー 162kcal | 炭水化物 5.2g |
|---|---|
| | 塩分 1.2g |
| たんぱく質 15.0g | 食物繊維 3.0g | 脂質 5.7g |

---

**副菜** ごぼうサラダ（→P214）…¼量

サラダに青のり少々をふる。

| エネルギー 49kcal | 炭水化物 0.9g | 塩分 0.5g |
|---|---|---|
| たんぱく質 1.1g | 食物繊維 2.3g | 脂質 2.3g |

---

**副菜** 小松菜とねぎの
オイスターソース炒め
（→P194）…¼量

| エネルギー 34kcal | 炭水化物 0.7g | 塩分 0.3g |
|---|---|---|
| たんぱく質 0.9g | 食物繊維 1.3g | 脂質 2.0g |

---

**主食** ごはん …150g

| エネルギー 234kcal | 炭水化物 51.9g | 塩分 0.0g |
|---|---|---|
| たんぱく質 3.0g | 食物繊維 2.3g | 脂質 0.3g |

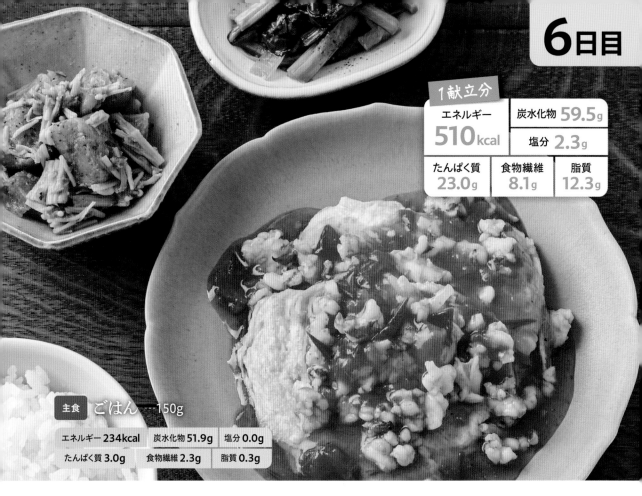

**1献立分**

| エネルギー | 炭水化物 | **59.5**g |
|---|---|---|
| **510**kcal | 塩分 | **2.3**g |

| たんぱく質 | 食物繊維 | 脂質 |
|---|---|---|
| **23.0**g | **8.1**g | **12.3**g |

**主食** ごはん…150g

| エネルギー **234kcal** | 炭水化物 **51.9g** | 塩分 **0.0g** |
|---|---|---|
| たんぱく質 **3.0g** | 食物繊維 **2.3g** | 脂質 **0.3g** |

## 主菜 もやし入り卵焼き えびトマトあんかけ

材料（1人分）
えび（粗くたたく）…40g ／ もやし…80g
トマト（粗く刻む）…¼個（40g）
長ねぎ（斜め薄切り）…3㎝
卵…1と½個 ／ こしょう…少々
A｜塩、鶏がらスープの素…各少々（0.5g）
　｜水…⅓カップ ／ 酒…小さじ1
　｜しょうゆ、酢…各小さじ½ ／ こしょう…少々
水溶き片栗粉…片栗粉小さじ⅔＋水小さじ2
ごま油…小さじ½

作り方
**1** もやしはラップに包んで電子レンジで50秒加熱し、卵、こしょうと混ぜ合わせる。
**2** フライパンにごま油を熱し、長ねぎを炒め、香りが出たら**1**を入れる。混ぜて半熟状になったら半分に分け、ひっくり返して両面を焼き、器に取る。えび、トマト、**A**を入れて煮立て、水溶き片栗粉でとろみをつけてひと煮立ちさせ、卵にかける。

| エネルギー | 炭水化物 **5.4**g |
|---|---|
| **212**kcal | 塩分 **1.4**g |

| たんぱく質 **17.6**g | 食物繊維 **2.0**g | 脂質 **9.8**g |
|---|---|---|

## 副菜 小松菜とねぎのオイスターソース炒め （→P194）…¼量
一味唐辛子少々をふる。

| エネルギー **35kcal** | 炭水化物 **0.7g** | 塩分 **0.3g** |
|---|---|---|
| たんぱく質 **0.9g** | 食物繊維 **1.3g** | 脂質 **2.0g** |

## 副菜 ちぎりこんにゃくのえのきみそ煮 （→P215）…¼量

| エネルギー **29kcal** | 炭水化物 **1.5g** | 塩分 **0.6g** |
|---|---|---|
| たんぱく質 **1.5g** | 食物繊維 **2.5g** | 脂質 **0.2g** |

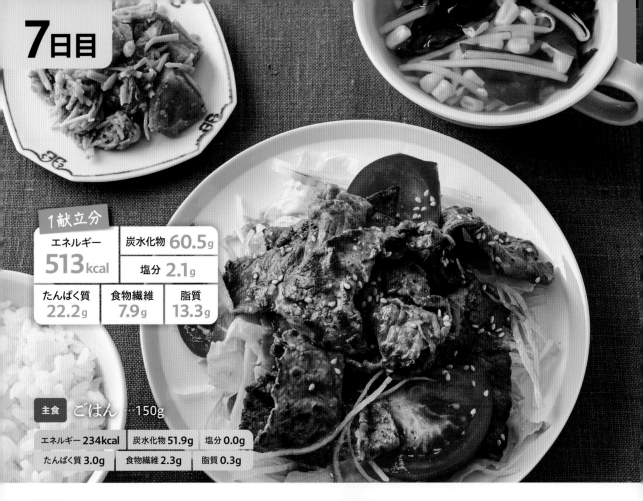

1献立分

| エネルギー | 炭水化物 60.5g |
|---|---|
| **513**kcal | 塩分 2.1g |
| たんぱく質 22.2g | 食物繊維 7.9g | 脂質 13.3g |

**主食** ごはん…150g

| エネルギー 234kcal | 炭水化物 51.9g | 塩分 0.0g |
|---|---|---|
| たんぱく質 3.0g | 食物繊維 2.3g | 脂質 0.3g |

## 主菜 焼き肉サラダ

材料（1人分）
牛もも薄切り肉（赤身）…90g ／ こしょう…少々
レタス（ちぎる）…1枚（30g）
トマト（乱切り）…¼個（40g）
大根（せん切り）…30g
A｜ポン酢しょうゆ…大さじ1
　｜にんにく（すりおろし）…少々
　｜こしょう…少々 ／ オリーブ油…小さじ½
オリーブ油…小さじ½ ／ いりごま…少々（2つまみ）

作り方
1 牛肉は食べやすい大きさに切り、こしょうをふ
　る。フライパンにオリーブ油を熱し、牛肉を
　広げながら入れて焼く。
2 レタス、トマト、大根と1を盛り合わせる。A
　を混ぜ合わせて回しかけ、ごまをふる。

| エネルギー | 炭水化物 3.3g |
|---|---|
| **217**kcal | 塩分 1.1g |
| たんぱく質 16.5g | 食物繊維 1.3g | 脂質 12.5g |

## 汁もの もやしとわかめのスープ

材料（1人分）
もやし…30g ／ コーン…20g
カットわかめ（乾燥／水で戻す）…小さじ1
A｜酒…小さじ1 ／ 水…⅔カップ
　｜鶏がらスープの素…小さじ⅕
B｜しょうゆ…小さじ⅕ ／ こしょう…少々

作り方
鍋にAを入れて煮立て、もやしとコーンを加えて
煮る。わかめ、Bを加えてひと煮立ちさせる。

| エネルギー | 炭水化物 3.8g |
|---|---|
| **33**kcal | 塩分 0.4g |
| たんぱく質 1.2g | 食物繊維 1.8g | 脂質 0.3g |

## 副菜 ちぎりこんにゃくのえのきみそ煮
（→P215）…¼量

| エネルギー 29kcal | 炭水化物 1.5g | 塩分 0.6g |
|---|---|---|
| たんぱく質 1.5g | 食物繊維 2.5g | 脂質 0.2g |

下味冷凍のひき肉だねで、今週はハンバーグを作ります。切り干し大根を混ぜたヘルシーな一品です

## 買い物リスト

### 肉

| | |
|---|---|
| 牛もも肉しゃぶしゃぶ用(赤身) | 50g |
| 豚もも薄切り肉(赤身) | 40g |
| 鶏ささみ | 30g |
| ウインナーソーセージ | 1本(20g) |

### 魚介

| | |
|---|---|
| あさり(殻つき) | 50g |
| あじ | 1尾(正味100g) |
| えび | 4尾(80g) |
| 桜えび(乾燥) | 大さじ1 |
| ちくわ | 1本 |
| 生たら | 100g×4切れ |
| ちりめんじゃこ | 10g |
| ゆでだこ | 60g |

### 大豆・大豆製品

| | |
|---|---|
| 厚揚げ | ⅓枚(60g) |

| | |
|---|---|
| 木綿豆腐 | ½丁(120g) |

### 乳製品

| | |
|---|---|
| パルメザンチーズ | 小さじ1 |
| プロセスチーズ | 15g |

### 海藻

| | |
|---|---|
| カットわかめ(乾燥) | 大さじ1 |

### 野菜・果物

| | |
|---|---|
| 青じそ | 3枚 |
| アスパラガス | 3本(60g) |
| えのきだけ | ⅔袋(60g) |
| カリフラワー | ⅔個(200g) |
| 切り干し大根 | 10g |
| 小松菜 | ⅔束(200g) |
| キャベツ | 3枚(180g) |
| しいたけ | 3枚(60g) |
| 大根 | ⅓本(340g) |

| | |
|---|---|
| 玉ねぎ | ½個(100g) |
| 長ねぎ | ½本(50g) |
| にら | 2束(200g) |
| にんじん | ½本(60g) |
| 万能ねぎ | 30g |
| ピーマン | 2個(50g) |
| ブロッコリー | ½個(60g) |
| 水菜 | 1株(40g) |
| ミニトマト | 3個 |
| もやし | 40g |
| レモン | ½個 |
| れんこん | 大1節(200g) |

### その他

| | |
|---|---|
| しらたき | 60g |
| トマトジュース(無塩) | 50ml |
| キムチ | 30g |

## 今週の作りおき

### 下味冷凍

たらのガーリックオイル漬け
(→P178)

洋風ひき肉だね(→P181)
※4週目に作った残りを使用

### 野菜の作りおき

にらとわかめの
煮浸し(→P207)

カリフラワーの
ゆずこしょう酢
漬け(→P198)

コールス
ローサラダ
(→P199)

小松菜の
煮浸し
(→P194)

れんこんの
あちゃら漬け
(→P213)

大根の
ねぎ塩炒め
(→P203)

### 作りおきPoint

4週目で作った下味冷凍の洋風ひき肉だねの残りを使えば、ハンバーグも簡単！ れんこんのあちゃら漬けは冷凍保存ができます。

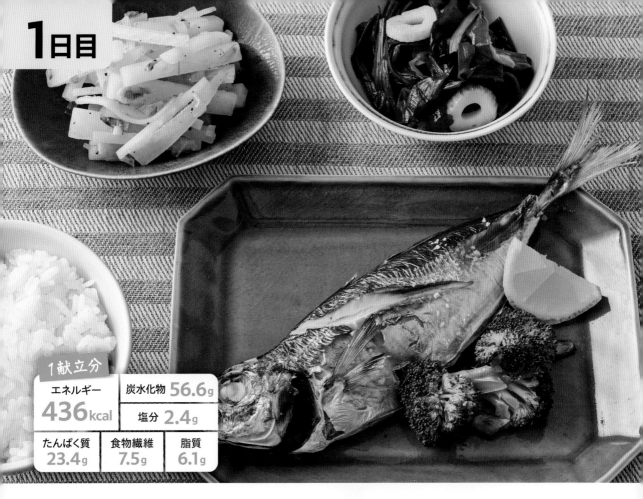

| 1献立分 | | |
|---|---|---|
| エネルギー **436**kcal | 炭水化物 **56.6**g | |
| | 塩分 **2.4**g | |
| たんぱく質 **23.4**g | 食物繊維 **7.5**g | 脂質 **6.1**g |

## 主菜 あじの塩焼き

材料（1人分）
あじ…1尾（正味100g）
塩…少々（0.5g）
ブロッコリー…30g
レモン…1切れ
しょうゆ…小さじ½

作り方
1 あじはゼイゴ、エラ、内臓を取り除いて洗い、水けを拭き取り、切り目を入れて塩をふる。ブロッコリーは小房に分ける。
2 魚焼きグリルで1を焼き、器に盛り、レモンを添え、しょうゆをかける。

| エネルギー **129**kcal | 炭水化物 **1.0**g | |
|---|---|---|
| | 塩分 **1.2**g | |
| たんぱく質 **18.1**g | 食物繊維 **1.9**g | 脂質 **3.6**g |

## 副菜 大根のねぎ塩炒め
（→P203）…¼量

| エネルギー **35**kcal | 炭水化物 **2.4**g | 塩分 **0.5**g |
|---|---|---|
| たんぱく質 **0.7**g | 食物繊維 **1.4**g | 脂質 **2.0**g |

## 副菜 にらとわかめの煮浸し
（→P207）…¼量

| エネルギー **24**kcal | 炭水化物 **1.3**g | 塩分 **0.7**g |
|---|---|---|
| たんぱく質 **1.6**g | 食物繊維 **1.9**g | 脂質 **0.2**g |

## 主食 ごはん …150g

| エネルギー **234**kcal | 炭水化物 **51.9**g | 塩分 **0.0**g |
|---|---|---|
| たんぱく質 **3.0**g | 食物繊維 **2.3**g | 脂質 **0.3**g |

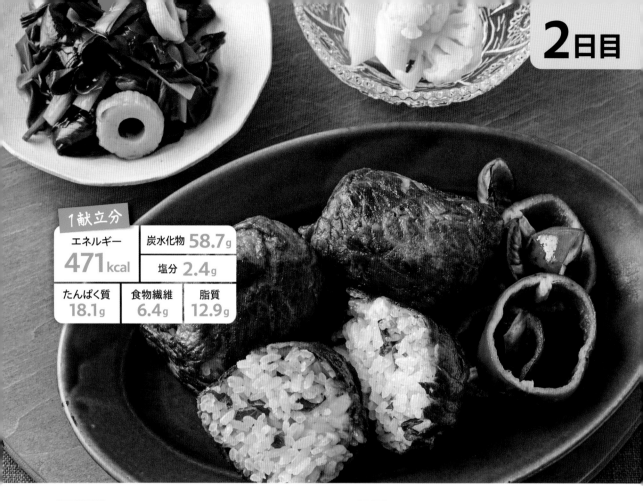

**1献立分**

| エネルギー | 炭水化物 58.7g |
|---|---|
| **471kcal** | 塩分 2.4g |

| たんぱく質 18.1g | 食物繊維 6.4g | 脂質 12.9g |
|---|---|---|

## 主食・主菜 肉巻きごはん

材料（1人分）
ごはん…150g ／ プロセスチーズ…15g
牛もも肉しゃぶしゃぶ用（赤身）…50g
ピーマン…1個（25g） ／ 青じそ…3枚
小麦粉…少々 ／ しょうゆ、みりん…各小さじ1
オリーブ油…小さじ1

作り方
1 チーズは小さめの角切り、青じそはせん切りにし、ごはんに混ぜる。3等分に分けて俵形に握り、肉を巻き、小麦粉を全体に薄くまぶす。ピーマンは輪切りにする。
2 フライパンにオリーブ油を熱し、1を入れる。肉巻きは転がしながら表面を焼いて火を通す。ピーマンは火が通ったら取り出す。しょうゆ、みりんを加え、肉巻きにからめる。

| エネルギー | 炭水化物 54.7g |
|---|---|
| **427kcal** | 塩分 1.3g |

| たんぱく質 15.4g | 食物繊維 3.0g | 脂質 12.6g |
|---|---|---|

### 副菜 カリフラワーのゆずこしょう酢漬け
（→P198）…¼量

| エネルギー 20kcal | 炭水化物 2.7g | 塩分 0.4g |
|---|---|---|
| たんぱく質 1.1g | 食物繊維 1.5g | 脂質 0.1g |

### 副菜 にらとわかめの煮浸し
（→P207）…¼量

| エネルギー 24kcal | 炭水化物 1.3g | 塩分 0.7g |
|---|---|---|
| たんぱく質 1.6g | 食物繊維 1.9g | 脂質 0.2g |

### Memo

**肉巻きおにぎりは宮崎のB級グルメ**

肉の旨味がごはんにしみ込む肉巻きおにぎりは、宮崎のB級グルメとして有名ですが、赤身肉を使い、調味料を控えめにすれば、糖尿病の食事としてもおすすめです。

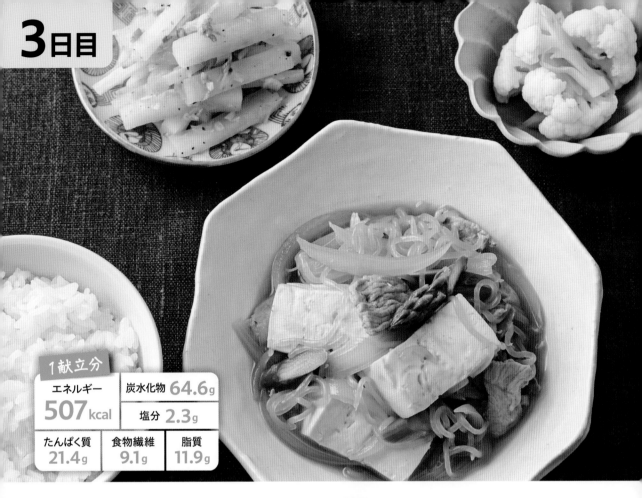

**1献立分**

| エネルギー | 炭水化物 **64.6**g |
|---|---|
| **507**kcal | 塩分 **2.3**g |
| たんぱく質 **21.4**g | 食物繊維 **9.1**g | 脂質 **11.9**g |

---

**主菜 肉豆腐**

材料（1人分）
豚もも薄切り肉（赤身）…40g ／ 木綿豆腐…120g
玉ねぎ…40g ／ アスパラガス…1本（15g）
しらたき…60g ／ サラダ油…小さじ½
A｜だし汁…½カップ ／ 酒…大さじ1
｜しょうゆ…小さじ1と½ ／ 砂糖…小さじ1

作り方
1 豚肉は一口大に、豆腐は食べやすい大きさに切
　る。玉ねぎは細いくし形切り、アスパラガス
　は斜め切りにする。しらたきはゆでて食べや
　すい長さに切る。
2 鍋にサラダ油を熱し、玉ねぎをさっと炒める。
　Aを加えて煮立て、しらたき、豚肉、豆腐を加
　える。蓋をして煮立ったら弱火にして7～8分
　煮る。アスパラガスを加え、さっと煮る。

| エネルギー | 炭水化物 **7.6**g |
|---|---|
| **218**kcal | 塩分 **1.4**g |
| たんぱく質 **16.6**g | 食物繊維 **3.9**g | 脂質 **9.5**g |

---

**副菜 大根のねぎ塩炒め**
（→P203）…¼量

| エネルギー 35kcal | 炭水化物 2.4g | 塩分 0.5g |
|---|---|---|
| たんぱく質 0.7g | 食物繊維 1.4g | 脂質 2.0g |

**副菜 カリフラワーのゆずこしょう酢漬け**
（→P198）…¼量

| エネルギー 20kcal | 炭水化物 2.7g | 塩分 0.4g |
|---|---|---|
| たんぱく質 1.1g | 食物繊維 1.5g | 脂質 0.1g |

**主食 ごはん** …150g

| エネルギー 234kcal | 炭水化物 51.9g | 塩分 0.0g |
|---|---|---|
| たんぱく質 3.0g | 食物繊維 2.3g | 脂質 0.3g |

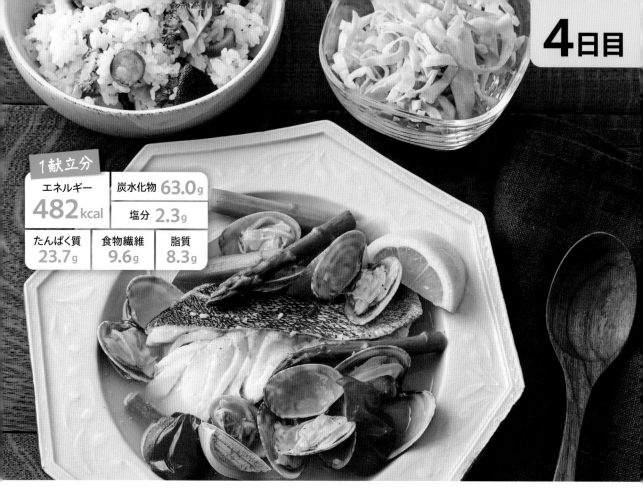

**1献立分**

| | |
|---|---|
| エネルギー **482**kcal | 炭水化物 **63.0**g |
| | 塩分 **2.3**g |
| たんぱく質 **23.7**g | 食物繊維 **9.6**g | 脂質 **8.3**g |

## 主菜 たらのアクアパッツァ

材料（1人分）

下味冷凍 たらのガーリックオイル漬け（→P178）…1切れ
あさり（殻つき）…50g ／ アスパラガス…2本（30g）
玉ねぎ…¼個（50g） ／ ミニトマト…3個（45g）
白ワイン…大さじ1 ／ 塩…少々（0.5g）
こしょう…少々 ／ レモン…1切れ

作り方

**1** たらのガーリックオイル漬けは解凍する。あさりは殻をよく洗う。アスパラガスは食べやすい長さに切り、玉ねぎはくし形切りにする。

**2** フライパンに水¾カップ、ワイン、玉ねぎ、あさりを入れて煮立て、たらとトマトを加える。蓋をして煮立ったら弱火にして8分ほど煮る。アスパラガスを加えてさらに2〜3分煮て塩、こしょうを加える。器に盛り、レモンを添える。

| | |
|---|---|
| エネルギー **152**kcal | 炭水化物 **7.1**g |
| | 塩分 **1.7**g |
| たんぱく質 **16.4**g | 食物繊維 **2.8**g | 脂質 **2.3**g |

## 主食 焼きしいたけ混ぜごはん

材料（1人分）

ごはん…150g ／ しいたけ…2枚（40g）
ブロッコリー…30g
ウインナーソーセージ…1本（20g）
A こしょう…少々
パルメザンチーズ…小さじ1

作り方

**1** しいたけ、ブロッコリー、ウインナーは魚焼きグリルで焼く。しいたけはいちょう切り、ブロッコリーはざく切り、ウインナーは薄い輪切りにする。

**2** ごはんに**1**と**A**を混ぜ合わせる。

| エネルギー 329kcal | 炭水化物 53.6g | 塩分 0.5g |
|---|---|---|
| たんぱく質 7.9g | 食物繊維 5.7g | 脂質 6.9g |

## 副菜 コールスローサラダ（→P199）…¼量

| エネルギー 33kcal | 炭水化物 2.6g | 塩分 0.3g |
|---|---|---|
| たんぱく質 0.5g | 食物繊維 1.1g | 脂質 2.0g |

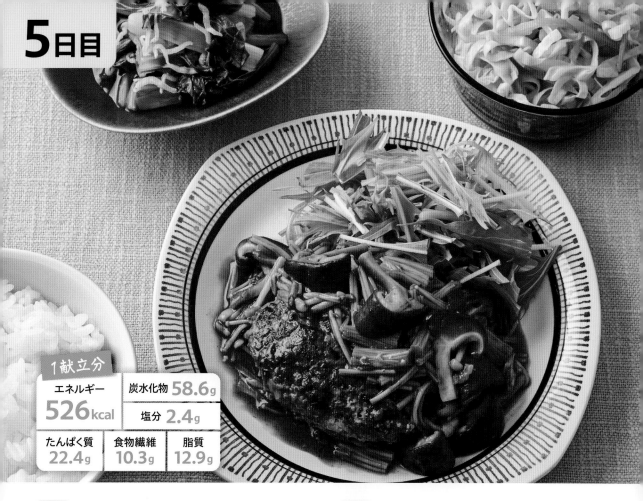

| 1献立分 | | |
|---|---|---|
| エネルギー **526**kcal | 炭水化物 **58.6**g | |
| | 塩分 **2.4**g | |
| たんぱく質 **22.4**g | 食物繊維 **10.3**g | 脂質 **12.9**g |

## 主菜 ハンバーグ

材料（1人分）

下味冷凍 洋風ひき肉だね（→P181）…¼量
切り干し大根…10g ／ えのきだけ…40g
しいたけ…1枚（20g） ／ 水菜…20g
トマトジュース（無塩）…¼カップ
**A** ウスターソース…小さじ1
　　塩…少々（0.5g）
オリーブ油…小さじ½

作り方

1 切り干し大根はもみ洗いし、水で戻し、細かく刻む。洋風ひき肉だねは解凍し、切り干し大根と混ぜ合わせ、丸く平らに形を整える。えのきだけは長さを3等分に、しいたけは軸ごと4等分に切る。水菜は食べやすい長さに切る。

2 フライパンにオリーブ油を熱し、ハンバーグを入れ、蓋をして中火から弱火で5分ほど焼く。ひっくり返して中火で2分ほど焼き、えのきだけ、しいたけ、トマトジュースを加え、弱火で5分ほど蒸し焼きにする。**A**を加えて混ぜ、味をととのえる。器に水菜と盛り合わせる。

## 副菜 コールスローサラダ
（→P199）…¼量

| エネルギー 33kcal | 炭水化物 2.6g | 塩分 0.3g |
|---|---|---|
| たんぱく質 0.5g | 食物繊維 1.1g | 脂質 2.0g |

## 副菜 小松菜の煮浸し
（→P194）…¼量

| エネルギー 21kcal | 炭水化物 1.0g | 塩分 0.5g |
|---|---|---|
| たんぱく質 1.7g | 食物繊維 1.0g | 脂質 0.1g |

## 主食 ごはん …150g

| エネルギー 234kcal | 炭水化物 51.9g | 塩分 0.0g |
|---|---|---|
| たんぱく質 3.0g | 食物繊維 2.3g | 脂質 0.3g |

| エネルギー **238**kcal | 炭水化物 **3.1**g | |
|---|---|---|
| | 塩分 **1.6**g | |
| たんぱく質 **17.2**g | 食物繊維 **5.9**g | 脂質 **10.5**g |

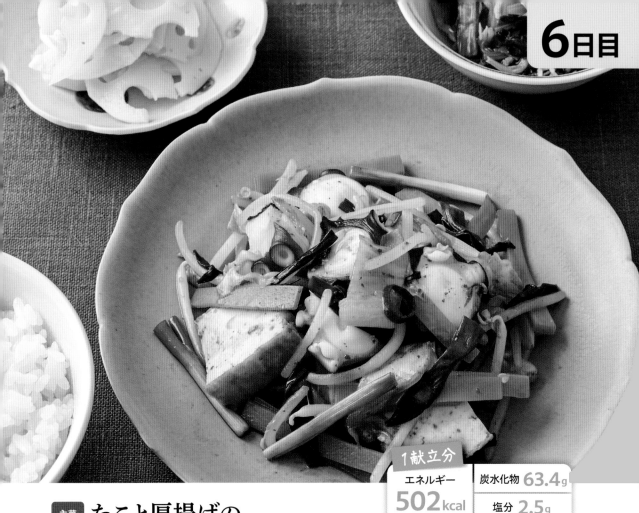

| 1献立分 | |
|---|---|
| エネルギー **502**kcal | 炭水化物 **63.4**g |
| | 塩分 **2.5**g |
| たんぱく質 **22.0**g | 食物繊維 **7.1**g | 脂質 **10.9**g |

**主菜** たこと厚揚げの
キムチ炒め

材料（1人分）
ゆでだこ…60g ／ 厚揚げ…60g
万能ねぎ…20g ／ にんじん…20g
もやし…40g ／ キムチ…30g
赤唐辛子…¼本 ／ しょうゆ、酢…各小さじ½
ごま油…小さじ1

作り方
**1** たこは薄めの乱切り、厚揚げは薄い正方形に、万能ねぎは3cm長さに切る。にんじんは短冊切り、赤唐辛子は輪切りにする。
**2** フライパンにごま油を熱し、にんじん、赤唐辛子、厚揚げ、もやしを入れて炒め、キムチ、万能ねぎ、たこ、酢、しょうゆを加えて炒め合わせる。

| エネルギー **206**kcal | 炭水化物 **2.5**g |
|---|---|
| | 塩分 **1.7**g |
| たんぱく質 **16.6**g | 食物繊維 **2.8**g | 脂質 **10.5**g |

**副菜** れんこんのあちゃら漬け
（→P213）…¼量

| エネルギー **41kcal** | 炭水化物 **8.0g** | 塩分 **0.3g** |
|---|---|---|
| たんぱく質 **0.7g** | 食物繊維 **1.0g** | 脂質 **0.0g** |

**副菜** 小松菜の煮浸し
（→P194）…¼量

| エネルギー **21kcal** | 炭水化物 **1.0g** | 塩分 **0.5g** |
|---|---|---|
| たんぱく質 **1.7g** | 食物繊維 **1.0g** | 脂質 **0.1g** |

**主食** ごはん …150g

| エネルギー **234kcal** | 炭水化物 **51.9g** | 塩分 **0.0g** |
|---|---|---|
| たんぱく質 **3.0g** | 食物繊維 **2.3g** | 脂質 **0.3g** |

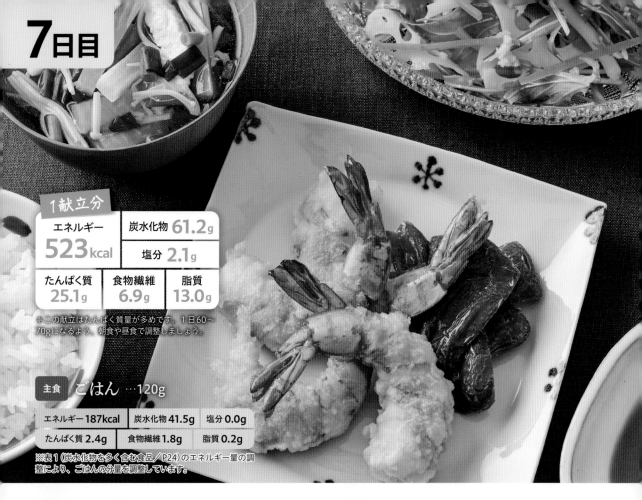

**1献立分**

| エネルギー | 炭水化物 **61.2**g |
|---|---|
| **523**kcal | 塩分 **2.1**g |

| たんぱく質 | 食物繊維 | 脂質 |
|---|---|---|
| **25.1**g | **6.9**g | **13.0**g |

※この献立はたんぱく質量が多めです。1日60〜70gになるよう、朝食や昼食で調整しましょう。

**主食 ごはん …120g**

| エネルギー 187kcal | 炭水化物 41.5g | 塩分 0.0g |
|---|---|---|
| たんぱく質 2.4g | 食物繊維 1.8g | 脂質 0.2g |

※表1(炭水化物を多く含む食品/P24)のエネルギー量の調整により、ごはんの分量を調整しています。

## 主菜 えび天ぷら

**材料（1人分）**

えび…4尾（80g） ／ てんぷら粉…大さじ1
水…大さじ1強 ／ ピーマン…1個（25g）
揚げ油…適量

A｜だし汁……大さじ1
　｜しょうゆ、みりん…各小さじ½

**作り方**

1 えびは殻をむいて背ワタを取り、尾の先を少し切る。片栗粉少々（分量外）をまぶし、水で洗い流して水けを拭き取り、腹側に数カ所切り目を入れて伸ばす。ピーマンは4等分に切る。

2 Aを耐熱容器に入れて混ぜ、ラップなしで電子レンジで10秒加熱する。

3 てんぷら粉と水を混ぜ合わせて衣を作り、えびにからめて170℃の揚げ油でカラリと揚げる。ピーマンは素揚げにする。2を添える。

| エネルギー | 炭水化物 **8.2**g |
|---|---|
| **222**kcal | 塩分 **0.7**g |

| たんぱく質 | 食物繊維 | 脂質 |
|---|---|---|
| **14.3**g | **0.8**g | **12.6**g |

## 副菜 彩りしょうが酢和え

**材料（1人分）**

**作りおき** れんこんのあちゃら漬け（→P213）…¼量
水菜（3cm長さ）…20g ／ にんじん（せん切り）…10g
しょうが（すりおろし）…小さじ¼
あちゃら漬けの漬け汁…小さじ1と½

**作り方** 全ての材料を混ぜ合わせる。

| エネルギー 57kcal | 炭水化物 10.1g | 塩分 0.3g |
|---|---|---|
| たんぱく質 1.1g | 食物繊維 1.9g | 脂質 0.0g |

## 汁もの ささみと野菜のすまし汁

**材料（1人分）**

A｜だし汁…⅔カップ／大根（せん切り）…40g
B｜鶏ささみ（一口大）…30g ／えのきだけ（3cm長さ）…20g
C｜塩…少々（0.5g）／しょうゆ…小さじ½
万能ねぎ（小口切り）…10g

**作り方** 鍋にAを煮立て、Bを加えて蓋をして弱火で5〜6分煮てCと万能ねぎを加える。

| エネルギー 57kcal | 炭水化物 1.4g | 塩分 1.1g |
|---|---|---|
| たんぱく質 7.3g | 食物繊維 2.4g | 脂質 0.2g |

# 糖尿病の作りおき夕ごはん 7週目

麻婆豆腐に肉餃子、今週は中華の人気メニューが登場します。野菜の作りおきと合わせてバランスよく

 **買い物リスト**

| 肉 | |
|---|---|
| 豚もも薄切り肉（赤身） | 385g |
| 豚赤身ひき肉 | 40g |
| 鶏むね肉（皮なし） | 320g |

| 魚介 | |
|---|---|
| あじ（三枚おろし） | 320g |
| 桜えび（乾燥） | 大さじ1と½ |

| 大豆・大豆製品 | |
|---|---|
| 絹豆腐 | ½丁(150g) |

| 乳製品 | |
|---|---|
| 牛乳 | 100㎖ |

| 海藻 | |
|---|---|
| とろろ昆布 | 2つまみ |
| カットわかめ（乾燥） | 小さじ1 |

| 野菜・果物 | |
|---|---|
| えのきだけ | 2袋(200g) |
| キャベツ | 40g |
| きゅうり | 1本 |
| 小松菜 | 60g |
| さやいんげん | ⅔パック(90g) |
| しいたけ | 3枚(60g) |
| 玉ねぎ | ½個(80g) |
| チンゲン菜 | 1と½株(130g) |
| 長ねぎ | 5cm |

| | |
|---|---|
| にら | ½束(50g) |
| にんじん | ½本(60g) |
| 白菜 | 3枚(300g) |
| パプリカ（黄色） | ½個(50g) |
| ブロッコリー | 大1株(200g) |
| ミニトマト | 4個 |
| もやし | 1と⅓袋(270g) |
| レモン | 1個 |

| その他 | |
|---|---|
| 餃子の皮（大判） | 5枚 |

## 今週の作りおき

### 下味冷凍

**鶏肉のレモンじょうゆ**（→P174）

**中華風ひき肉だね**（→P181）
※4週目に作った残りを使用

**豚肉の辛みそ**（→P176）

**さわらのレモンじょうゆ漬け**（→P180）
※5週目に作った残りを使用

### 野菜の作りおき

**もやしの桜えび和え**（→P212）

**白菜のクリーム煮**（→P209）

**なめたけ**（→P216）

**ブロッコリーのさっと煮**（→P211）

### おかずの素

**あじの南蛮漬け**（→P189）

### 作りおきPoint

5週目に作った下味冷凍のさわらのレモンじょうゆ漬けの残りをいそべ焼きにアレンジします。おかずの素のあじの南蛮漬けもカレー粉を加えるだけでガラッと違う味わいに。作りおきは、そのまま出して楽するときとアレンジして楽しむときのメリハリをつけるといいでしょう。

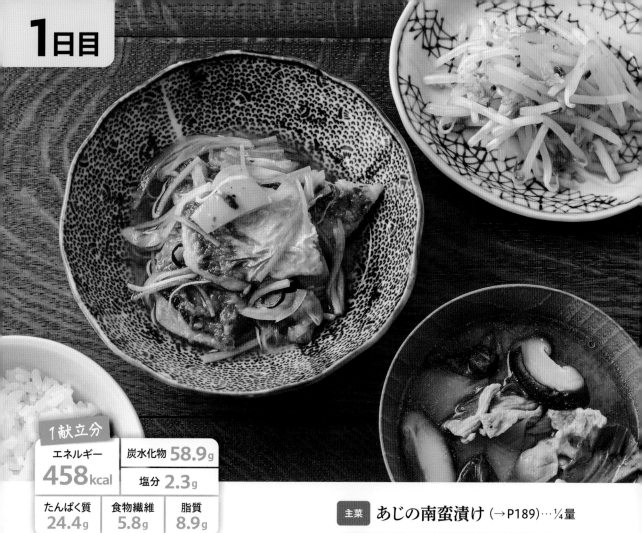

**1日目**

| 1献立分 | |
|---|---|
| エネルギー **458**kcal | 炭水化物 **58.9**g |
| | 塩分 **2.3**g |
| たんぱく質 **24.4**g | 食物繊維 **5.8**g | 脂質 **8.9**g |

## 汁もの 豚肉とチンゲン菜の みそ汁

材料（1人分）
豚もも薄切り肉（赤身／一口大に切る）…25g
チンゲン菜（2〜3㎝長さに切る）…50g
しいたけ（薄切り）…1枚（20g）
だし汁…⅔カップ
みそ…小さじ1

作り方
鍋にだし汁を煮立て、豚肉、チンゲン菜、しいたけを入れて煮る。みそを溶き入れてひと煮立ちさせる。

| エネルギー **58**kcal | 炭水化物 **1.1**g |
|---|---|
| | 塩分 **1.0**g |
| たんぱく質 **6.2**g | 食物繊維 **1.9**g | 脂質 **1.8**g |

**主菜** あじの南蛮漬け（→P189）…¼量

| エネルギー 154kcal | 炭水化物 5.1g | 塩分 0.9g |
|---|---|---|
| たんぱく質 14.1g | 食物繊維 0.8g | 脂質 6.8g |

**副菜** もやしの桜えび和え
（→P212）…¼量

| エネルギー 12kcal | 炭水化物 0.8g | 塩分 0.4g |
|---|---|---|
| たんぱく質 1.1g | 食物繊維 0.8g | 脂質 0.0g |

**主食** ごはん …150g

| エネルギー 234kcal | 炭水化物 51.9g | 塩分 0.0g |
|---|---|---|
| たんぱく質 3.0g | 食物繊維 2.3g | 脂質 0.3g |

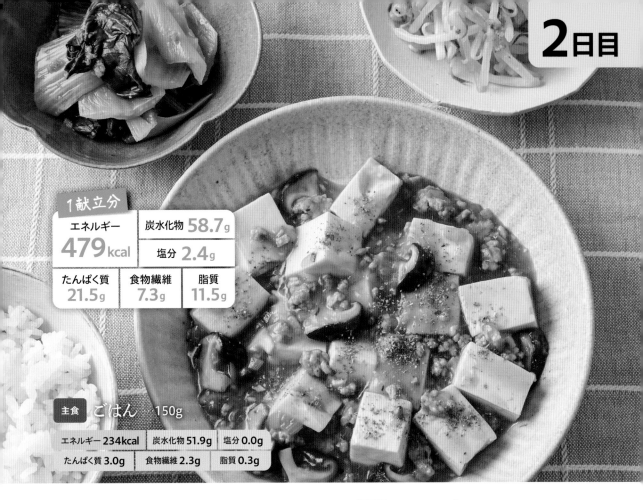

| 1献立分 | | |
|---|---|---|
| **エネルギー** **479**kcal | 炭水化物 **58.7**g | |
| | 塩分 **2.4**g | |
| たんぱく質 **21.5**g | 食物繊維 **7.3**g | 脂質 **11.5**g |

**主食** ごはん 150g

| エネルギー234kcal | 炭水化物51.9g | 塩分0.0g |
|---|---|---|
| たんぱく質3.0g | 食物繊維2.3g | 脂質0.3g |

## 主菜 麻婆豆腐

材料（1人分）
豚赤身ひき肉…40g ／ 絹豆腐（角切り）…150g
しいたけ（いちょう切り）…1枚（20g）
長ねぎ（みじん切り）…4cm
**A** にんにく（みじん切り）、しょうが（みじん切り）
…各¼かけ ／ 赤唐辛子（輪切り）…½本
**B** みそ…小さじ½ ／ 酒…小さじ2
しょうゆ…小さじ1 ／ 水…⅓カップ
水溶き片栗粉…片栗粉小さじ1＋水大さじ1
粉山椒…少々 ／ ごま油…小さじ1

作り方
フライパンにごま油を熱してひき肉を炒め、**A**と
しいたけを加え、香りが出たら**B**を加えて煮立て
る。豆腐と長ねぎを加え、弱火で2分煮る。水溶
き片栗粉を加え、ひと煮立ちさせ、粉山椒をふる。

| エネルギー **222**kcal | 炭水化物 **5.6**g | |
|---|---|---|
| | 塩分 **1.3**g | |
| たんぱく質 **16.6**g | 食物繊維 **3.2**g | 脂質 **11.1**g |

## 副菜 チンゲン菜の しょうが和え

材料（1人分）
チンゲン菜（2～3cm長さに切る）…80g
**A** しょうが（すりおろし）…小さじ¼
しょうゆ…小さじ⅔

作り方
チンゲン菜はラップに包んで電子レンジで1分
20秒加熱し、冷ます。水けを軽く絞り、**A**と和
える。

| エネルギー **11**kcal | 炭水化物 **0.4**g | |
|---|---|---|
| | 塩分 **0.7**g | |
| たんぱく質 **0.8**g | 食物繊維 **1.0**g | 脂質 **0.1**g |

## 副菜 もやしの桜えび和え
（→P212）…¼量

| エネルギー12kcal | 炭水化物0.8g | 塩分0.4g |
|---|---|---|
| たんぱく質1.1g | 食物繊維0.8g | 脂質0.0g |

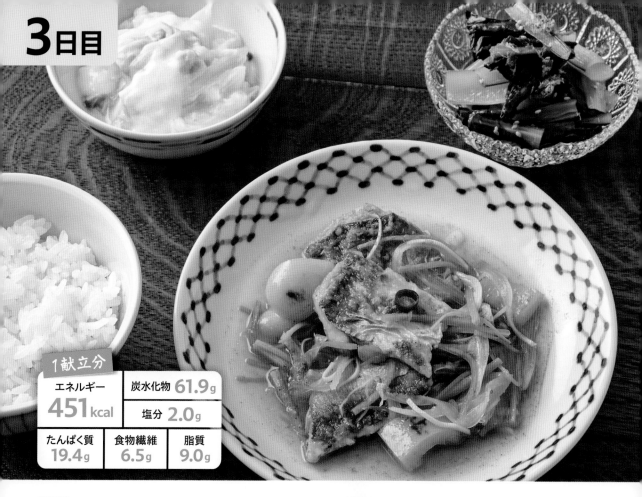

**1献立分**

| エネルギー | 炭水化物 | 61.9g |
|---|---|---|
| **451**kcal | 塩分 | **2.0**g |

| たんぱく質 | 食物繊維 | 脂質 |
|---|---|---|
| **19.4**g | **6.5**g | **9.0**g |

## 副菜 小松菜のナムル

材料（1人分）

小松菜…60g

**A** ┃ ごま油…小さじ⅕

┃ 塩……少々（0.5g）

┃ 砂糖…小さじ⅕

┃ とろろ昆布…2つまみ

いりごま…少々

作り方

小松菜はゆでて3cmに切り、**A**を混ぜ、ごまをふる。

| エネルギー | 炭水化物 | 0.8g |
|---|---|---|
| **26**kcal | 塩分 | **0.7**g |

| たんぱく質 | 食物繊維 | 脂質 |
|---|---|---|
| **1.0**g | **2.3**g | **1.0**g |

## 主菜 あじの南蛮漬け（→P189）…¼量

カレー粉小さじ⅛を混ぜ合わせる。

| エネルギー155kcal | 炭水化物 5.1g | 塩分 0.9g |
|---|---|---|
| たんぱく質 14.1g | 食物繊維 0.9g | 脂質 6.8g |

## 副菜 白菜のクリーム煮
（→P209）…¼量

| エネルギー 36kcal | 炭水化物 4.1g | 塩分 0.4g |
|---|---|---|
| たんぱく質 1.3g | 食物繊維 1.0g | 脂質 0.9g |

## 主食 ごはん …150g

| エネルギー 234kcal | 炭水化物 51.9g | 塩分 0.0g |
|---|---|---|
| たんぱく質 3.0g | 食物繊維 2.3g | 脂質 0.3g |

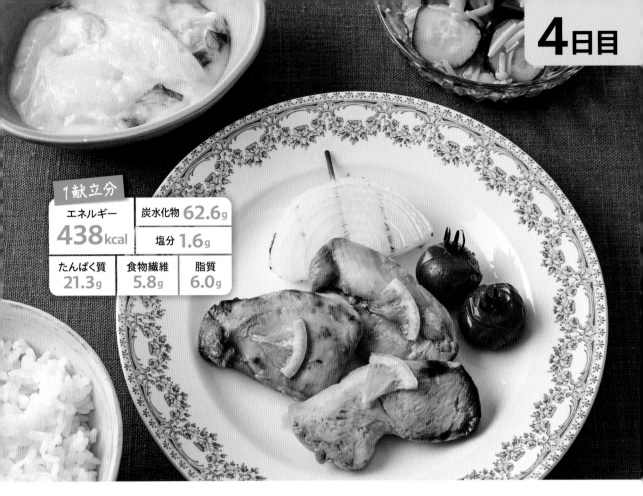

**1献立分**

| エネルギー | 炭水化物 62.6g |
|---|---|
| **438kcal** | 塩分 1.6g |

| たんぱく質 | 食物繊維 | 脂質 |
|---|---|---|
| **21.3g** | **5.8g** | **6.0g** |

---

主菜 **鶏肉のレモンじょうゆ 照り焼き**

材料（1人分）
下味冷凍 鶏肉のレモンじょうゆ（→P174）…¼量
玉ねぎ（薄いくし形切り／爪楊枝を刺す）…30g
ミニトマト…2個（30g）

作り方
鶏肉のレモンじょうゆは解凍し、玉ねぎ、トマトとともにオーブントースターで10分焼く（魚焼きグリルの場合は両面焼きで8〜9分）。

| エネルギー | 炭水化物 5.1g |
|---|---|
| **116kcal** | 塩分 1.0g |

| たんぱく質 | 食物繊維 | 脂質 |
|---|---|---|
| **16.2g** | **1.2g** | **1.3g** |

主食 **ごはん** …150g

| エネルギー 234kcal | 炭水化物 51.9g | 塩分 0.0g |
|---|---|---|
| たんぱく質 3.0g | 食物繊維 2.3g | 脂質 0.3g |

---

副菜 **なめたけときゅうりの わさびドレサラダ**

材料（1人分）
きゅうり（食べやすい大きさに切る）…½本（50g）
作りおき なめたけ（→P216）…大さじ1
**A** 酢…小さじ2 ／ オリーブ油…小さじ½
わさび…少々

作り方
きゅうり、なめたけ、**A**を混ぜ合わせる。

| エネルギー | 炭水化物 1.5g |
|---|---|
| **38kcal** | 塩分 0.2g |

| たんぱく質 | 食物繊維 | 脂質 |
|---|---|---|
| **0.8g** | **1.3g** | **2.0g** |

副菜 **白菜のクリーム煮**（→P209）…¼量

バター小さじ½を加えて溶かす。

| エネルギー 50kcal | 炭水化物 4.1g | 塩分 0.4g |
|---|---|---|
| たんぱく質 1.3g | 食物繊維 1.0g | 脂質 2.4g |

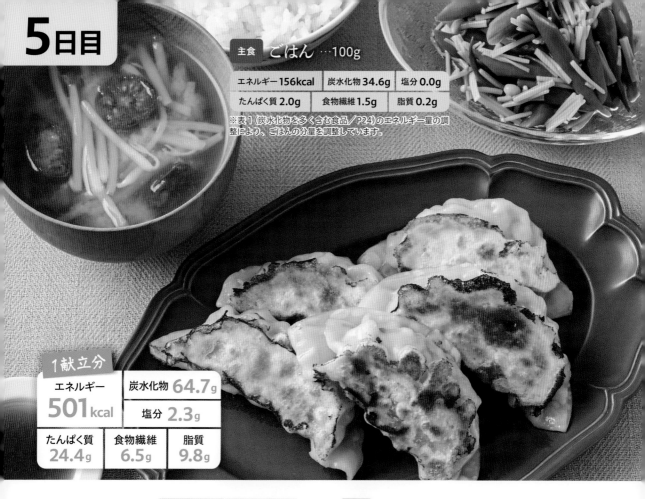

**主食** ごはん …100g

| エネルギー156kcal | 炭水化物34.6g | 塩分0.0g |
|---|---|---|
| たんぱく質2.0g | 食物繊維1.5g | 脂質0.2g |

※表1（炭水化物を多く含む食品／P24）のエネルギー量の調整により、ごはんの分量を調整しています。

## 1献立分

| エネルギー **501**kcal | 炭水化物 **64.7**g |
|---|---|
| | 塩分 **2.3**g |
| たんぱく質 **24.4**g | 食物繊維 **6.5**g | 脂質 **9.8**g |

---

**主菜** ## 肉餃子

| エネルギー **297**kcal | 炭水化物 **26.1**g |
|---|---|
| | 塩分 **1.3**g |
| たんぱく質 **19.8**g | 食物繊維 **2.0**g | 脂質 **9.1**g |

材料（1人分）

餃子の皮…大判5枚
**下味冷凍** 中華風ひき肉だね（→P181）…¼量
キャベツ（粗みじん切り）…20g
にら（5mm幅に切る）…20g
長ねぎ（みじん切り）…1cm ／ ごま油…小さじ½
A｜酢…小さじ1 ／ しょうゆ…小さじ½
　｜ラー油…数滴

作り方

1 中華風ひき肉だねは解凍する。キャベツはラップに包んで電子レンジで15秒加熱し、水けを絞る。

2 1とにら、長ねぎを混ぜ、5等分に分ける。餃子の皮にのせ、端に水をつけてとじる。

3 冷たいフライパンにごま油をしき、2を並べ、水½カップを入れて蓋をし、中火にかけ蒸し焼きにする。水がなくなったら蓋を取り、きつね色に焼く。器に盛り、Aを添える。

---

**汁もの** ## もやしとミニトマトのみそ汁

材料（1人分）

もやし…30g ／ だし汁…⅔カップ
ミニトマト（半分に切る）…2個（30g）
みそ……小さじ1

作り方

鍋にだし汁を煮立て、もやし、トマトを入れて煮立ったら、みそを溶き入れてひと煮立ちさせる。

| エネルギー **28**kcal | 炭水化物 **2.5**g |
|---|---|
| | 塩分 **0.9**g |
| たんぱく質 **1.6**g | 食物繊維 **1.2**g | 脂質 **0.4**g |

---

**副菜** ## さやいんげんのなめたけ和え

さやいんげん50gはゆでて斜め切りにし、
**作りおき** なめたけ（→P216）大さじ1と和える。

| エネルギー20kcal | 炭水化物1.5g | 塩分0.1g |
|---|---|---|
| たんぱく質1.0g | 食物繊維1.8g | 脂質0.1g |

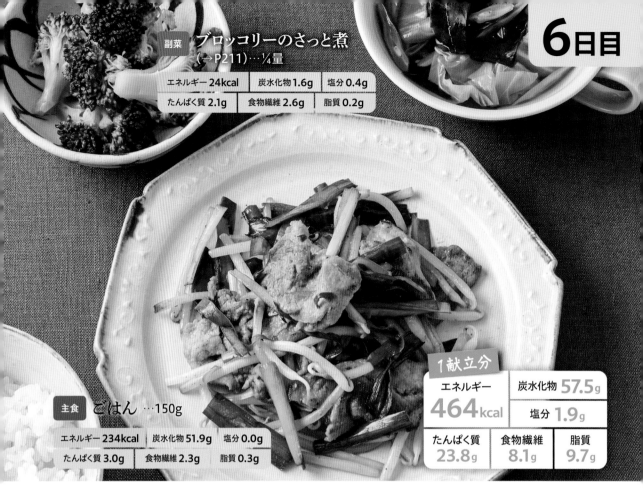

副菜 **ブロッコリーのさっと煮**
(→P211)…¼量

| エネルギー 24kcal | 炭水化物 1.6g | 塩分 0.4g |
| たんぱく質 2.1g | 食物繊維 2.6g | 脂質 0.2g |

主食 **ごはん** …150g

| エネルギー 234kcal | 炭水化物 51.9g | 塩分 0.0g |
| たんぱく質 3.0g | 食物繊維 2.3g | 脂質 0.3g |

**1献立分**

| エネルギー | 炭水化物 57.5g |
| **464kcal** | 塩分 1.9g |
| たんぱく質 23.8g | 食物繊維 8.1g | 脂質 9.7g |

---

主菜 **もやしとにら、豚肉の辛みそ炒め**

材料（1人分）

下味冷凍 → 豚肉の辛みそ(→P176)…¼量
もやし…40g
にら(3cm長さに切る)…30g
ごま油…小さじ1

作り方

1 豚肉の辛みそは解凍する。もやしはラップに包んで電子レンジで20秒加熱し、水けが出たらきっておく。
2 フライパンにごま油を熱し、豚肉を炒め、もやしとにらを加えて炒め合わせる。

| エネルギー | 炭水化物 2.6g |
| **186kcal** | 塩分 1.0g |
| たんぱく質 17.9g | 食物繊維 1.7g | 脂質 9.1g |

---

汁もの **キャベツといんげん、わかめのスープ**

材料（1人分）

キャベツ(短冊切り)…⅓枚(20g)
さやいんげん(斜め切り)…20g
カットわかめ(乾燥)…小さじ1
A 酒…小さじ1 ／ 水…⅔カップ
　鶏がらスープの素…小さじ⅕
B しょうゆ…小さじ½ ／ こしょう…少々

作り方

わかめは水で戻して水けを絞る。鍋にAを入れて煮立て、キャベツ、いんげんを加えて煮る。わかめとBを加え、ひと煮立ちさせる。

| エネルギー | 炭水化物 1.4g |
| **20kcal** | 塩分 0.5g |
| たんぱく質 0.8g | 食物繊維 1.5g | 脂質 0.1g |

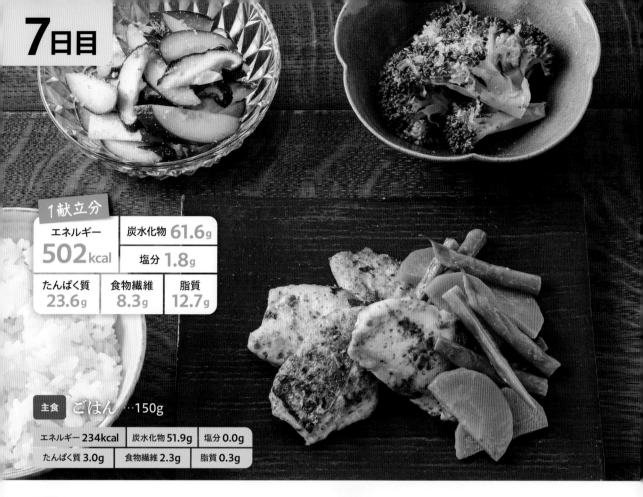

| 1献立分 | | |
|---|---|---|
| エネルギー **502**kcal | 炭水化物 **61.6**g | |
| | 塩分 **1.8**g | |
| たんぱく質 **23.6**g | 食物繊維 **8.3**g | 脂質 **12.7**g |

**主食** ごはん…150g

| エネルギー 234kcal | 炭水化物 51.9g | 塩分 0.0g |
|---|---|---|
| たんぱく質 3.0g | 食物繊維 2.3g | 脂質 0.3g |

## 主菜 さわらのいそべ焼き

材料（1人分）

下味冷凍 さわらのレモンじょうゆ漬け（→P180）…¼量
にんじん（半月切り）、さやいんげん（半分に切る）
　…各20g
**A** 小麦粉…小さじ2 ／ 青のり…小さじ½
サラダ油…小さじ1

作り方

1 さわらのレモンじょうゆ漬けは解凍して薄く
　4等分に切る。**A**と水大さじ1を混ぜて衣を作
　る。耐熱容器ににんじんとさやいんげん、水
　大さじ2を入れ、ラップをして電子レンジで1
　分30秒加熱し、水けをきる。
2 フライパンにサラダ油を熱し、さわらに衣をか
　らめて入れ、中火から弱火で焼いて火を通す。
　にんじん、いんげんもさっと焼く。

| エネルギー **221**kcal | 炭水化物 **6.2**g | |
|---|---|---|
| | 塩分 **0.9**g | |
| たんぱく質 **17.6**g | 食物繊維 **1.7**g | 脂質 **11.6**g |

## 副菜 きゅうりとしいたけの ごま酢和え

材料（1人分）

きゅうり…½本（50g） ／ しいたけ…1枚（20g）
**A** すりごま…小さじ½ ／ 酢…小さじ1と½
　塩…少々（0.5g） ／ 砂糖…小さじ¼

作り方

しいたけは焼いて薄切り、きゅうりは縦半分に
切って斜め切りにし、**A**と混ぜ合わせる。

| エネルギー **23**kcal | 炭水化物 **1.9**g | |
|---|---|---|
| | 塩分 **0.5**g | |
| たんぱく質 **0.9**g | 食物繊維 **1.7**g | 脂質 **0.6**g |

## 副菜 ブロッコリーのさっと煮
（→P211）…¼量＋削り節少々

| エネルギー 24kcal | 炭水化物 1.6g | 塩分 0.4g |
|---|---|---|
| たんぱく質 2.1g | 食物繊維 2.6g | 脂質 0.2g |

## 買い物リスト

### 肉

| 牛もも肉しゃぶしゃぶ用(赤身) | 80g |
|---|---|
| 豚もも薄切り肉(赤身) | 80g |
| 鶏むね肉(皮なし) | 320g |
| ウインナーソーセージ | 1本 |
| ロースハム | 1枚(10g) |

### 魚介

| まぐろ赤身(刺身用) | 80g |
|---|---|
| ちくわ | ½本 |
| ぶり | 70g×4切れ |

### 大豆・大豆製品

| 厚揚げ | 20g |
|---|---|
| おから | 100g |

### 乳製品

| 牛乳 | 小さじ1と½ |
|---|---|
| パルメザンチーズ | 小さじ½ |
| プレーンヨーグルト | 大さじ6 |

### 海藻

| 焼きのり | ⅙枚 |
|---|---|
| 刻みめかぶ | 40g |

### 野菜・果物

| アスパラガス | 10本(200g) |
|---|---|
| きゅうり | 1本(100g) |
| クレソン | 40g |
| しいたけ | 2枚(40g) |
| しめじ | ⅔パック(60g) |
| じゃがいも | ½個(70g) |
| セロリ | 3本(240g) |
| 大根 | ⅓本(300g) |
| 玉ねぎ | ¼個(50g) |
| チンゲン菜 | 1株(80g) |
| トマト | 1個(200g) |
| 長ねぎ | ½本(80g) |
| なめこ | 30g |
| にんじん | ¼本(40g) |
| 白菜 | 2枚(200g) |
| ピーマン | 3個(75g) |
| ほうれん草 | ½束(90g) |
| ルッコラ | 25g |
| レタス | 2枚 |
| レモン | ½個 |

## 今週の作りおき

### 下味冷凍

鶏むね肉の
トマトマリネ
(→P175)
※5週目に作った
残りを使用

たらのガーリック
オイル漬け
(→P178)
※6週目に作った
残りを使用

ぶりの照り焼き
(→P179)

タンドリー
チキン(→P174)

### 野菜の作りおき

大根のだし煮
(→P203)

セロリの
コンソメ煮
(→P202)

アスパラの
きんぴら
(→P201)

白菜の
しょうが漬け
(→P209)

きのこ入り
おから煮(→P216)

### 作りおきPoint

5週目に作った鶏むね肉のトマトマリネと6週目に作ったたらのガーリックオイル漬けの残りを使います。下味冷凍することで味がしっかり染み込みます。冷凍保存期間は3週間です。

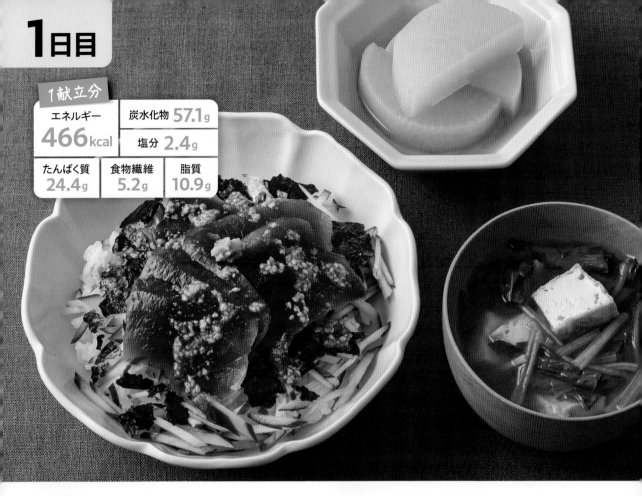

**1献立分**

| エネルギー | 炭水化物 57.1g |
|---|---|
| **466kcal** | 塩分 2.4g |

| たんぱく質 | 食物繊維 | 脂質 |
|---|---|---|
| 24.4g | 5.2g | 10.9g |

## 主食・主菜 ごまだれ鉄火丼

材料（1人分）

まぐろ赤身（刺身用／薄切り）…80g
きゅうり（せん切り）…30g
焼きのり…⅙枚
温かいごはん…150g

A｜しょうが（みじん切り）…薄切り2枚分
　　酢…小さじ2　／　砂糖…小さじ⅓

B｜すりごま…小さじ1
　　しょうゆ…小さじ1と½
　　ごま油…小さじ½

わさび…適宜

作り方

ごはんにAを混ぜ合わせ、冷まして器に盛る。きゅうり、焼きのり、まぐろをのせる。Bを混ぜてかける。好みでわさびを添える。

| エネルギー | 炭水化物 54.0g |
|---|---|
| **407kcal** | 塩分 1.4g |

| たんぱく質 | 食物繊維 | 脂質 |
|---|---|---|
| 20.8g | 3.1g | 8.7g |

## 汁もの ほうれん草と厚揚げのお吸い物

材料（1人分）

ほうれん草（3cm長さに切る）…30g
厚揚げ（薄切り）…20g
だし汁…⅔カップ
しょうゆ…小さじ⅓

作り方

鍋にだし汁を入れて煮立て、厚揚げ、ほうれん草を加えて煮る。しょうゆで味をととのえる。

| エネルギー | 炭水化物 0.3g |
|---|---|
| **38kcal** | 塩分 0.4g |

| たんぱく質 | 食物繊維 | 脂質 |
|---|---|---|
| 3.0g | 1.0g | 2.2g |

## 副菜 大根のだし煮 （→P203）…¼量

| エネルギー 21kcal | 炭水化物 2.8g | 塩分 0.6g |
|---|---|---|
| たんぱく質 0.6g | 食物繊維 1.1g | 脂質 0.0g |

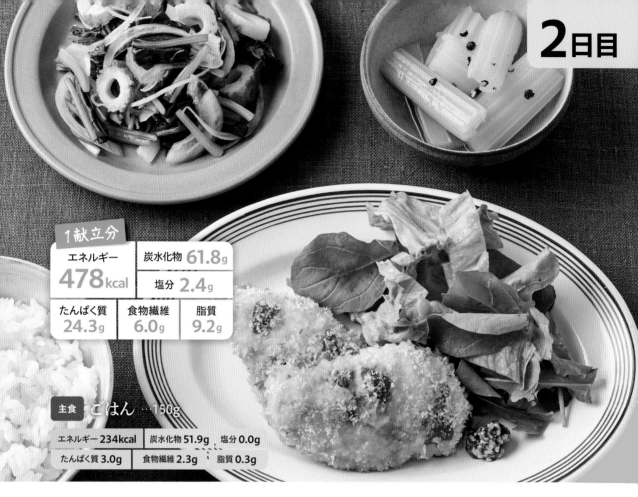

**1献立分**

| エネルギー | 炭水化物 61.8g |
|---|---|
| **478**kcal | 塩分 2.4g |

| たんぱく質 | 食物繊維 | 脂質 |
|---|---|---|
| 24.3g | 6.0g | 9.2g |

主食 **ごはん** …150g

| エネルギー234kcal | 炭水化物 51.9g | 塩分 0.0g |
|---|---|---|
| たんぱく質 3.0g | 食物繊維 2.3g | 脂質 0.3g |

## 主菜 鶏肉のパン粉焼き

材料（1人分）

下味冷凍 鶏むね肉のトマトマリネ(→P175)…¼量

A │ 小麦粉…小さじ1 ／ 牛乳…小さじ1と½

B │ パン粉（ドライ）…大さじ2
  │ パルメザンチーズ…小さじ½

オリーブ油…小さじ1 ／ レタス…½枚

ルッコラ…5g ／ 粒マスタード…少々

作り方

1 鶏むね肉のトマトマリネは解凍し、**A**を混ぜてからめ、**B**を混ぜてまぶす。オーブントースターの天板にくっつかないタイプのアルミホイルを敷いてのせ、オリーブ油をかけて15分焼く。

2 レタスとルッコラをちぎって混ぜ、**1**と盛り合わせ、粒マスタードを添える。

| エネルギー | 炭水化物 7.5g |
|---|---|
| **190**kcal | 塩分 1.0g |

| たんぱく質 | 食物繊維 | 脂質 |
|---|---|---|
| 17.3g | 0.8g | 8.3g |

## 副菜 ほうれん草と玉ねぎの ポン酢しょうゆ和え

材料（1人分）

ほうれん草…60g ／ 玉ねぎ…20g

ちくわ（小口切り）…½本（10g）

ポン酢しょうゆ…小さじ1と½

作り方

ほうれん草はゆでて3cmに切り、玉ねぎは薄切りにして水にさっとさらし、水けを拭き取り、ちくわ、ポン酢しょうゆと和える。

| エネルギー | 炭水化物 1.6g |
|---|---|
| **46**kcal | 塩分 0.9g |

| たんぱく質 | 食物繊維 | 脂質 |
|---|---|---|
| 3.7g | 2.0g | 0.5g |

## 副菜 セロリのコンソメ煮
（→P202）…¼量

| エネルギー 8kcal | 炭水化物 0.8g | 塩分 0.5g |
|---|---|---|
| たんぱく質 0.3g | 食物繊維 0.9g | 脂質 0.1g |

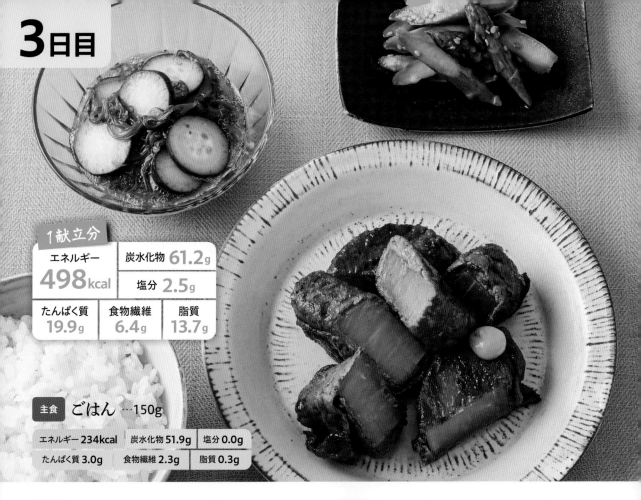

## 1献立分

| エネルギー | 炭水化物 | 61.2g |
|---|---|---|
| **498**kcal | 塩分 | 2.5g |

| たんぱく質 | 食物繊維 | 脂質 |
|---|---|---|
| 19.9g | 6.4g | 13.7g |

**主食** ごはん …150g

| エネルギー 234kcal | 炭水化物 51.9g | 塩分 0.0g |
|---|---|---|
| たんぱく質 3.0g | 食物繊維 2.3g | 脂質 0.3g |

## 主菜 大根の肉巻き焼き

材料（1人分）
牛もも肉しゃぶしゃぶ用（赤身）…80g
**作りおき** 大根のだし煮（→P203）…¼量
小麦粉…小さじ1
しょうゆ…小さじ1
練りからし…少々
オリーブ油…小さじ1

作り方
1 大根のだし煮は汁けをきり、牛肉で巻き、小麦
　粉をまぶす。
2 フライパンにオリーブ油を熱し、1を中火から
　弱火で焼いて火を通し、しょうゆを加えてか
　らめる。食べやすい大きさに切って器に盛り、
　からしを添える。

| エネルギー | 炭水化物 5.4g |
|---|---|
| **209**kcal | 塩分 1.6g |

| たんぱく質 | 食物繊維 | 脂質 |
|---|---|---|
| 14.9g | 1.2g | 11.4g |

## 副菜 きゅうりのめかぶ和え

材料（1人分）
きゅうり（小口切り）…½本（50g）
刻みめかぶ…40g
A｜ 酢…小さじ2
　｜ しょうゆ…小さじ½
　｜ 砂糖………小さじ⅓

作り方
きゅうり、めかぶ、Aを混ぜ合わせる。

| エネルギー | 炭水化物 2.0g |
|---|---|
| **21**kcal | 塩分 0.6g |

| たんぱく質 | 食物繊維 | 脂質 |
|---|---|---|
| 0.8g | 1.9g | 0.2g |

## 副菜 アスパラのきんぴら
（→P201）…¼量

| エネルギー 36kcal | 炭水化物 1.9g | 塩分 0.3g |
|---|---|---|
| たんぱく質 1.2g | 食物繊維 1.0g | 脂質 1.8g |

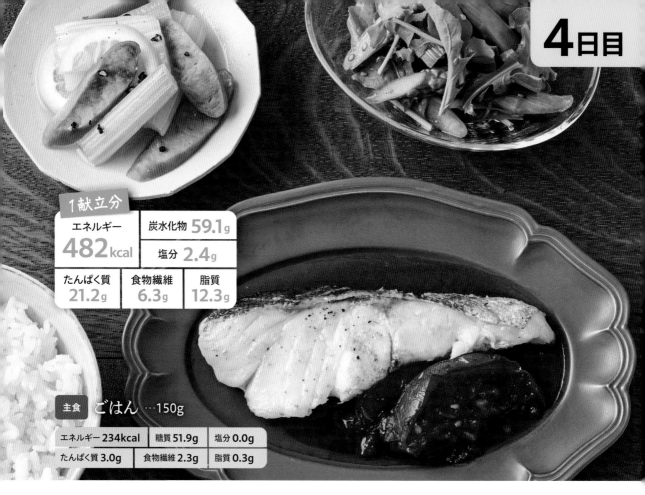

**1献立分**

| エネルギー | 炭水化物 59.1g |
|---|---|
| **482kcal** | 塩分 2.4g |

| たんぱく質 21.2g | 食物繊維 6.3g | 脂質 12.3g |
|---|---|---|

主食 **ごはん** …150g

| エネルギー 234kcal | 糖質 51.9g | 塩分 0.0g |
|---|---|---|
| たんぱく質 3.0g | 食物繊維 2.3g | 脂質 0.3g |

## 主菜 たらのガーリックソテー

**材料（1人分）**
下味冷凍 たらのガーリックオイル漬け（→P178）…¼量
トマト（半分に切る）…½個（80g）
ウスターソース…小さじ⅔
オリーブ油…小さじ½

**作り方**
たらのガーリックオイル漬けは解凍する。フライパンにオリーブ油を熱し、たらを入れて中火から弱火で両面を焼いて火を通し、器に取り出す。トマトを入れてさっと焼き、ウスターソースをからめ、たらと盛り合わせる。

| エネルギー | 炭水化物 3.5g |
|---|---|
| **130kcal** | 塩分 1.1g |

| たんぱく質 14.6g | 食物繊維 0.9g | 脂質 4.2g |
|---|---|---|

## 副菜 セロリとウインナーのレモン煮

**材料（1人分）**
作りおき セロリのコンソメ煮（→P202）…¼量
ウインナーソーセージ（斜め切り）…1本（20g）
レモン（半分に切る）…輪切り1枚分

**作り方**
材料を耐熱の器に入れ、ラップをして電子レンジで1分加熱する。

| エネルギー | 炭水化物 1.8g |
|---|---|
| **79kcal** | 塩分 1.0g |

| たんぱく質 2.4g | 食物繊維 1.6g | 脂質 6.0g |
|---|---|---|

## 副菜 アスパラのきんぴら（→P201）…¼量

ルッコラ20gを2cm長さに切り、混ぜ合わせる。

| エネルギー 39kcal | 炭水化物 1.9g | 塩分 0.3g |
|---|---|---|
| たんぱく質 1.2g | 食物繊維 1.5g | 脂質 1.8g |

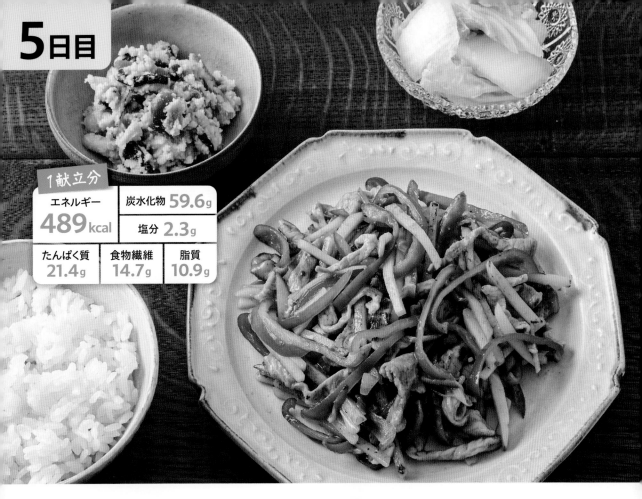

| 1献立分 | | |
|---|---|---|
| エネルギー **489kcal** | 炭水化物 **59.6g** | |
| | 塩分 **2.3g** | |
| たんぱく質 **21.4g** | 食物繊維 **14.7g** | 脂質 **10.9g** |

## 主菜 青椒肉絲

材料（1人分）

豚もも薄切り肉（赤身／細切り）…80g

A ┃ 酒…小さじ1
┃ こしょう…少々
┃ 片栗粉…小さじ½

じゃがいも（せん切り）…½個（70g）

ピーマン（せん切り）…2個（50g）

にんにく（せん切り）…薄切り2枚分

長ねぎ（せん切り）…3cm

B ┃ 酒…小さじ2
┃ しょうゆ…小さじ1
┃ オイスターソース…小さじ½

ごま油…小さじ1

作り方

1 じゃがいもは水にさっとさらして水けをきり、ピーマンと一緒に耐熱の器に広げ、ふんわりラップをして電子レンジで2分加熱する。

2 豚肉にAを混ぜる。フライパンにごま油を熱し、豚肉、にんにく、長ねぎをほぐしながら炒め、Bを加えて炒め、1を加えて炒め合わせる。

## 副菜 白菜のしょうが漬け （→P209）…¼量

| エネルギー7kcal | 炭水化物1.1g | 塩分0.3g |
|---|---|---|
| たんぱく質0.3g | 食物繊維0.7g | 脂質0.0g |

## 副菜 きのこ入りおから煮 （→P216）…¼量

| エネルギー59kcal | 炭水化物2.5g | 塩分0.7g |
|---|---|---|
| たんぱく質2.2g | 食物繊維4.3g | 脂質2.4g |

## 主食 ごはん …120g

| エネルギー187kcal | 炭水化物41.5g | 塩分0.0g |
|---|---|---|
| たんぱく質2.4g | 食物繊維1.8g | 脂質0.2g |

※表1（炭水化物を多く含む食品／P24）のエネルギー量の調整により、ごはんの分量を調整しています。

| エネルギー **236kcal** | 糖質 **14.5g** | |
|---|---|---|
| | 塩分 **1.3g** | |
| たんぱく質 **16.5g** | 食物繊維 **7.9g** | 脂質 **8.3g** |

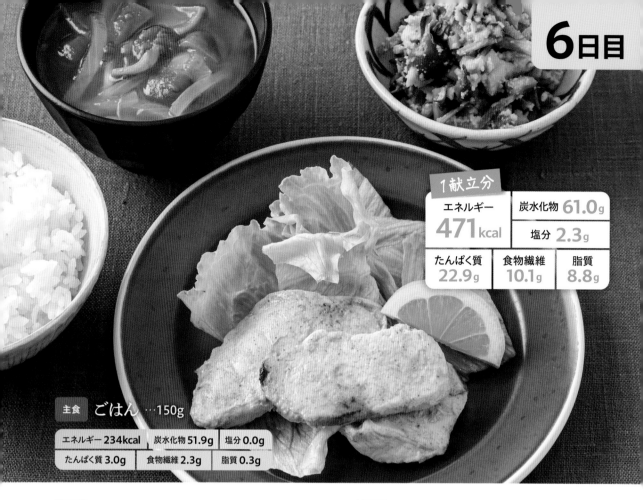

1献立分

| エネルギー | 炭水化物 | 61.0g |
|---|---|---|
| **471**kcal | 塩分 | **2.3**g |
| たんぱく質 **22.9**g | 食物繊維 **10.1**g | 脂質 **8.8**g |

主食 ごはん…150g

| エネルギー 234kcal | 炭水化物 51.9g | 塩分 0.0g |
|---|---|---|
| たんぱく質 3.0g | 食物繊維 2.3g | 脂質 0.3g |

---

## 汁もの ミネストローネ

材料（1人分）
ピーマン（角切り）…1個（25g）
トマト（角切り）…¼個（40g）
玉ねぎ（せん切り）…30g
にんにく（みじん切り）…薄切り1枚分
A｜コンソメ顆粒…小さじ⅕
　｜水…¾カップ
塩…少々（0.5g）
こしょう…少々
オリーブ油…小さじ1

作り方
鍋にオリーブ油を中火で熱し、にんにくとたまねぎを炒め、ピーマンとトマトを加えてさらに炒める。Aを加えて煮立ったら蓋をして弱火で5分ほど煮る。塩、こしょうで味をととのえる。

| エネルギー | 炭水化物 **4.0**g |
|---|---|
| **63**kcal | 塩分 **0.8**g |
| たんぱく質 **0.7**g | 食物繊維 **1.5**g | 脂質 **4.1**g |

## 主菜 タンドリーチキン

材料（1人分）
下味冷凍 タンドリーチキン（→P174）…¼量
レタス（ちぎる）…1枚（30g）
レモン（半月切り）…輪切り1枚分

作り方
タンドリーチキンは解凍し、オーブントースターで10分ほど焼き、レタス、レモンと盛り合わせる。

| エネルギー | 炭水化物 **2.4**g |
|---|---|
| **111**kcal | 塩分 **0.8**g |
| たんぱく質 **16.5**g | 食物繊維 **1.2**g | 脂質 **2.0**g |

## 副菜 きのこ入りおから煮
（→P216）…¼量

クレソン30gを2cm長さに切り、ラップに包んで電子レンジで20秒加熱し、混ぜ合わせる。

| エネルギー 63kcal | 炭水化物 2.7g | 塩分 0.7g |
|---|---|---|
| たんぱく質 2.7g | 食物繊維 5.1g | 脂質 2.4g |

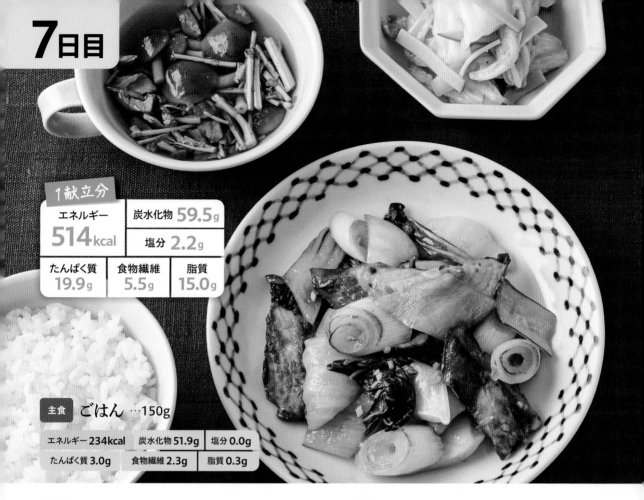

# 7日目

**1献立分**

| エネルギー | 炭水化物 59.5g |
|---|---|
| **514**kcal | 塩分 2.2g |
| たんぱく質 19.9g | 食物繊維 5.5g | 脂質 15.0g |

**主食** ごはん …150g

| エネルギー 234kcal | 炭水化物 51.9g | 塩分 0.0g |
|---|---|---|
| たんぱく質 3.0g | 食物繊維 2.3g | 脂質 0.3g |

## 主菜 ぶりとチンゲン菜の中華炒め

材料（1人分）

下味冷凍 ぶりの照り焼き（→P179）…¼量
片栗粉…小さじ1
チンゲン菜（2〜3cmの斜め切り）…80g
A｜長ねぎ（斜め切り）…¼本
　｜にんにく（みじん切り）…¼かけ
B｜オイスターソース…小さじ½
　｜こしょう…少々
ごま油…小さじ1

作り方

ぶりの照り焼きは解凍し、そぎ切りにして片栗粉をまぶす。フライパンにごま油を熱し、ぶりを焼いて火を通し、A、チンゲン菜の茎を加えて炒め、B、チンゲン菜の葉を加えて炒める。

| エネルギー | 炭水化物 5.7g |
|---|---|
| **243**kcal | 塩分 1.4g |
| たんぱく質 14.5g | 食物繊維 1.7g | 脂質 13.2g |

## 汁もの なめことクレソンのスワンラータン

材料（1人分）

なめこ…30g　／　クレソン（3cm長さに切る）…10g
A｜鶏がらスープの素…小さじ⅕　／　水…⅔カップ
B｜しょうゆ…小さじ⅓　／　こしょう…少々
酢…小さじ1

作り方

鍋にAを煮立て、なめこを加えて再び煮立ったら、Bとクレソンを入れて煮立て、酢を加える。

| エネルギー | 炭水化物 0.7g |
|---|---|
| **9**kcal | 塩分 0.3g |
| たんぱく質 0.5g | 食物繊維 0.8g | 脂質 0.1g |

## 副菜 白菜のしょうが漬け
（→P209）…¼量

ロースハム1枚（10g）を短冊切りにし、混ぜる。

| エネルギー 28kcal | 炭水化物 1.2g | 塩分 0.5g |
|---|---|---|
| たんぱく質 1.9g | 食物繊維 0.7g | 脂質 1.4g |

# かさましに利用できる食材を活用してみましょう

## 海藻、きのこ、こんにゃくなどをかさましに利用して満足感アップ！

適正エネルギー量の食事が物足りなく感じるときは、「かさまし」テクニックで乗り切りましょう。

海藻やきのこ、こんにゃくはビタミン・ミネラルグループ（表6）に分類されますが、ほとんどエネルギーがないことから、分量を気にせず使うことができます。これらを使ってかさましすることで、食べる量が少なくなって物足りなさを感じている人にとっても、見た目のボリューム感がアップする

ほか、実際によく噛むことにもつながり、満足感を得られやすくなるのです。これは、海藻やきのこ、こんにゃくなどに多く含まれる食物繊維のおかげ。食物繊維には、不溶性食物繊維、水溶性食物繊維がありますが、中でも不溶性食物繊維は、腸内環境を整え、小腸では糖質、コレステロールの吸収抑制作用効果が期待できるなど、さまざまな面で糖尿病の人の食事をサポートしてくれることでしょう。

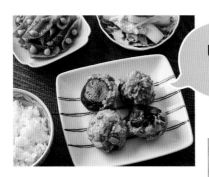

しいたけと肉だねで
ボリュームアップ！

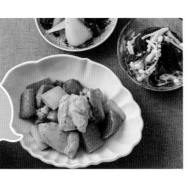

こんにゃくを入れるから
食べ応え満点！

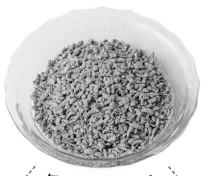

低たんぱくミート
（肉様食品）は
ひき肉同様に使える！

食物繊維たっぷり！

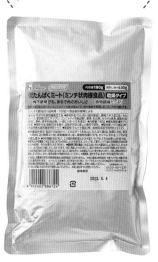

やさしくラクケア
低たんぱくミート
（ミンチ状肉様食品）
乾燥タイプ（ハウスギャバン）

https://www.housegaban.
com/carefood/tanpaku/

# 食物繊維がたっぷり摂取できる低たんぱくミート（肉様食品）を利用してボリュームアップ

最近では、植物性の食材を使ってお肉そっくりに仕上げた食品も数多く開発されています。例えば、「低たんぱくミート（肉様食品）」は、食物繊維とコンニャクイモ抽出物などを原材料に、ひき肉のような食感を再現しています。10gあたり18kcalで、食物繊維が4.6gも含まれています。この低たんぱくミート（肉様食品）には、少量のひき肉に混ぜ込んでハンバーグやミートボールをボリュームアップさせたり、ひき肉と一緒に炒めて肉そぼろにしたりなどの活用法があります。何よりも食物繊維を摂取できるのがうれしいですね。

糖尿病の食事では、ある程度、食事量の調整が必要になりますが、食事ではおいしさや満足感も大切です。ときにはこうした食材の助けも借りながら、無理のない食生活を継続させていきましょう。

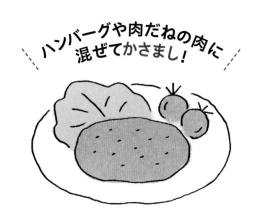

ハンバーグや肉だねの肉に
混ぜてかさまし！

※たんぱく質摂取量が、必要量に対して不足とならないように注意。

**買い物リスト**

## 肉

| | |
|---|---|
| 豚もも薄切り肉(赤身) | 440g |
| 鶏もも肉(皮なし) | 100g |

## 魚介

| | |
|---|---|
| いわし | 6尾(正味360g) |
| さわら | 90g×4切れ |
| あさり(殻つき) | 50g |
| かに風味かまぼこ | 1本(8g) |
| えび(殻を取って) | 100g |

## 卵・乳製品

| | |
|---|---|
| 卵 | 1個 |
| プレーンヨーグルト | 大さじ1と⅓ |
| パルメザンチーズ | 小さじ1 |

## 海藻

| | |
|---|---|
| 青のり | 小さじ1 |

## 野菜・果物

| | |
|---|---|
| 青じそ | 3枚 |
| アスパラガス | 10本(200g) |
| オクラ | 2パック(200g) |
| キウイ | ½個(30g) |
| キャベツ | 2枚(140g) |
| きゅうり | ½本(50g) |
| さやいんげん | 1パック(150g) |
| セロリ | 1本(60g) |
| 玉ねぎ | ⅔個(120g) |
| トマト | ¼個(40g) |
| トマト缶(カット) | 100g |
| 長いも | 60g |
| 長ねぎ | ½本(80g) |
| ピーマン | 2個(50g) |
| 水菜 | 2株(90g) |
| もやし | 1袋(200g) |
| ゆでたけのこ | 大1個(200g) |
| レタス | 2枚 |
| レモン(輪切り) | 3枚 |
| レモン汁 | 小さじ2 |

## その他

| | |
|---|---|
| 春雨 | 10g |
| こんにゃく | ½枚(130g) |
| 味つきザーサイ | 30g |
| スパゲッティ | 60g |
| 梅干し(塩分15%のもの) | 1個 |
| 無塩ローストアーモンド | 5g |

**今週の作りおき**

### 下味冷凍

さわらの
しょうがみそ漬け
(→P179)

豚肉の梅味
(→P176)

### おかずの素

いわしの
レモン酢煮
(→P188)

### 野菜の作りおき

オクラの
トマトカレー煮
(→P196)

こんにゃくと
いんげんの
ザーサイ炒め
(→P215)

アスパラの
焼き浸し
(→P201)

たけのこの
土佐煮
(→P204)

もやしの青のり炒め
(→P212)

### 作りおきPoint

作りおきのアレンジは薬味の野菜を刻んでのせたり、葉物野菜と混ぜてサラダ仕立てにしたり、ほかにもトッピングで栄養素をプラスしたりと楽しみながら工夫してみましょう。

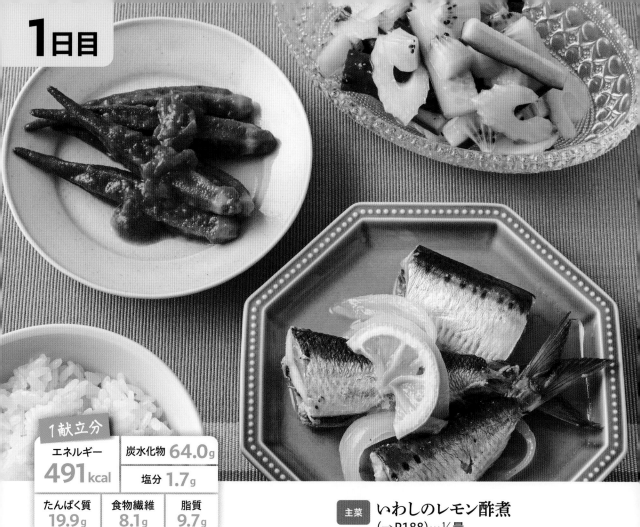

| 1献立分 | |
|---|---|
| **エネルギー** **491**kcal | 炭水化物 **64.0**g |
| | 塩分 **1.7**g |
| たんぱく質 **19.9**g | 食物繊維 **8.1**g | 脂質 **9.7**g |

## 副菜 きゅうりとキウイのサラダ

材料（1人分）
きゅうり（拍子木切り）…½本（50g）
セロリ（斜め切り）…30g
キウイ（小さく切る）…30g
A｜酢…小さじ1
　　オリーブ油、はちみつ…各小さじ½
　　塩…少々（0.5g）
　　こしょう…少々

作り方
きゅうり、セロリ、キウイとAを混ぜ合わせる。

| エネルギー **57**kcal | 炭水化物 **6.9**g |
|---|---|
| | 塩分 **0.5**g |
| たんぱく質 **0.7**g | 食物繊維 **1.8**g | 脂質 **2.1**g |

## 主菜 いわしのレモン酢煮
（→P188）…¼量

| エネルギー173kcal | 炭水化物 3.3g | 塩分 0.8g |
|---|---|---|
| たんぱく質 15.0g | 食物繊維 1.0g | 脂質 6.6g |

## 副菜 オクラのトマトカレー煮
（→P196）…¼量

| エネルギー 27kcal | 炭水化物 1.9g | 塩分 0.4g |
|---|---|---|
| たんぱく質 1.2g | 食物繊維 3.0g | 脂質 0.7g |

## 主食 ごはん …150g

| エネルギー 234kcal | 炭水化物 51.9g | 塩分 0.0g |
|---|---|---|
| たんぱく質 3.0g | 食物繊維 2.3g | 脂質 0.3g |

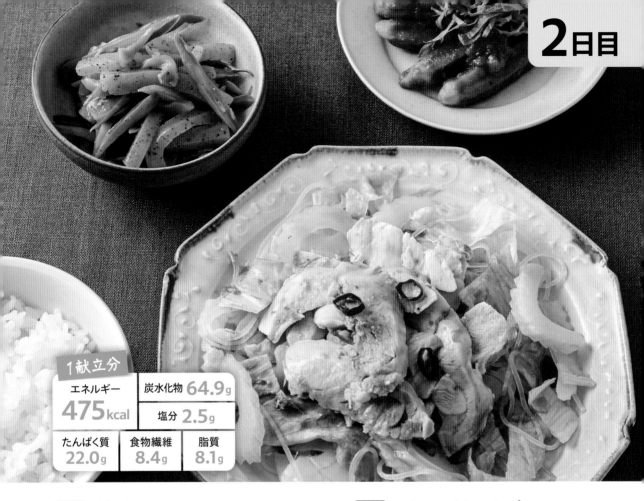

| 1献立分 | | |
|---|---|---|
| エネルギー **475**kcal | 炭水化物 **64.9**g | |
| | 塩分 **2.5**g | |
| たんぱく質 **22.0**g | 食物繊維 **8.4**g | 脂質 **8.1**g |

## 主菜 鶏肉のよだれソース

材料（1人分）

鶏もも肉（皮なし）…100g ／ 酒…小さじ1
レタス（1㎝幅に切る）…1枚（30g）
セロリ（斜め薄切り）…30g ／ 春雨…10g

A　しょうゆ…小さじ1と½ ／ 酢…小さじ1
　　砂糖…小さじ⅓ ／ ラー油…小さじ⅕
　　しょうが（すりおろし）、粉山椒…各少々
　　赤唐辛子（輪切り）…¼本

作り方

1 鶏肉は酒をふり、ふんわりラップをして電子レンジで1分50秒加熱する。粗熱を取り、食べやすい大きさに切る。

2 春雨は熱湯で戻して食べやすい長さに切り、レタス、セロリと混ぜて器に敷く。1をのせ、Aを混ぜ合わせてかける。

| エネルギー **179**kcal | 炭水化物 **10.0**g | |
|---|---|---|
| | 塩分 **1.5**g | |
| たんぱく質 **17.1**g | 食物繊維 **1.0**g | 脂質 **4.9**g |

## 副菜 こんにゃくといんげんの ザーサイ炒め

（→P215）…¼量

| エネルギー 35kcal | 炭水化物 1.1g | 塩分 0.6g |
|---|---|---|
| たんぱく質 0.7g | 食物繊維 2.0g | 脂質 2.2g |

## 副菜 オクラのトマトカレー煮

（→P196）…¼量

せん切りにした青じそ1枚をのせる。

| エネルギー 27kcal | 炭水化物 1.9g | 塩分 0.4g |
|---|---|---|
| たんぱく質 1.2g | 食物繊維 3.1g | 脂質 0.7g |

## 主食 ごはん …150g

| エネルギー 234kcal | 炭水化物 51.9g | 塩分 0.0g |
|---|---|---|
| たんぱく質 3.0g | 食物繊維 2.3g | 脂質 0.3g |

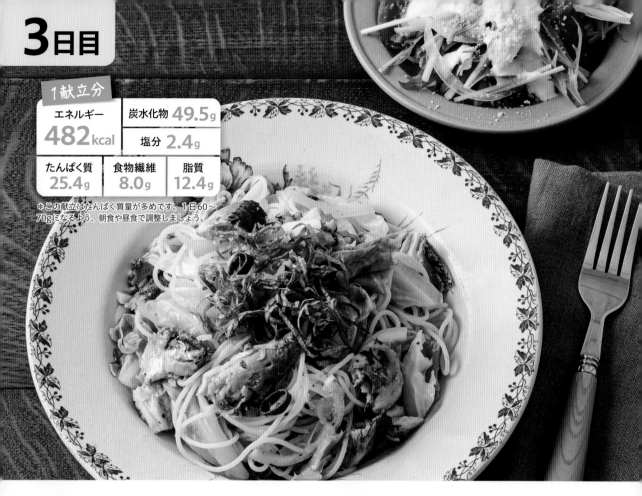

## 3日目

| エネルギー | 炭水化物 49.5g |
|---|---|
| **482kcal** | 塩分 2.4g |

| たんぱく質 | 食物繊維 | 脂質 |
|---|---|---|
| 25.4g | 8.0g | 12.4g |

※この献立はたんぱく質量が多めです。1日60〜70gになるよう、朝食や昼食で調整しましょう。

### 主食・主菜 いわしのレモン酢煮スパゲッティ

**材料（1人分）**

作りおき いわしのレモン酢煮（→P188）…¼量
キャベツ（大きめの短冊切り）…大1枚（80g）
スパゲッティ（細めのもの）…60g

A | にんにく（粗みじん切り）…½かけ
　 | 赤唐辛子（輪切り）…½本
　 | オリーブ油…小さじ1

B | レモン汁…小さじ2
　 | 塩…小さじ⅕ ／ こしょう…少々

青じそ（せん切り）…3枚

**作り方**

1 スパゲッティは袋の表示通りにゆで、ゆで上がり1分前にキャベツを入れて一緒にゆで、ザルに上げる。

2 フライパンにAを入れて中火にかけ、香りが出たらいわしのレモン酢煮を加えてほぐしながら炒める。1を加えて炒め、Bを加えて味をととのえる。器に盛って青じそをのせる。

| エネルギー | 炭水化物 46.5g |
|---|---|
| **443kcal** | 塩分 1.8g |

| たんぱく質 | 食物繊維 | 脂質 |
|---|---|---|
| 23.2g | 6.1g | 11.6g |

### 副菜 水菜と玉ねぎ、トマトのシーザーサラダ

**材料（1人分）**

玉ねぎ（薄切り）…20g ／ トマト（乱切り）…40g
水菜（3cm長さに切る）…40g

A | プレーンヨーグルト…大さじ1と⅓
　 | パルメザンチーズ…小さじ1
　 | 塩…少々（0.5g）
　 | にんにく（すりおろし）、こしょう…各少々

**作り方** 玉ねぎは水にさらして水けをしっかり拭き取り、トマト、水菜と盛り合わせ、Aを混ぜてかける。

| エネルギー | 炭水化物 3.0g |
|---|---|
| **39kcal** | 塩分 0.6g |

| たんぱく質 | 食物繊維 | 脂質 |
|---|---|---|
| 2.2g | 1.9g | 0.8g |

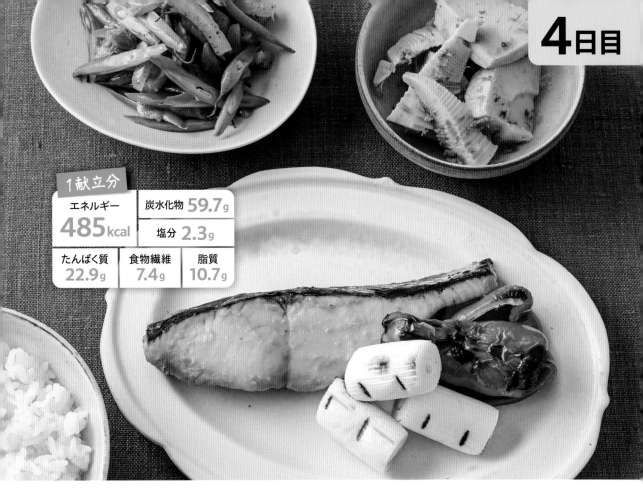

**1献立分**

| エネルギー | 炭水化物 | 59.7g |
|---|---|---|
| **485**kcal | 塩分 | **2.3**g |
| たんぱく質 | 食物繊維 | 脂質 |
| **22.9**g | **7.4**g | **10.7**g |

主菜 **さわらのしょうがみそ漬け焼き**

材料（1人分）
下味冷凍 さわらのしょうがみそ漬け（→P179）…¼量
ピーマン…1個（25g）
長ねぎ（3cm長さに切る）…⅓本

作り方
さわらのしょうがみそ漬けは解凍し、長ねぎ、丸のままのピーマンとともに魚焼きグリルで焼く。ピーマンは半分に切ってヘタと種を取る。

| エネルギー | 炭水化物 | 4.7g |
|---|---|---|
| **194**kcal | 塩分 | **1.3**g |
| たんぱく質 | 食物繊維 | 脂質 |
| **17.7**g | **1.9**g | **8.1**g |

副菜 **たけのこの土佐煮**
（→P204）…¼量

| エネルギー 22kcal | 炭水化物 2.0g | 塩分 0.5g |
|---|---|---|
| たんぱく質 1.5g | 食物繊維 1.2g | 脂質 0.1g |

副菜 **こんにゃくといんげんのザーサイ炒め**
（→P215）…¼量

| エネルギー 35kcal | 炭水化物 1.1g | 塩分 0.5g |
|---|---|---|
| たんぱく質 0.7g | 食物繊維 2.0g | 脂質 2.2g |

主食 **ごはん** …150g

| エネルギー 234kcal | 炭水化物 51.9g | 塩分 0.0g |
|---|---|---|
| たんぱく質 3.0g | 食物繊維 2.3g | 脂質 0.3g |

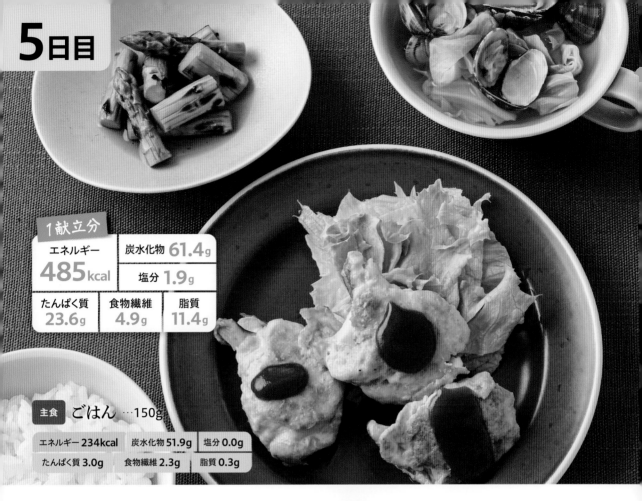

### 1献立分

| エネルギー | 炭水化物 **61.4**g |
|---|---|
| **485**kcal | 塩分 **1.9**g |

| たんぱく質 | 食物繊維 | 脂質 |
|---|---|---|
| **23.6**g | **4.9**g | **11.4**g |

**主食** ごはん …150g

| エネルギー **234**kcal | 炭水化物 **51.9**g | 塩分 **0.0**g |
|---|---|---|
| たんぱく質 **3.0**g | 食物繊維 **2.3**g | 脂質 **0.3**g |

## 主菜 豚肉のピカタ

材料（1人分）
豚もも薄切り肉（赤身）…80g
塩…少々（0.5g） ／ こしょう…少々
小麦粉…小さじ1
溶き卵…½個分
レタス（ちぎる）…1枚（30g）
トマトケチャップ…小さじ2
オリーブ油…小さじ1

作り方
1 豚肉は塩、こしょうをし、1枚を三つ折りにして小麦粉をまぶす。
2 フライパンにオリーブ油をしき、1を卵にからめて入れて火にかけ、中火から弱火で両面を焼いて火を通す。卵が残ったらからめながら焼く。器に盛り、レタスとケチャップを添える。

| エネルギー | 炭水化物 **5.9**g |
|---|---|
| **213**kcal | 塩分 **1.1**g |

| たんぱく質 | 食物繊維 | 脂質 |
|---|---|---|
| **18.1**g | **0.6**g | **10.9**g |

## 汁もの あさりとキャベツのスープ

材料（1人分）
あさり（殻つき／よく洗う）…50g
キャベツ（大きめの正方形に切る）…1枚（60g）
**A** 酒…小さじ1 ／ コンソメ顆粒…小さじ⅛
　　水…⅔カップ
こしょう…少々

作り方
鍋にA、あさり、キャベツを入れて煮てこしょうで味をととのえる。

| エネルギー | 炭水化物 **2.4**g |
|---|---|
| **25**kcal | 塩分 **0.6**g |

| たんぱく質 | 食物繊維 | 脂質 |
|---|---|---|
| **1.5**g | **1.1**g | **0.1**g |

## 副菜 アスパラの焼き浸し（→P201）…¼量

| エネルギー **13**kcal | 炭水化物 **1.2**g | 塩分 **0.2**g |
|---|---|---|
| たんぱく質 **1.0**g | 食物繊維 **0.9**g | 脂質 **0.1**g |

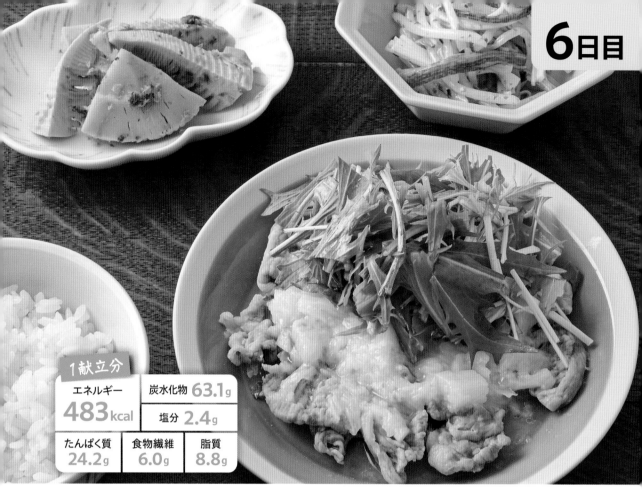

1献立分

| エネルギー | 炭水化物 63.1g |
|---|---|
| **483kcal** | 塩分 2.4g |
| たんぱく質 24.2g | 食物繊維 6.0g | 脂質 8.8g |

## 主菜 梅豚のとろろ蒸し

材料（1人分）

下味冷凍 豚肉の梅味（→P176）…¼量

長いも…60g

水菜（3cm長さに切る）…30g

A | ごま油…小さじ½
  | 酢・しょうゆ…各小さじ⅕

作り方

豚肉の梅味は解凍して耐熱の器に広げる。長いもはざく切りにして袋に入れ、細かくたたいて豚肉にかける。ふんわりラップをして電子レンジで2分30秒加熱して火を通す。水菜を添え、Aを混ぜて水菜にかける。

| エネルギー | 炭水化物 8.4g |
|---|---|
| **193kcal** | 塩分 1.3g |
| たんぱく質 17.8g | 食物繊維 1.6g | 脂質 6.9g |

## 副菜 たけのこの土佐煮
（→P204）…¼量

| エネルギー 22kcal | 炭水化物 2.0g | 塩分 0.5g |
|---|---|---|
| たんぱく質 1.5g | 食物繊維 1.2g | 脂質 0.1g |

## 副菜 もやしの青のり炒め
（→P212）…¼量

かに風味かまぼこ1本（8g）をさいて混ぜる。

| エネルギー 34kcal | 炭水化物 0.8g | 塩分 0.6g |
|---|---|---|
| たんぱく質 1.9g | 食物繊維 0.9g | 脂質 1.5g |

## 主食 ごはん …150g

| エネルギー 234kcal | 炭水化物 51.9g | 塩分 0.0g |
|---|---|---|
| たんぱく質 3.0g | 食物繊維 2.3g | 脂質 0.3g |

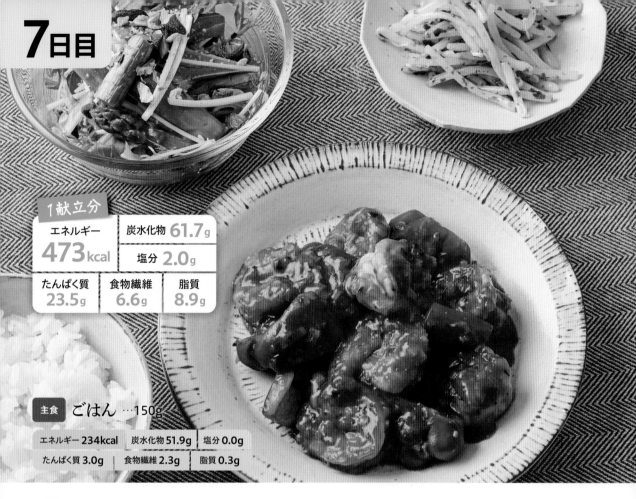

## 1献立分

| エネルギー | 炭水化物 61.7g |
|---|---|
| **473**kcal | 塩分 2.0g |

| たんぱく質 | 食物繊維 | 脂質 |
|---|---|---|
| 23.5g | 6.6g | 8.9g |

**主食** ごはん …150g

| エネルギー 234kcal | 炭水化物 51.9g | 塩分 0.0g |
|---|---|---|
| たんぱく質 3.0g | 食物繊維 2.3g | 脂質 0.3g |

## 主菜 えびとピーマンのチリソース炒め

材料（1人分）

えび…（殻を取って）100g

**A** 酒…小さじ1 ／ こしょう…少々
　 片栗粉…小さじ1

ピーマン（乱切り）…1個（25g）

**B** にんにく（みじん切り）…¼かけ
　 しょうが（みじん切り）…¼かけ
　 長ねぎ（みじん切り）…3㎝
　 赤唐辛子（みじん切り）…½本

**C** トマトケチャップ…大さじ1
　 酢…大さじ½ ／ 砂糖…小さじ½
　 しょうゆ…小さじ1 ／ 水…大さじ2

ごま油…小さじ1

作り方

**1** えびは背中に切り目を入れて背ワタを取り、片栗粉少々（分量外）を混ぜ、洗い流して水けを拭き取り、**A**を混ぜる。

**2** フライパンにごま油を熱し、**B**と**1**を炒め、ピーマンを加えてさらに炒め、**C**を混ぜて加え、炒め合わせる。

| エネルギー | 炭水化物 **7.5**g |
|---|---|
| **166**kcal | 塩分 **1.4**g |

| たんぱく質 | 食物繊維 | 脂質 |
|---|---|---|
| 17.4g | 1.3g | 4.3g |

## 副菜 もやしの青のり炒め
（→P212）…¼量

| エネルギー 25kcal | 炭水化物 0.8g | 塩分 0.4g |
|---|---|---|
| たんぱく質 0.8g | 食物繊維 0.9g | 脂質 1.5g |

## 副菜 アスパラの焼き浸し（→P201）…¼量

3㎝に切った水菜20gを混ぜ合わせ、砕いた無塩ローストアーモンド5gを散らす。

| エネルギー 48kcal | 炭水化物 1.5g | 塩分 0.2g |
|---|---|---|
| たんぱく質 2.3g | 食物繊維 2.1g | 脂質 2.8g |

買い物リスト

| 肉 | |
|---|---|
| 牛もも薄切り肉(赤身) | 80g |
| 豚ヒレ肉 | 80g |
| 鶏もも肉(皮なし) | 350g |

| 魚介 | |
|---|---|
| 鯛(切り身) | 90g |
| かじきまぐろ | 90g×4切れ |

| 大豆・大豆製品 | |
|---|---|
| 油揚げ | ½枚 |
| 木綿豆腐 | ⅓丁(100g) |
| 豆乳 | 50㎖ |

| 卵・乳製品 | |
|---|---|
| 卵 | 1個 |
| 温泉卵 | 1個 |

| | |
|---|---|
| プレーンヨーグルト | 大さじ3 |
| 牛乳 | 小さじ2 |
| プロセスチーズ | 10g |

| 海藻 | |
|---|---|
| ひじき | 大さじ2 |

| 野菜・果物 | |
|---|---|
| えのきだけ | ½パック(50g) |
| かいわれ菜 | 20g |
| かぼちゃ | ½個(120g) |
| キャベツ | 3枚(180g) |
| きゅうり | 2本(200g) |
| しめじ | 1パック(100g) |
| じゃがいも | 2個 |
| 春菊 | ¼束(50g) |

| | |
|---|---|
| スナップえんどう | 9本(90g) |
| 玉ねぎ | ½個(100g) |
| トマト缶(カット) | 200g |
| 長ねぎ | 1本(160g) |
| にら | 2束(200g) |
| にんじん | 1と¼本(170g) |
| パプリカ | 40g |
| ピーマン | 1個(25g) |
| ほうれん草 | 1束(90g) |
| まいたけ | 大1パック(150g) |
| 三つ葉 | ⅔袋(40g) |
| みょうが | 1と½個 |
| もやし | ¼袋(50g) |
| レモン汁 | 小さじ2 |

## 今週の作りおき

### 下味冷凍

かじきの
韓国風漬け
(→P180)

### おかずの素

スープカレー
(→P185)

### 野菜の作りおき

にらと
にんじんの
お浸し
(→P207)

きゅうりの
ヨーグルト漬け
(→P200)

焼ききのこの
南蛮漬け
(→P216)

ひじきと
パプリカの
ナムル
(→P217)

**作りおきPoint**

スープカレーはじゃがいもを取り出せば冷凍することもできます。多めに作って冷凍し、食べるときに青みの野菜をプラスしても◎。焼ききのこの南蛮漬けも冷凍できます。

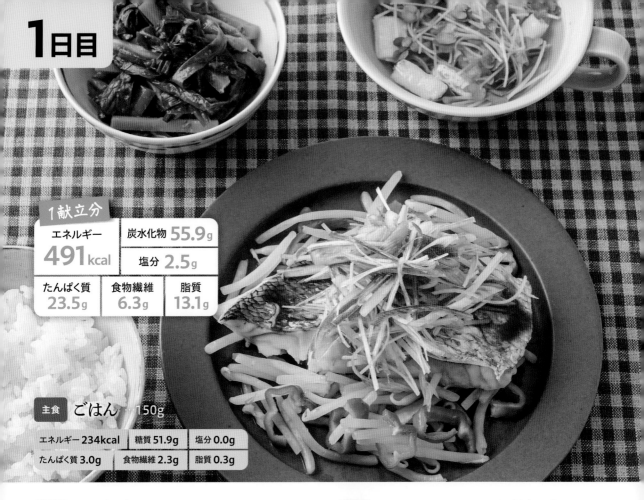

**1献立分**

| エネルギー | 炭水化物 **55.9g** |
|---|---|
| **491**kcal | 塩分 **2.5g** |

| たんぱく質 | 食物繊維 | 脂質 |
|---|---|---|
| **23.5g** | **6.3g** | **13.1g** |

**主食** ごはん　150g

| エネルギー234kcal | 糖質 51.9g | 塩分 0.0g |
|---|---|---|
| たんぱく質 3.0g | 食物繊維 2.3g | 脂質 0.3g |

---

**主菜** 白身魚の
中華レンジ蒸し

材料（1人分）
鯛（切り身）…90g　／　塩…少々（0.5g）
こしょう…少々　／　もやし…50g
ピーマン（輪切り）…1個（25g）
A｜みょうが（せん切り）…½個
　｜しょうが（せん切り）…薄切り1枚分
　｜長ねぎ（芯を取って、せん切り）…3㎝分
酒…小さじ1と½　／　ごま油…小さじ1
しょうゆ…小さじ1

作り方
鯛は塩、こしょうをふる。耐熱の器にもやしとピーマンを広げて鯛をのせ、酒をふりかける。ふんわりラップをして電子レンジで3分加熱する。Aをのせ、ごま油としょうゆをかける。

| エネルギー | 糖質 **2.4**g |
|---|---|
| **214**kcal | 塩分 **1.5**g |

| たんぱく質 | 食物繊維 | 脂質 |
|---|---|---|
| **17.8**g | **2.0**g | **11.0**g |

---

**汁もの** かいわれと油揚げの
スープ

材料（1人分）
かいわれ菜…20g
油揚げ（2㎝四方に切る）…⅙枚
A｜鶏がらスープの素…小さじ⅕
　｜水…⅔カップ
塩…少々（0.5g）　／　こしょう…少々

作り方
鍋にA、かいわれ菜、油揚げを入れて煮る。塩、こしょうで味をととのえる。

| エネルギー | 糖質 **0.1**g |
|---|---|
| **24**kcal | 塩分 **0.5**g |

| たんぱく質 | 食物繊維 | 脂質 |
|---|---|---|
| **1.5**g | **0.4**g | **1.6**g |

**副菜** にらとにんじんのお浸し
（→P207）…¼量

| エネルギー19kcal | 糖質 1.5g | 塩分 0.5g |
|---|---|---|
| たんぱく質1.2g | 食物繊維 1.6g | 脂質 0.2g |

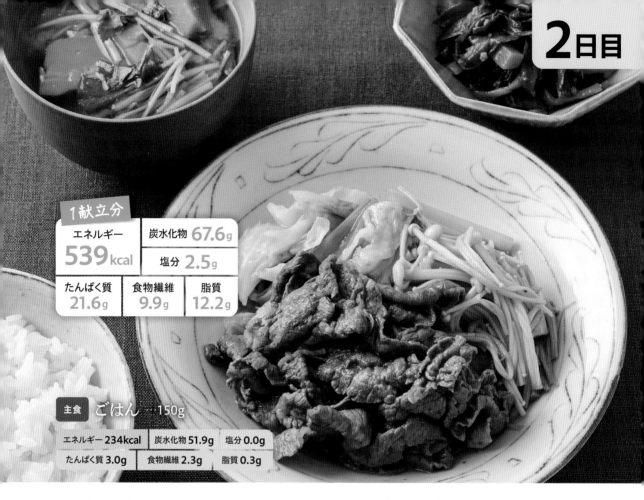

| 1献立分 | |
|---|---|
| エネルギー **539**kcal | 炭水化物 **67.6**g |
| | 塩分 **2.5**g |
| たんぱく質 **21.6**g | 食物繊維 **9.9**g | 脂質 **12.2**g |

**主食** ごはん …150g

| エネルギー 234kcal | 炭水化物 51.9g | 塩分 0.0g |
|---|---|---|
| たんぱく質 3.0g | 食物繊維 2.3g | 脂質 0.3g |

## 主菜 牛肉とキャベツのすき煮

材料（1人分）
牛もも薄切り肉（赤身）…80g
長ねぎ（斜め切り）…⅓本
キャベツ（大きめに切る）…1枚（60g）
えのきだけ（ほぐす）…50g
A｜酒…小さじ2
　｜砂糖…小さじ1
　｜しょうゆ…小さじ1と½
　｜だし汁…¼カップ
サラダ油…小さじ1

作り方
フライパンにサラダ油を熱し、長ねぎを焼き、キャベツ、えのきだけ、Aを加えて煮立て、牛肉を加えて煮る。

| エネルギー **242**kcal | 炭水化物 **7.4**g |
|---|---|
| | 塩分 **1.4**g |
| たんぱく質 **16.0**g | 食物繊維 **3.9**g | 脂質 **11.4**g |

## 汁もの かぼちゃと三つ葉のみそ汁

材料（1人分）
かぼちゃ（角切り）…40g
三つ葉（3cm長さに切る）…20g
だし汁…⅔カップ　/　みそ…小さじ⅔

作り方
鍋にだし汁とかぼちゃを入れて火にかけ、蓋をして煮立ったら弱火でやわらかくなるまで煮る。みそを溶き入れ、三つ葉を加えてひと煮立ちさせる。

| エネルギー **44**kcal | 炭水化物 **6.8**g |
|---|---|
| | 塩分 **0.6**g |
| たんぱく質 **1.4**g | 食物繊維 **2.1**g | 脂質 **0.3**g |

## 副菜 にらとにんじんのお浸し
（→P207）…¼量

| エネルギー 19kcal | 炭水化物 1.5g | 塩分 0.5g |
|---|---|---|
| たんぱく質 1.2g | 食物繊維 1.6g | 脂質 0.2g |

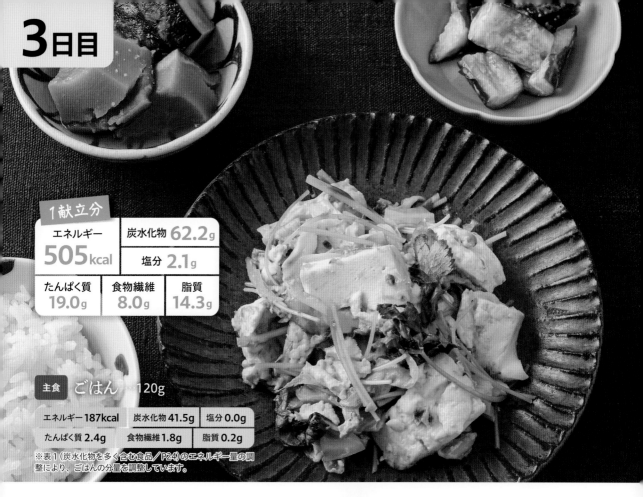

## 1献立分

| エネルギー | 炭水化物 62.2g |
|---|---|
| **505**kcal | 塩分 2.1g |

| たんぱく質 | 食物繊維 | 脂質 |
|---|---|---|
| **19.0**g | **8.0**g | **14.3**g |

**主食** ごはん　120g

| エネルギー187kcal | 炭水化物 41.5g | 塩分 0.0g |
|---|---|---|
| たんぱく質 2.4g | 食物繊維 1.8g | 脂質 0.2g |

※表1（炭水化物を多く含む食品／P24）のエネルギー量の調整により、ごはんの分量を調整しています。

## 主菜 豆腐チャンプルー

材料（1人分）
木綿豆腐…100g
キャベツ（長めの短冊切り）…1枚（60g）
三つ葉（3㎝長さに切る）…20g　／　卵…1個
**A** ┃ しょうゆ…小さじ1　／　塩…少々（0.5g）
　　┃ こしょう…少々
削り節…¼袋（1g）　／　ごま油…小さじ1

作り方
1 豆腐はペーパータオルに包んで10分ほど重しをして水けをきる。
2 フライパンにごま油を熱し、豆腐を割り入れて焼く。端に寄せ、キャベツを加えて炒め、**A**を混ぜ合わせ、割りほぐした卵を回し入れて炒める。三つ葉、削り節を加えて炒め合わせる。

| エネルギー | 炭水化物 3.3g |
|---|---|
| **211**kcal | 塩分 1.6g |

| たんぱく質 | 食物繊維 | 脂質 |
|---|---|---|
| **14.6**g | **2.6**g | **13.6**g |

## 副菜 かぼちゃレンジ煮

材料（1人分）
かぼちゃ（一口大に切る）…80g
**A** ┃ だし汁…大さじ2　／　みりん…小さじ2
　　┃ しょうゆ…小さじ⅕

作り方
耐熱の器に**A**を混ぜてかぼちゃを入れる。落としラップをして電子レンジで1分50秒加熱し、そのまま3分ほどおいて蒸らし、混ぜ合わせる。

| エネルギー | 炭水化物 15.9g |
|---|---|
| **92**kcal | 塩分 0.2g |

| たんぱく質 | 食物繊維 | 脂質 |
|---|---|---|
| **1.1**g | **2.8**g | **0.2**g |

## 副菜 きゅうりのヨーグルト漬け
（→P200）…¼量

| エネルギー15kcal | 炭水化物 1.5g | 塩分 0.3g |
|---|---|---|
| たんぱく質 0.9g | 食物繊維 0.8g | 脂質 0.3g |

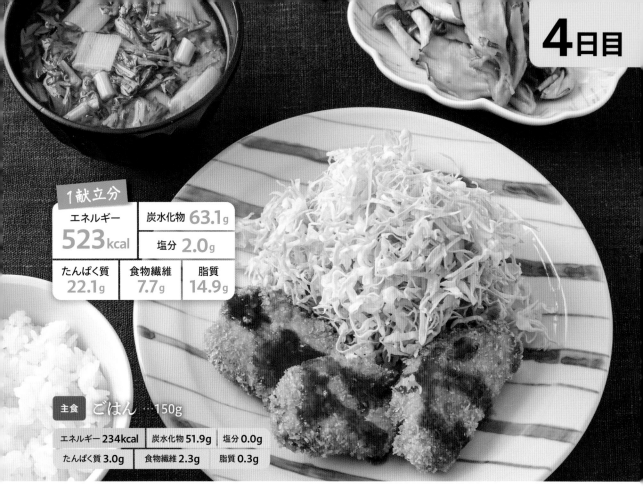

**4日目**

**1献立分**

| エネルギー | 炭水化物 63.1g |
|---|---|
| **523kcal** | 塩分 2.0g |
| たんぱく質 **22.1g** | 食物繊維 **7.7g** | 脂質 **14.9g** |

**主食** ごはん …150g

| エネルギー 234kcal | 炭水化物 51.9g | 塩分 0.0g |
|---|---|---|
| たんぱく質 3.0g | 食物繊維 2.3g | 脂質 0.3g |

## 主菜 ヒレカツ

材料（1人分）
豚ヒレ肉（1cm厚さに切る）…80g
塩…少々（0.3g）
こしょう…少々
A｜小麦粉…小さじ1
　｜牛乳…小さじ2
パン粉（ドライ／細目）…大さじ1
揚げ油…適量
キャベツ（せん切り）…1枚（60g）
中濃ソース…小さじ1

作り方
豚肉は塩、こしょうをし、Aを混ぜ合わせてからめ、パン粉をつける。170℃に熱した揚げ油できつね色に揚げ、キャベツと盛り合わせ、ソースをかける。

| エネルギー | 炭水化物 **8.8g** |
|---|---|
| **242kcal** | 塩分 **0.8g** |
| たんぱく質 **16.3g** | 食物繊維 **1.3g** | 脂質 **14.0g** |

## 汁もの 春菊とねぎのみそ汁

材料（1人分）
春菊（3cm長さに切る）…30g
長ねぎ（小口切り）…30g
だし汁…⅔カップ ／ みそ…小さじ1

作り方
鍋にだし汁、長ねぎ、春菊の茎の部分を入れて煮る。みそを溶き入れ、春菊の葉の部分を加えてひと煮立ちさせる。

| エネルギー | 炭水化物 **1.9g** |
|---|---|
| **30kcal** | 塩分 **0.9g** |
| たんぱく質 **1.8g** | 食物繊維 **2.0g** | 脂質 **0.4g** |

## 副菜 焼ききのこの南蛮漬け
（→P216）…¼量

| エネルギー 17kcal | 炭水化物 0.5g | 塩分 0.3g |
|---|---|---|
| たんぱく質 1.0g | 食物繊維 2.1g | 脂質 0.2g |

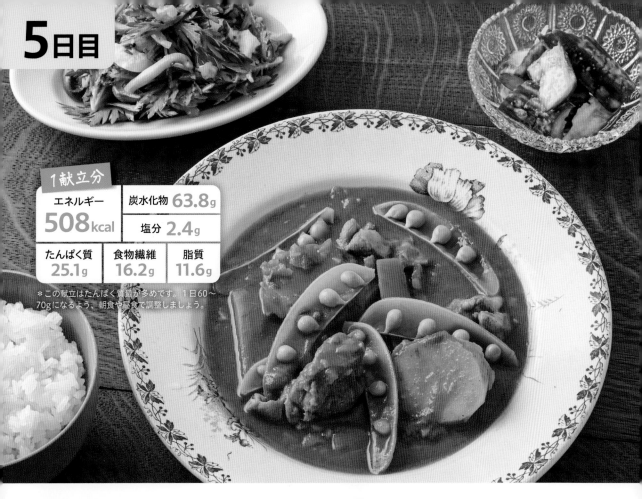

# 5日目

## 1献立分

| エネルギー | 炭水化物 63.8g |
|---|---|
| **508**kcal | 塩分 2.4g |

| たんぱく質 | 食物繊維 | 脂質 |
|---|---|---|
| 25.1g | 16.2g | 11.6g |

＊この献立はたんぱく質量が多めです。1日60〜70gになるよう、朝食や昼食で調整しましょう。

---

**副菜** **焼ききのこの南蛮漬け**
**春菊の温玉和え**

材料（1人分）
**作りおき** 焼ききのこの南蛮漬け（→P216）…¼量
春菊（2cm長さに切る）…20g
温泉卵（水けをきる）…½個（25g）

作り方
全ての材料を混ぜ合わせる。

| エネルギー | 炭水化物 0.7g |
|---|---|
| **60**kcal | 塩分 0.5g |

| たんぱく質 | 食物繊維 | 脂質 |
|---|---|---|
| 4.5g | 2.7g | 2.8g |

**副菜** **きゅうりのヨーグルト漬け**
（→P200）…¼量

| エネルギー 15kcal | 炭水化物 1.5g | 塩分 0.3g |
|---|---|---|
| たんぱく質 0.9g | 食物繊維 0.8g | 脂質 0.3g |

**主菜** **スープカレー**（→P185）…¼量

スナップえんどう3本は筋を取ってゆで、半分に割って添える。

| エネルギー 246kcal | 炭水化物 20.1g | 塩分 1.6g |
|---|---|---|
| たんぱく質 17.3g | 食物繊維 10.9g | 脂質 8.3g |

**主食** **ごはん** …120g

| エネルギー 187kcal | 炭水化物 41.5g | 塩分 0.0g |
|---|---|---|
| たんぱく質 2.4g | 食物繊維 1.8g | 脂質 0.2g |

※表1（炭水化物を多く含む食品／P24）のエネルギー量の調整により、ごはんの分量を調整しています。

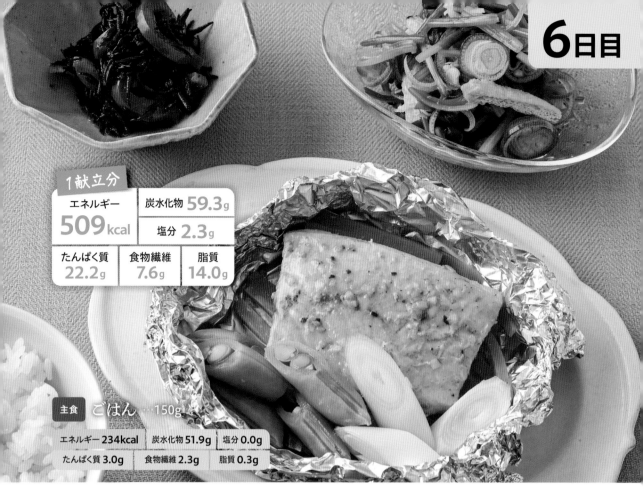

**1献立分**

| エネルギー | 炭水化物 59.3g |
|---|---|
| **509**kcal | 塩分 2.3g |

| たんぱく質 | 食物繊維 | 脂質 |
|---|---|---|
| **22.2**g | **7.6**g | **14.0**g |

主食 ごはん…150g

| エネルギー 234kcal | 炭水化物 51.9g | 塩分 0.0g |
|---|---|---|
| たんぱく質 3.0g | 食物繊維 2.3g | 脂質 0.3g |

---

主菜 **かじきの韓国風
包み焼き**

材料（1人分）
下味冷凍 かじきの韓国風漬け（→P180）…¼量
にんじん（細切り）…30g
スナップえんどう（筋を取り、半分に切る）…3本（30g）
長ねぎ（斜め切り）…20g

作り方
かじきの韓国風漬けは解凍する。アルミホイルに
にんじんを敷き、かじきをのせ、スナップえんど
うと長ねぎを添えて包む。オーブントースターま
たは230℃に予熱したオーブンで15分焼く。

| エネルギー | 炭水化物 6.1g |
|---|---|
| **196**kcal | 塩分 1.5g |

| たんぱく質 | 食物繊維 | 脂質 |
|---|---|---|
| 15.3g | 2.4g | 8.5g |

---

副菜 **ほうれん草と
みょうがのお浸し**

材料（1人分）
油揚げ…⅓枚（10g） ／ ほうれん草…60g
みょうが（小口切り）…1個
しょうゆ…小さじ½ ／ 酢…小さじ½

作り方
油揚げは焼いて細切り、ほうれん草はゆでて3cm
長さに切り、みょうが、しょうゆ、酢と混ぜ合わ
せる。

| エネルギー | 炭水化物 0.3g |
|---|---|
| **54**kcal | 塩分 0.4g |

| たんぱく質 | 食物繊維 | 脂質 |
|---|---|---|
| 3.6g | 2.2g | 3.2g |

副菜 **ひじきとパプリカのナムル**
（→P217）…¼量

| エネルギー 25kcal | 炭水化物 1.0g | 塩分 0.4g |
|---|---|---|
| たんぱく質 0.3g | 食物繊維 0.7g | 脂質 2.0g |

112

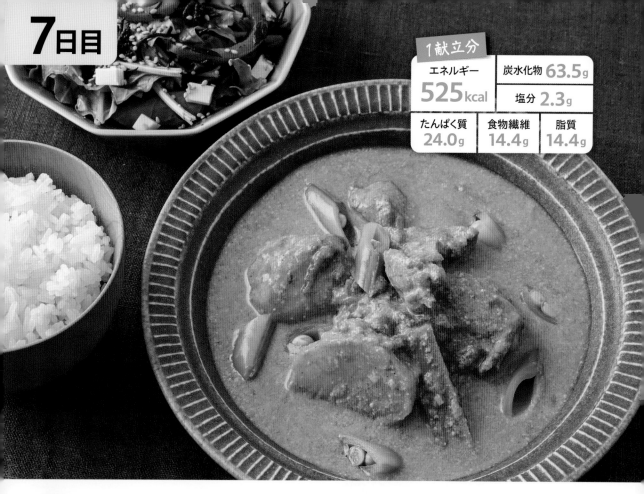

# 7日目

| 1献立分 | |
|---|---|
| **エネルギー** **525**kcal | 炭水化物 **63.5**g |
| | 塩分 **2.3**g |
| たんぱく質 **24.0**g | 食物繊維 **14.4**g | 脂質 **14.4**g |

## 主菜 豆乳スープカレー

材料（1人分）
作りおき スープカレー（→P185）…¼量
豆乳…¼カップ
スナップえんどう…3本（30g）

作り方
スナップえんどうはゆでて、斜め切りにする。スープカレーに豆乳を加えて混ぜ、温めなおして器に盛り、スナップえんどうを添える。

| エネルギー **269**kcal | 炭水化物 **20.6**g |
|---|---|
| | 塩分 **1.6**g |
| たんぱく質 **19.1**g | 食物繊維 **11.0**g | 脂質 **9.3**g |

## 主食 ごはん …120g

| エネルギー187kcal | 炭水化物41.5g | 塩分0.0g |
|---|---|---|
| たんぱく質2.4g | 食物繊維1.8g | 脂質0.2g |

※表1（炭水化物を多く含む食品／P24）のエネルギー量の調整により、ごはんの分量を調整しています。

## 副菜 ほうれん草とナムルのサラダ

材料（1人分）
作りおき ひじきとパプリカのナムル（→P217）…¼量
ほうれん草（食べやすい長さに切る）…30g
プロセスチーズ（小さい角切り）…10g
レモン汁…小さじ2
いりごま…小さじ⅓
こしょう…少々

作り方
全ての材料を混ぜ合わせる。

| エネルギー **69**kcal | 炭水化物 **1.4**g |
|---|---|
| | 塩分 **0.7**g |
| たんぱく質 **3.2**g | 食物繊維 **1.6**g | 脂質 **4.9**g |

# 糖尿病の作りおき夕ごはん 11週目

今週は鮭のエスカベーシュが登場。加熱調理した魚を酢漬けにする、スペイン発祥の料理です

## 買い物リスト

### 肉

| 豚もも薄切り肉(赤身) | 90g |
|---|---|
| 豚赤身ひき肉 | 350g |
| 鶏もも肉(皮なし) | 100g |

### 魚介

| 鯛 | 90g×1切れ |
|---|---|
| 銀鮭 | 80g×4切れ |

### 大豆・大豆製品

| 絹豆腐 | ⅓丁(80g) |
|---|---|

### 卵・乳製品

| 卵 | 1個 |
|---|---|
| 牛乳 | 50ml |

### 海藻

| もずく | 30g |
|---|---|
| 青のり | 小さじ⅕ |

### 野菜・果物

| アスパラガス | 3本(60g) |
|---|---|
| えのきだけ | 2袋(200g) |
| オクラ | 2パック(200g) |
| キャベツ | 2枚(120g) |
| 切り干し大根 | 5g |
| クリームコーン | 60g |
| ごぼう | 1本(150g) |
| しいたけ | 2枚(40g) |
| セロリ | ⅔本(50g) |
| 玉ねぎ(薄切り) | ¾個(130g) |

| 豆苗 | 50g |
|---|---|
| トマト | ½個(70g) |
| 長ねぎ | ½本(80g) |
| なめこ | 40g |
| にんじん | 20g |
| パプリカ | ¼個 |
| ほうれん草 | ½束(90g) |
| 三つ葉 | 20g |
| みょうが | ½本 |
| ゆでたけのこ | 大1個(200g) |
| レタス | 2枚 |
| レモン | ½個 |

### その他

| 春雨 | 10g |
|---|---|

## 今週の作りおき

### おかずの素

えのき肉団子
(→P186)

鮭のエスカベーシュ
(→P189)

### 野菜の作りおき

たけのこの中華煮
(→P204)

オクラのだし浸し
(→P196)

ごぼうのケチャップ
しょうゆ煮(→P214)

### 作りおきPoint

おかずの素のえのき肉団子、鮭のエスカベーシュ、野菜の作りおきのごぼうのケチャップしょうゆ煮は冷凍保存できます。作りおきが少なめの週は、当日さっと作れる一品を組み合わせて、献立に変化をつけます。

114

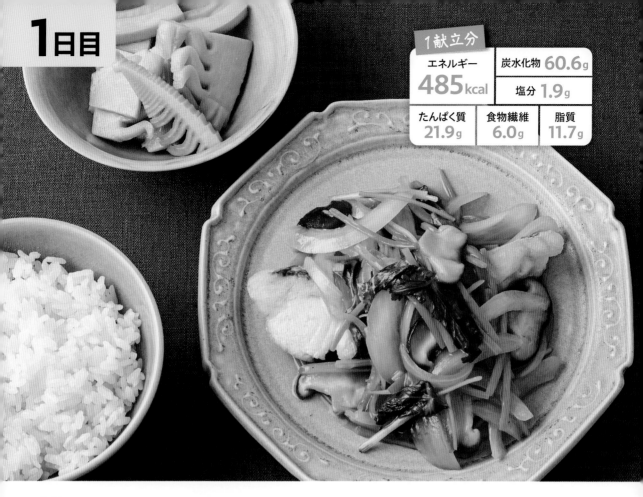

| 1献立分 | | |
|---|---|---|
| エネルギー **485**kcal | 炭水化物 **60.6**g | |
| | 塩分 **1.9**g | |
| たんぱく質 **21.9**g | 食物繊維 **6.0**g | 脂質 **11.7**g |

## 主菜 鯛のソテー 野菜あんかけ

材料（1人分）

鯛…1切れ(90g)

塩…少々(0.5g) ／ こしょう…少々

**A** にんじん(せん切り)…20g
玉ねぎ(薄切り)…¼個(50g)
しいたけ(薄切り)…1枚(20g)

三つ葉(3㎝長さに切る)…10g

**B** だし汁…⅓カップ ／ みりん…小さじ½
しょうゆ…小さじ1

水溶き片栗粉…片栗粉小さじ⅔＋水大さじ1

ごま油…小さじ1

作り方

1 鯛は塩、こしょうをふる。

2 フライパンにごま油を熱し、**1**を入れて中火から弱火で焼いて火を通して取り出す。**A**を入れて炒め、**B**を加えて煮立てて2分ほど煮る。水溶き片栗粉でとろみをつけ、三つ葉を加えて煮立てて鯛にかける。

| エネルギー **230**kcal | 炭水化物 **7.5**g | |
|---|---|---|
| | 塩分 **1.5**g | |
| たんぱく質 **17.7**g | 食物繊維 **2.5**g | 脂質 **11.0**g |

### 副菜 たけのこの中華煮 (→P204)…¼量

| エネルギー 21kcal | 炭水化物 1.2g | 塩分 0.4g |
|---|---|---|
| たんぱく質 1.2g | 食物繊維 1.2g | 脂質 0.4g |

### 主食 ごはん …150g

| エネルギー 234kcal | 炭水化物 51.9g | 塩分 0.0g |
|---|---|---|
| たんぱく質 3.0g | 食物繊維 2.3g | 脂質 0.3g |

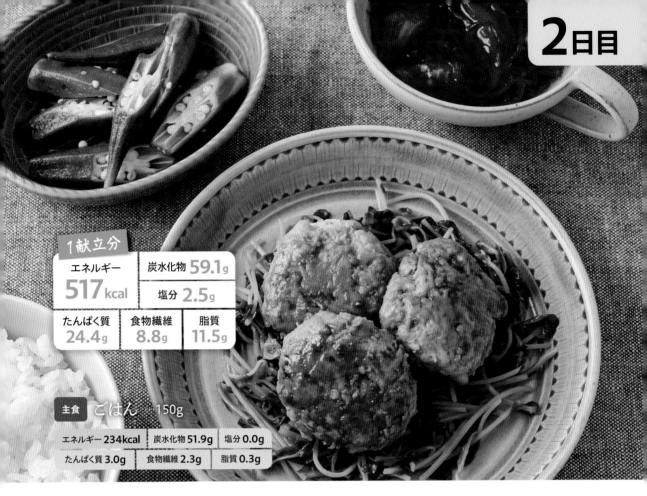

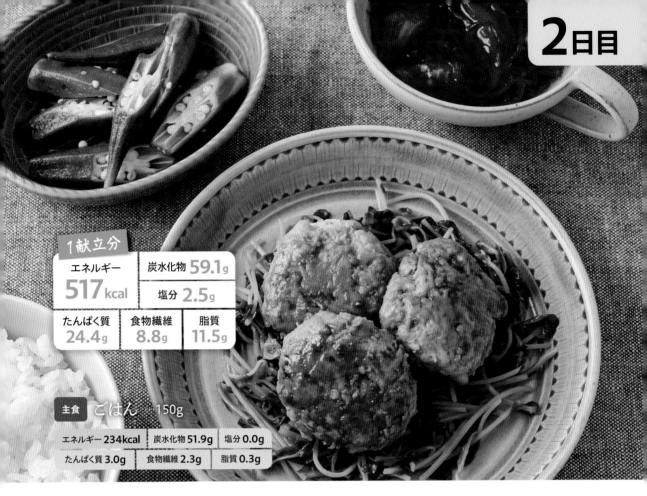

**1献立分**

| エネルギー | 炭水化物 | 59.1g |
|---|---|---|
| **517kcal** | 塩分 | 2.5g |
| たんぱく質 24.4g | 食物繊維 8.8g | 脂質 11.5g |

**主食** ごはん …150g

| エネルギー 234kcal | 炭水化物 51.9g | 塩分 0.0g |
|---|---|---|
| たんぱく質 3.0g | 食物繊維 2.3g | 脂質 0.3g |

## 主菜 えのき肉団子の 甘辛和え 豆苗添え

**材料（1人分）**

作りおき えのき肉団子（→P186）…¼量
A ｜ しょうゆ、みりん…各小さじ1
豆苗（3㎝長さに切る）…50g
ごま油…小さじ½

**作り方**

1 フライパンにごま油を熱し、豆苗を炒めて取り出す。
2 フライパンにAを入れて混ぜ、電子レンジで1分加熱したえのき肉団子を入れて中火にかけてからめ、豆苗と盛り合わせる。

| エネルギー | 炭水化物 | 4.4g |
|---|---|---|
| **249kcal** | 塩分 | 1.4g |
| たんぱく質 20.0g | 食物繊維 3.3g | 脂質 11.0g |

## 汁もの もずくとトマトのスープ

**材料（1人分）**

もずく（食べやすい長さに切る）…30g
トマト（乱切り）…¼個（30g）
A ｜ 鶏がらスープの素…少々（0.3g）
｜ 水…⅔カップ
しょうゆ…小さじ½　／　酢…小さじ1

**作り方**

鍋にAを入れて火にかけ、煮立ったらトマト、しょうゆ、もずくを入れてさっと煮て酢を加える。

| エネルギー | 炭水化物 | 1.0g |
|---|---|---|
| **11kcal** | 塩分 | 0.5g |
| たんぱく質 0.4g | 食物繊維 0.7g | 脂質 0.1g |

## 副菜 オクラのだし浸し（→P196）…¼量

| エネルギー 23kcal | 炭水化物 1.8g | 塩分 0.6g |
|---|---|---|
| たんぱく質 1.0g | 食物繊維 2.5g | 脂質 0.1g |

116

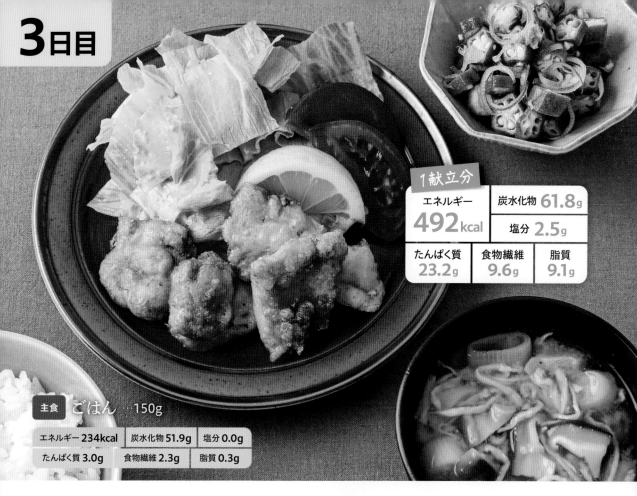

| 1献立分 | | |
|---|---|---|
| エネルギー **492kcal** | 炭水化物 **61.8g** | |
| | 塩分 **2.5g** | |
| たんぱく質 **23.2g** | 食物繊維 **9.6g** | 脂質 **9.1g** |

**主食** ごはん …150g

| エネルギー **234kcal** | 炭水化物 **51.9g** | 塩分 **0.0g** |
|---|---|---|
| たんぱく質 **3.0g** | 食物繊維 **2.3g** | 脂質 **0.3g** |

## 主菜 鶏肉のから揚げ

材料（1人分）

鶏もも肉（皮なし／一口大に切る）…100g

**A** | しょうが（すりおろし）…小さじ¼
　　しょうゆ…小さじ1　／　酒…小さじ½
　　こしょう…少々

片栗粉…小さじ1と½　／　揚げ油…適量

**B** | レモン（くし形切り）…1切れ
　　トマト（くし形切り）…¼個（40g）
　　レタス（ちぎる）…1枚（30g）

作り方

1 鶏肉は**A**を混ぜ合わせて10分ほどおき、片栗粉を薄くまぶす。

2 140℃の油で**1**を3分ほど揚げ、油温を180℃に上げ、きつね色にカラッとなるまでさらに2分ほど揚げる。**B**と盛り合わせる。

| エネルギー **190kcal** | 炭水化物 **6.2g** | |
|---|---|---|
| | 塩分 **1.1g** | |
| たんぱく質 **17.1g** | 食物繊維 **1.5g** | 脂質 **8.3g** |

## 汁もの 切り干し大根としいたけ、長ねぎのみそ汁

材料（1人分）

**A** | 切り干し大根…5g　／　長ねぎ（小口切り）…30g
　　しいたけ（薄切り）…1枚（20g）　／　だし汁…⅔カップ

みそ…小さじ1

作り方　切り干し大根は水で戻して食べやすい長さに切る。鍋に**A**を入れて煮る。みそを溶き入れ、ひと煮立ちさせる。

| エネルギー **43kcal** | 炭水化物 **1.9g** | |
|---|---|---|
| | 塩分 **0.9g** | |
| たんぱく質 **2.0g** | 食物繊維 **3.1g** | 脂質 **0.4g** |

## 副菜 オクラのだし浸し（→P196）…¼量

みょうが½本とともに小口切りにして混ぜ、わさび少々を添える。

| エネルギー **25kcal** | 炭水化物 **1.8g** | 塩分 **0.5g** |
|---|---|---|
| たんぱく質 **1.1g** | 食物繊維 **2.7g** | 脂質 **0.1g** |

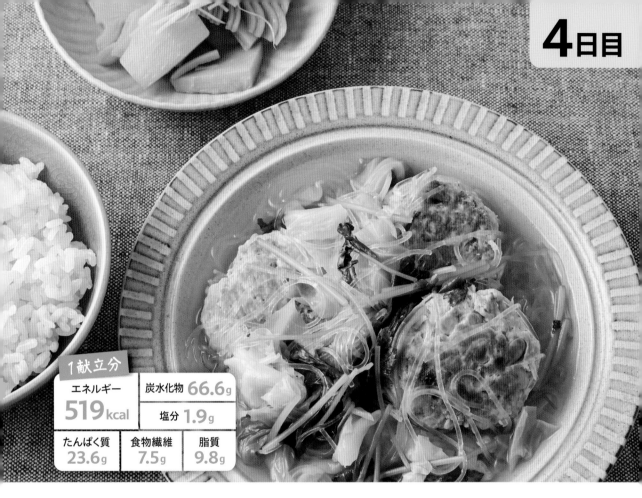

| 1献立分 | | |
|---|---|---|
| エネルギー **519**kcal | 炭水化物 **66.6**g | |
| | 塩分 **1.9**g | |
| たんぱく質 **23.6**g | 食物繊維 **7.5**g | 脂質 **9.8**g |

## 主菜 えのき肉団子とキャベツ、春雨のスープ煮

材料（1人分）

作りおき えのき肉団子（→P186）…¼量
キャベツ（大きめに切る）…1枚（60g）
三つ葉（3cm長さに切る）…10g ／ 春雨…10g
A｜酒…小さじ2
　｜鶏がらスープの素…小さじ⅕
　｜水…¾カップ
塩…小さじ⅕ ／ こしょう…少々

作り方

1 春雨は熱湯に入れて戻し、食べやすい長さに切る。
2 鍋にAを入れて火にかけ、煮立ったら、キャベツ、えのき肉団子、春雨を加えて煮る。塩、こしょう、三つ葉を加え、さっと煮る。

| エネルギー **259**kcal | 炭水化物 **13.0**g | |
|---|---|---|
| | 塩分 **1.5**g | |
| たんぱく質 **19.2**g | 食物繊維 **3.6**g | 脂質 **9.1**g |

## 副菜 たけのこの中華煮
（→P204）…¼量

長ねぎ3cmは芯を取り、せん切りにして水にさっとさらし、水けをしっかり拭き取り、添える。

| エネルギー 26kcal | 炭水化物 1.7g | 塩分 0.4g |
|---|---|---|
| たんぱく質 1.4g | 食物繊維 1.6g | 脂質 0.4g |

## 主食 ごはん …150g

| エネルギー 234kcal | 炭水化物 51.9g | 塩分 0.0g |
|---|---|---|
| たんぱく質 3.0g | 食物繊維 2.3g | 脂質 0.3g |

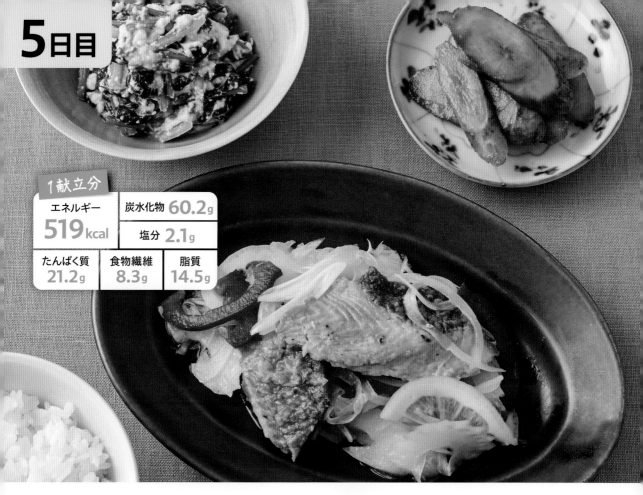

# 5日目

| 1献立分 | | |
|---|---|---|
| エネルギー **519**kcal | 炭水化物 **60.2**g | |
| | 塩分 **2.1**g | |
| たんぱく質 **21.2**g | 食物繊維 **8.3**g | 脂質 **14.5**g |

## 副菜 ほうれん草の白和え

材料（1人分）
ほうれん草…70g
しょうゆ…小さじ½
絹豆腐…40g
A｜ すりごま…小さじ½
　　砂糖…小さじ⅙
　　塩…少々（0.5g）

作り方
ほうれん草はゆでて3cmに切り、しょうゆを混ぜる。絹豆腐はつぶしてAを混ぜ、ほうれん草と混ぜ合わせる。

| エネルギー **45**kcal | 炭水化物 **1.1**g | |
|---|---|---|
| | 塩分 **0.9**g | |
| たんぱく質 **3.7**g | 食物繊維 **2.4**g | 脂質 **1.9**g |

## 主菜 鮭のエスカベーシュ
（→P189）…¼量

| エネルギー 211kcal | 炭水化物 5.8g | 塩分 0.9g |
|---|---|---|
| たんぱく質 13.9g | 食物繊維 1.4g | 脂質 12.2g |

## 副菜 ごぼうのケチャップしょうゆ煮
（→P214）…¼量

| エネルギー 29kcal | 炭水化物 1.4g | 塩分 0.3g |
|---|---|---|
| たんぱく質 0.6g | 食物繊維 2.2g | 脂質 0.1g |

## 主食 ごはん …150g

| エネルギー 234kcal | 炭水化物 51.9g | 塩分 0.0g |
|---|---|---|
| たんぱく質 3.0g | 食物繊維 2.3g | 脂質 0.3g |

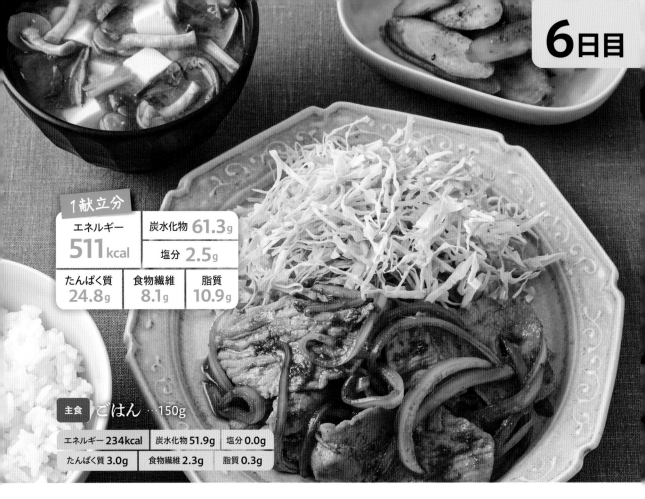

**1献立分**

| | |
|---|---|
| エネルギー **511**kcal | 炭水化物 **61.3**g |
| | 塩分 **2.5**g |
| たんぱく質 **24.8**g | 食物繊維 **8.1**g | 脂質 **10.9**g |

主食 **ごはん** …150g

| エネルギー 234kcal | 炭水化物 51.9g | 塩分 0.0g |
|---|---|---|
| たんぱく質 3.0g | 食物繊維 2.3g | 脂質 0.3g |

## 主菜 しょうが焼き

材料（1人分）

豚もも薄切り肉（赤身／一口大に切る）…90g
玉ねぎ（薄切り）…30g
A｜しょうが（すりおろし）…¼かけ分
　｜しょうゆ…小さじ1と⅓
　｜みりん…小さじ1
キャベツ（せん切り）…1枚（60g）
サラダ油…小さじ1

作り方

フライパンにサラダ油を熱し、豚肉を広げながら入れて両面を焼き、玉ねぎを端に入れて一緒に焼く。Aを加えて炒め合わせ、器に盛り、キャベツを添える。

| エネルギー **203**kcal | 炭水化物 **6.2**g |
|---|---|
| | 塩分 **1.3**g |
| たんぱく質 **17.5**g | 食物繊維 **1.6**g | 脂質 **8.8**g |

## 汁もの 豆腐となめこ、ほうれん草のみそ汁

材料（1人分）

A｜絹豆腐（角切り）…40g
　｜なめこ（さっと洗う）…40g
　｜ほうれん草（2cm長さに切る）…20g
だし汁…⅔カップ　／　みそ…小さじ1

作り方

鍋にだし汁を煮立て、Aを入れて煮立ったら、みそを溶き入れてひと煮立ちさせる。

| エネルギー **45**kcal | 炭水化物 **1.8**g |
|---|---|
| | 塩分 **0.9**g |
| たんぱく質 **3.7**g | 食物繊維 **2.0**g | 脂質 **1.7**g |

## 副菜 ごぼうのケチャップしょうゆ煮
（→P214）…¼量＋七味唐辛子少々

| エネルギー 29kcal | 炭水化物 1.4g | 塩分 0.3g |
|---|---|---|
| たんぱく質 0.6g | 食物繊維 2.2g | 脂質 0.1g |

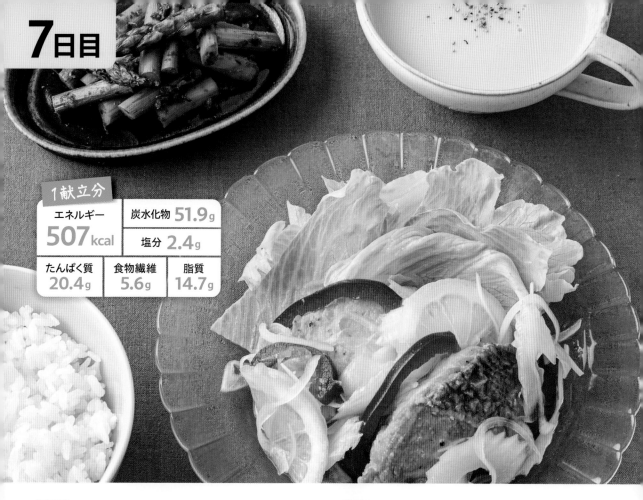

| 1献立分 | | |
|---|---|---|
| エネルギー **507**kcal | 炭水化物 **51.9**g | |
| | 塩分 **2.4**g | |
| たんぱく質 **20.4**g | 食物繊維 **5.6**g | 脂質 **14.7**g |

## 副菜 アスパラガスの のり削り節煮

材料（1人分）
アスパラガス（3等分に切る）…60g
A│しょうゆ…小さじ½　／　みりん…小さじ½
　│削り節…⅛袋（0.5g）　／　水…大さじ2
青のり…小さじ⅕弱

作り方
鍋にAとアスパラガスを入れて混ぜながら2分ほど煮る。仕上げに青のりを加えて混ぜ合わせる。

| エネルギー **24**kcal | 炭水化物 **2.1**g | |
|---|---|---|
| | 塩分 **0.5**g | |
| たんぱく質 **1.6**g | 食物繊維 **1.2**g | 脂質 **0.1**g |

## 主食 ごはん …120g

| エネルギー187kcal | 炭水化物41.5g | 塩分0.0g |
|---|---|---|
| たんぱく質 2.4g | 食物繊維1.8g | 脂質0.2g |

※表1（炭水化物を多く含む食品／P24）のエネルギー量の調整により、ごはんの分量を調整しています。

## 汁もの コーンクリームスープ

材料（1人分）
A│クリームコーン…60g
　│コンソメ顆粒…小さじ⅕
　│水…⅓カップ　／　牛乳…¼カップ
塩…少々（0.3g）　／　こしょう…少々

作り方
鍋にAを入れて混ぜ、火にかけて煮立ったら、塩、こしょうで味をととのえる。

| エネルギー **84**kcal | 炭水化物 **2.4**g | |
|---|---|---|
| | 塩分 **1.0**g | |
| たんぱく質 **2.5**g | 食物繊維 **1.1**g | 脂質 **2.2**g |

## 主菜 鮭のエスカベーシュ （→P189）…¼量

ちぎったレタス1枚を添える。

| エネルギー212kcal | 炭水化物5.9g | 塩分0.9g |
|---|---|---|
| たんぱく質13.9g | 食物繊維1.5g | 脂質12.2g |

今週のおかずの素は野菜たっぷりの2品。トマトやにんじんを使って彩りよく仕上げます

 買い物リスト

## 肉

| 牛もも薄切り肉(赤身) | 80g |
|---|---|
| 豚もも薄切り肉(赤身) | 90g |
| 鶏もも肉(皮なし) | 360g |

## 魚介

| かじき | 90g×4切れ |
|---|---|
| かつお(刺身用) | 90g |
| 桜えび | 2つまみ |
| 甘塩たらこ | 30g |

## 大豆・大豆製品

| 絹豆腐 | 40g |
|---|---|

## 乳製品

| パルメザンチーズ | 大さじ1 |
|---|---|

## 海藻

| とろろ昆布 | 2つまみ |
|---|---|
| もずく | 40g |

## 野菜・果物

| 青じそ | 2枚 |
|---|---|
| えのきだけ | 30g |
| エリンギ | 1と½本 |
| ズッキーニ | 1本 |
| スナップえんどう | 4本(40g) |
| セロリ | 2本(160g) |
| 大根 | 80g |
| 玉ねぎ | ½個(100g) |
| チンゲン菜 | 2株(240g) |
| トマト缶(カット) | 300g |
| 長ねぎ | 1本(100g) |

| なす | 3本(240g) |
|---|---|
| にんじん | 小1本(120g) |
| 万能ねぎ | 25g |
| ブロッコリー | 大1株(200g) |
| 水菜 | 1株(40g) |
| ミニトマト | 4個(40g) |
| レタス | 3枚 |
| レモン(薄切り) | 3枚 |
| レモン汁 | 小さじ1 |
| れんこん | 大1節(200g) |

## その他

| 梅干し(塩分15%のもの) | ½個(5g) |
|---|---|
| こんにゃく | ½枚(125g) |
| ペンネ | 60g |

## 今週の作りおき

### おかずの素

鶏肉とこんにゃくの
中華煮(→P183)

かじきのトマト煮
(→P188)

### 野菜の作りおき

なすの田舎煮
(→P206)

チンゲン菜の
塩炒め
(→P194)

れんこんの
たらこ炒り
(→P213)

ブロッコリーの
ガーリック蒸し
(→P211)

セロリの
塩麹レモン漬け
(→P202)

### 作りおきPoint

おかずの素はどちらも冷凍保存が可能です。
野菜の作りおきを組み合わせて、作りおきだけの日や、作りおきをアレンジする日など、変化をつけて1週間あきずに食べられる献立です。

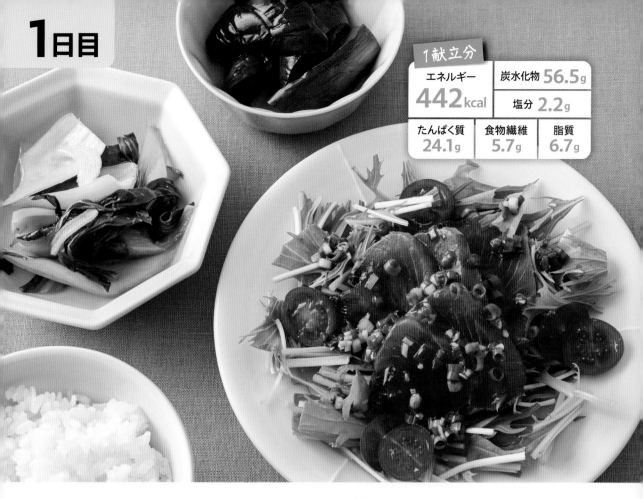

| 1献立分 | |
|---|---|
| エネルギー **442**kcal | 炭水化物 **56.5**g |
| | 塩分 **2.2**g |
| たんぱく質 **24.1**g | 食物繊維 **5.7**g | 脂質 **6.7**g |

## 主菜 かつおの刺身 薬味タレ

材料（1人分）

かつお（刺身用）…90g
水菜（3cm長さに切る）…20g
ミニトマト（輪切り）…2個（30g）

A にんにく（みじん切り）…薄切り2枚分
　万能ねぎ（小口切り）…5g
　しょうゆ…小さじ1と½
　酢…小さじ½
　ごま油…小さじ½

作り方

水菜、トマト、かつおを盛り合わせ、Aを混ぜ合わせてかける。

| エネルギー **160**kcal | 炭水化物 **1.7**g |
|---|---|
| | 塩分 **1.4**g |
| たんぱく質 **19.9**g | 食物繊維 **1.3**g | 脂質 **4.4**g |

## 副菜 なすの田舎煮 (→P206)…¼量

| エネルギー 21kcal | 炭水化物 2.5g | 塩分 0.5g |
|---|---|---|
| たんぱく質 0.7g | 食物繊維 1.3g | 脂質 0.0g |

## 副菜 チンゲン菜の塩炒め (→P194)…¼量

| エネルギー 27kcal | 炭水化物 0.4g | 塩分 0.3g |
|---|---|---|
| たんぱく質 0.5g | 食物繊維 0.8g | 脂質 2.0g |

## 主食 ごはん …150g

| エネルギー 234kcal | 炭水化物 51.9g | 塩分 0.0g |
|---|---|---|
| たんぱく質 3.0g | 食物繊維 2.3g | 脂質 0.3g |

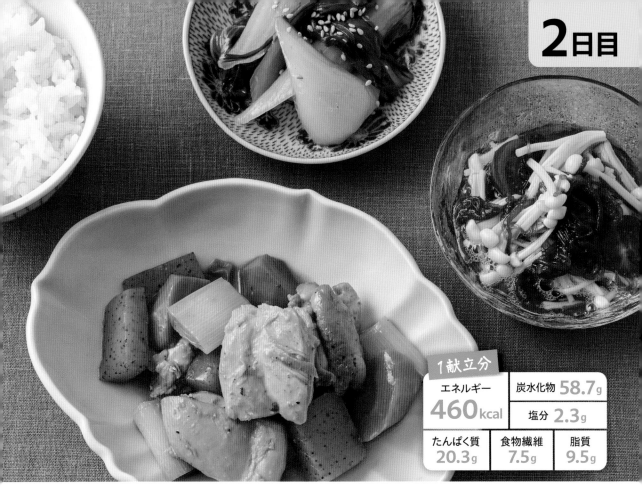

**1献立分**

| エネルギー | 炭水化物 58.7g |
|---|---|
| **460kcal** | 塩分 2.3g |

| たんぱく質 20.3g | 食物繊維 7.5g | 脂質 9.5g |
|---|---|---|

### 副菜 レンジえのきともずくの酢の物

材料（1人分）

えのきだけ（半分に切る）…30g

ミニトマト（半分に切る）…2個（30g）

もずく（食べやすい長さに切る）…40g

A｜酢…大さじ1
　｜砂糖…小さじ½
　｜しょうゆ…小さじ⅓

作り方

えのきはラップに包んで電子レンジで40秒加熱し、トマト、もずく、Aと混ぜ合わせる。

| エネルギー | 炭水化物 3.2g |
|---|---|
| **33kcal** | 塩分 0.5g |

| たんぱく質 1.0g | 食物繊維 2.2g | 脂質 0.1g |
|---|---|---|

### 主菜 鶏肉とこんにゃくの中華煮

（→P183）…¼量

| エネルギー164kcal | 炭水化物 3.2g | 塩分 1.5g |
|---|---|---|
| たんぱく質 15.7g | 食物繊維 2.2g | 脂質 6.9g |

### 副菜 チンゲン菜の塩炒め

（→P194）…¼量＋いりごま少々

| エネルギー29kcal | 炭水化物 0.4g | 塩分 0.3g |
|---|---|---|
| たんぱく質 0.6g | 食物繊維 0.8g | 脂質 2.2g |

### 主食 ごはん …150g

| エネルギー234kcal | 炭水化物 51.9g | 塩分 0.0g |
|---|---|---|
| たんぱく質 3.0g | 食物繊維 2.3g | 脂質 0.3g |

# 3日目

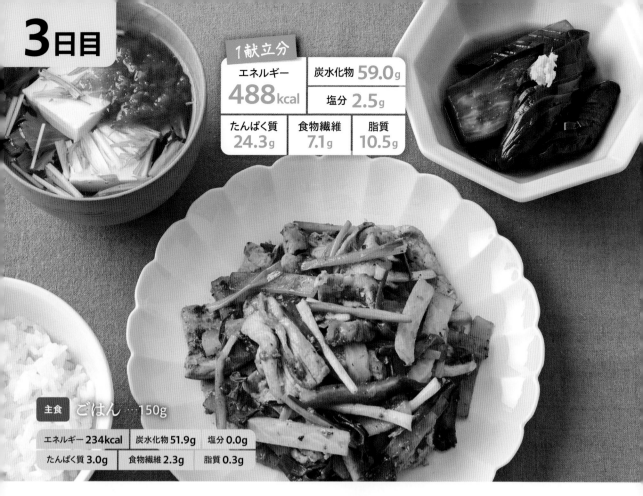

| 1献立分 | |
|---|---|
| **エネルギー**<br>**488**kcal | **炭水化物 59.0**g |
| | **塩分 2.5**g |
| **たんぱく質**<br>**24.3**g | **食物繊維**<br>**7.1**g |
| | **脂質**<br>**10.5**g |

**主食** ごはん …150g

| エネルギー **234kcal** | 炭水化物 **51.9g** | 塩分 **0.0g** |
|---|---|---|
| たんぱく質 **3.0g** | 食物繊維 **2.3g** | 脂質 **0.3g** |

## 主菜 豚肉と大根の梅おかか炒め

材料（1人分）
豚もも薄切り肉（赤身／一口大に切る）…90g
**A** ┃ 酒…小さじ1　／　こしょう…少々
　　┃ 片栗粉…小さじ1
大根（短冊切り）…50g
万能ねぎ（3㎝長さに切る）…20g
**B** ┃ 梅干し（塩分15%のもの／たたく）…½個（5g）
　　┃ 塩…少々（0.3g）　／　削り節…¼袋（1g）
ごま油…小さじ1

作り方
1 豚肉は**A**と混ぜ合わせる。
2 フライパンにごま油を熱し、**1**を炒め、大根を
　加えてさらに炒め、**B**とねぎを加えて炒め合わ
　せる。

| エネルギー<br>**194**kcal | 炭水化物 **4.2**g |
|---|---|
| | 塩分 **1.2**g |
| たんぱく質<br>**17.4**g | 食物繊維<br>**1.4**g |
| | 脂質<br>**8.9**g |

## 汁もの 水菜と豆腐のとろろ昆布汁

材料（1人分）
水菜（3㎝長さに切る）…20g
絹豆腐（薄い正方形に切る）…40g
だし汁…⅔カップ　／　しょうゆ…小さじ½
とろろ昆布…2つまみ

作り方
鍋にだし汁を煮立てて豆腐を入れて煮る。水菜、
しょうゆを加えてひと煮立ちさせ、器に盛る。と
ろろ昆布を添える。

| エネルギー<br>**39**kcal | 炭水化物 **0.4**g |
|---|---|
| | 塩分 **0.8**g |
| たんぱく質<br>**3.2**g | 食物繊維<br>**2.1**g |
| | 脂質<br>**1.3**g |

## 副菜 なすの田舎煮 (→P206)…¼量
+しょうが（すりおろし）少々

| エネルギー **21kcal** | 炭水化物 **2.5g** | 塩分 **0.5g** |
|---|---|---|
| たんぱく質 **0.7g** | 食物繊維 **1.3g** | 脂質 **0.0g** |

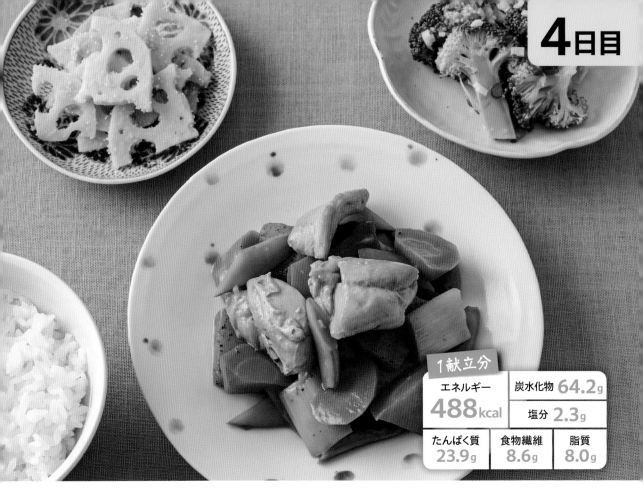

**1献立分**

| エネルギー | 炭水化物 64.2g |
|---|---|
| **488**kcal | 塩分 2.3g |

| たんぱく質 | 食物繊維 | 脂質 |
|---|---|---|
| 23.9g | 8.6g | 8.0g |

---

主菜 **鶏肉とこんにゃくの中華煮**
（→P183）…¼量

スナップえんどう20gを筋を取ってゆで、半分に切って添える。

| エネルギー173kcal | 炭水化物 4.3g | 塩分1.5g |
|---|---|---|
| たんぱく質16.0g | 食物繊維2.7g | 脂質6.9g |

副菜 **れんこんのたらこ炒り**
（→P213）…¼量

| エネルギー51kcal | 炭水化物 6.7g | 塩分0.4g |
|---|---|---|
| たんぱく質2.3g | 食物繊維1.0g | 脂質0.2g |

副菜 **ブロッコリーのガーリック蒸し**
（→P211）…¼量

| エネルギー30kcal | 炭水化物1.3g | 塩分0.4g |
|---|---|---|
| たんぱく質2.6g | 食物繊維2.6g | 脂質0.6g |

主食 **ごはん** …150g

| エネルギー234kcal | 炭水化物51.9g | 塩分0.0g |
|---|---|---|
| たんぱく質3.0g | 食物繊維2.3g | 脂質0.3g |

---

**Memo**

## ボリュームが少なくても満足できるコツ

糖尿病の食事療法は、バランスのいい食事が基本ですが、摂取エネルギー量などが決まっているため、今までたくさん食べていた人にとっては少なめに感じ、物足りないかもしれません。長続きさせるためには、食べ応えを感じられる工夫をする

ことが大切です。本書では、大きめに切って噛み応えを出す、こんにゃくやきのこ、海藻を組み合わせてかさましする、シャキシャキとした食感を残す、だしをきかせる、酸味を加えるなど、おいしく食べて満足できる献立を紹介しています。

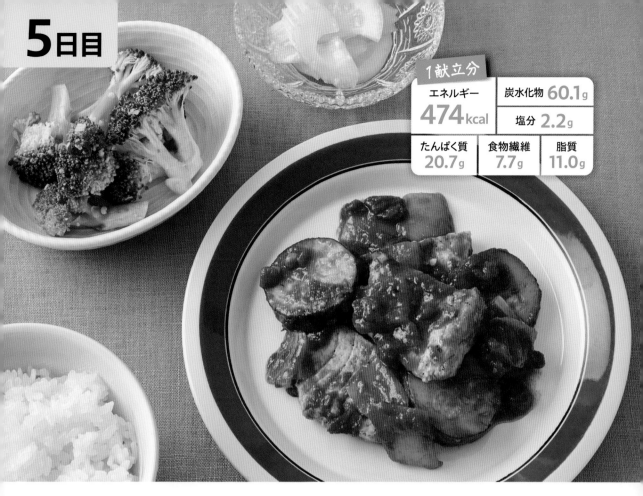

# 5日目

**1献立分**

| エネルギー | 炭水化物 60.1g |
|---|---|
| **474kcal** | 塩分 2.2g |

| たんぱく質 | 食物繊維 | 脂質 |
|---|---|---|
| 20.7g | 7.7g | 11.0g |

**主菜** **かじきのトマト煮**
(→P188)…¼量

| エネルギー193kcal | 炭水化物 4.6g | 塩分1.4g |
|---|---|---|
| たんぱく質14.8g | 食物繊維1.6g | 脂質10.0g |

**副菜** **セロリの塩麹レモン漬け**
(→P202)…¼量

| エネルギー17kcal | 炭水化物 2.3g | 塩分0.4g |
|---|---|---|
| たんぱく質0.3g | 食物繊維1.2g | 脂質0.1g |

**副菜** **ブロッコリーのガーリック蒸し**
(→P211)…¼量

| エネルギー30kcal | 炭水化物1.3g | 塩分0.4g |
|---|---|---|
| たんぱく質2.6g | 食物繊維2.6g | 脂質0.6g |

**主食** **ごはん** …150g

| エネルギー234kcal | 炭水化物51.9g | 塩分0.0g |
|---|---|---|
| たんぱく質3.0g | 食物繊維2.3g | 脂質0.3g |

---

**Memo**

## 緑黄色野菜を意識して食べましょう

糖尿病の食事では、余分な脂や塩分を排出する働きがある食物繊維を積極的にとることを推奨しています。食物繊維は、野菜、海藻、きのこ、こんにゃくなどに多く含まれるので、副菜などでとり入れましょう。また、野菜を食べるなら、ビタミンA、C、Eの豊富な緑黄色野菜を意識して食べ

ましょう。これらの抗酸化ビタミンは、体内の脂質の酸化を抑えるため、動脈硬化の予防や血圧を下げる効果も期待できます。赤、緑、黄などの鮮やかな緑黄色野菜は、食欲を増進させ、見た目でも満足度を高めてくれるので、毎日のおかずにおすすめです。

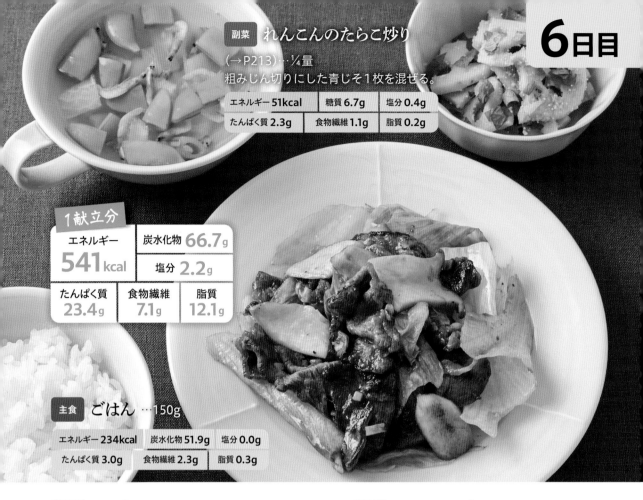

**6日目**

副菜 **れんこんのたらこ炒め**

（→P213）…¼量
粗みじん切りにした青じそ1枚を混ぜる。

| エネルギー 51kcal | 糖質 6.7g | 塩分 0.4g |
|---|---|---|
| たんぱく質 2.3g | 食物繊維 1.1g | 脂質 0.2g |

**1献立分**

| エネルギー **541**kcal | 炭水化物 **66.7**g |
|---|---|
| | 塩分 **2.2**g |

| たんぱく質 **23.4**g | 食物繊維 **7.1**g | 脂質 **12.1**g |
|---|---|---|

主食 **ごはん** …150g

| エネルギー 234kcal | 炭水化物 51.9g | 塩分 0.0g |
|---|---|---|
| たんぱく質 3.0g | 食物繊維 2.3g | 脂質 0.3g |

---

主菜 **牛肉とレタスの
オイスターソース炒め**

材料（1人分）
牛もも薄切り肉（赤身／一口大に切る）…80g
**A** │ こしょう…少々 ／ 酒…小さじ1
　　│ 片栗粉…小さじ1
**B** │ にんにく（薄切り）…¼かけ
　　│ エリンギ（軸は輪切り、笠は薄切り）…1本（60g）
レタス（大きめにちぎる）…2枚（60g）
**C** │ オイスターソース…小さじ1
　　│ しょうゆ…小さじ½ ／ こしょう…少々
ごま油…小さじ1

作り方
フライパンにごま油を熱し、**A**を混ぜた牛肉をほ
ぐしながら炒め、**B**を加えてさらに炒める。**C**を
加えて炒め、レタスを加えてさっと炒める。

| エネルギー **224**kcal | 炭水化物 **5.9**g |
|---|---|
| | 塩分 **1.2**g |

| たんぱく質 **15.7**g | 食物繊維 **2.8**g | 脂質 **11.5**g |
|---|---|---|

汁もの **スナップえんどうと
桜えびのスープ**

材料（1人分）
スナップえんどう（筋を取り、1.5cm幅に切る）
　…20g
大根（薄い正方形に切る）…30g
桜えび…2つまみ
**A** │ 鶏がらスープの素…少々（0.5g）
　　│ 水…⅔カップ ／ 酒…小さじ1
塩…少々（0.5g） ／ こしょう…少々

作り方
鍋に**A**と大根を入れて煮立て、スナップえんどう、
桜えびを加えて煮る。塩、こしょうで味をととの
える。

| エネルギー **32**kcal | 炭水化物 **2.2**g |
|---|---|
| | 塩分 **0.6**g |

| たんぱく質 **2.4**g | 食物繊維 **0.9**g | 脂質 **0.1**g |
|---|---|---|

128

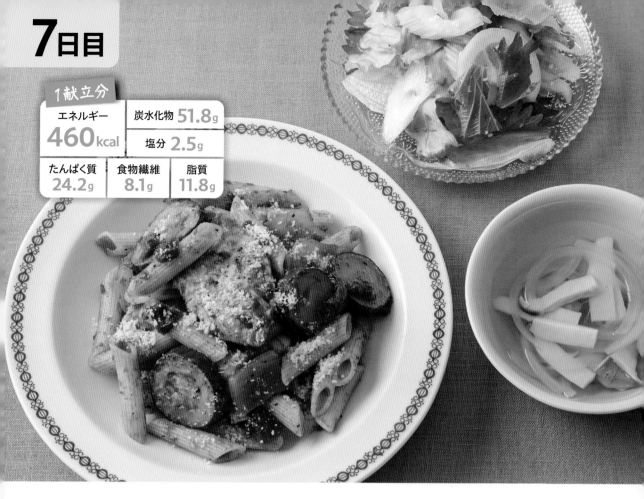

| 1献立分 | | |
|---|---|---|
| エネルギー **460**kcal | 炭水化物 **51.8**g | |
| | 塩分 **2.5**g | |
| たんぱく質 **24.2**g | 食物繊維 **8.1**g | 脂質 **11.8**g |

---

### 主食・主菜 かじきのトマトパスタ

**材料（1人分）**
ペンネ…60g
作りおき かじきのトマト煮（→P188）…¼量
赤唐辛子（みじん切り）…½本
パルメザンチーズ…小さじ1

**作り方**
鍋にかじきのトマト煮と赤唐辛子を入れて温め、袋の表示通りにゆでたペンネを入れて混ぜ合わせる。器に盛り、チーズをかける。

| エネルギー **411**kcal | 炭水化物 **44.7**g | |
|---|---|---|
| | 塩分 **1.5**g | |
| たんぱく質 **22.9**g | 食物繊維 **5.0**g | 脂質 **11.5**g |

---

### 汁もの きのこと玉ねぎのスープ

**材料（1人分）**
エリンギ（細切り）…½本（30g）
玉ねぎ（薄切り）…20g
A｜コンソメ顆粒…少々（0.5g） ／ 水…⅔カップ
塩…少々（0.3g） ／ こしょう…少々

**作り方**
鍋に玉ねぎ、エリンギ、Aを入れて煮る。塩、こしょうで味をととのえる。

| エネルギー **18**kcal | 炭水化物 **2.4**g | |
|---|---|---|
| | 塩分 **0.5**g | |
| たんぱく質 **0.7**g | 食物繊維 **1.3**g | 脂質 **0.1**g |

---

### 副菜 セロリの塩麹レモン漬けのサラダ

**材料（1人分）**
作りおき セロリの塩麹レモン漬け（→P202）…¼量
レタス（ちぎる）…1枚（30g）
青じそ（ちぎる）…2枚
レモン汁…小さじ1 ／ 砂糖…1つまみ
セロリの塩麹レモン漬けの漬け汁…小さじ1
こしょう…少々

**作り方**
全ての材料を混ぜ合わせる。

| エネルギー **31**kcal | 炭水化物 **4.7**g | |
|---|---|---|
| | 塩分 **0.5**g | |
| たんぱく質 **0.6**g | 食物繊維 **1.8**g | 脂質 **0.2**g |

# 脂質を多く含む食品 表5 の 1単位の目安表

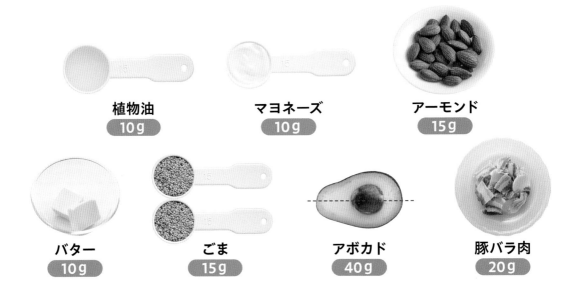

植物油 10g　マヨネーズ 10g　アーモンド 15g

バター 10g　ごま 15g　アボカド 40g　豚バラ肉 20g

| | 食品名 | 1単位(g) | 目安 | 備考 |
|---|---|---|---|---|
| 油脂 | ドレッシング | 20 | 大さじ軽く2杯 | |
| | ごま油 | 10 | 大さじ軽く1杯 | ラー油も同じ |
| | 植物油 | 10 | 大さじ軽く1杯 | 大豆油、調合油、なたね油、コーンオイル、オリーブ油など |
| | バター | 10 | | |
| | マーガリン | 10 | | |
| | マヨネーズ | 10 | 大さじ軽く1杯 | |
| 脂質の多い種子 | ごま | 15 | 大さじ軽く2杯 | |
| | アーモンド | 15 | | カシューナッツ、ピスタチオも同じ |
| | ピーナッツ | 15 | | ピーナッツバターも同じ |
| | くるみ | 10 | | ブラジルナッツ、マカダミアナッツ、ペカン、松の実も同じ |
| 多脂性食品 | アボカド | 40 | 大¼個 | |
| | クリームチーズ | 20 | | |
| | 生クリーム | 20 | | |
| | 牛バラ肉(カルビ) | 20 | | |
| | 豚バラ肉 | 20 | | |
| | ベーコン | 20 | | 1枚15〜20g |
| | リブロース(牛肉) | 20 | | 和牛肉のかたロース、リブロース、サーロインも同じ |
| | レバーソーセージ | 20 | | |
| | レバーペースト | 20 | | |
| | ドライソーセージ(サラミ) | 15 | | |
| | 鶏皮 | 15 | | |

引用文献：日本糖尿病学会編・著：糖尿病食事療法のための食品交換表, 第7版, 日本糖尿病協会・文光堂, 2013, p.72-74

# Part 3

# 糖尿病の
# おいしい朝食レシピ

1日に摂取する栄養価の全体量を考えると、
朝食にもしっかり気を配りたいものですが、朝はあわただしく
食事を簡単に済ませがち。ここでは、時間のない朝でも
さっと作れて栄養バランスのよい献立をご紹介。ごはんが主食の和の朝ごはん、
パンが主食の洋の朝ごはんの献立もバラエティ豊か。
おいしい朝食を食べて、よい1日をスタートさせましょう。

主菜 **豆腐のソテー
なめたけかけ**

材料（1人分）
木綿豆腐…½丁（120g）
オリーブ油…小さじ1
作りおき なめたけ（→P216）…大さじ2と½

作り方
1 豆腐はペーパータオルで水けを拭き、厚みを4等分に切る。
2 フライパンにオリーブ油を熱し、豆腐を入れて中火で両面をきつね色になるまで焼く。
3 器に盛り、なめたけをかける。

| エネルギー | 炭水化物 | **2.2**g |
| **147**kcal | 塩分 | **0.4**g |
| たんぱく質 **8.9**g | 食物繊維 **3.1**g | 脂質 **9.4**g |

副菜 **にんじんとじゃこの煮物**
（→P208）…¼量

| エネルギー 37kcal | 炭水化物 4.6g | 塩分 0.5g |
| たんぱく質 1.3g | 食物繊維 1.8g | 脂質 0.1g |

副菜 **きゅうりのヨーグルト漬け**
（→P200）…¼量

| エネルギー 15kcal | 炭水化物 1.5g | 塩分 0.3g |
| たんぱく質 0.9g | 食物繊維 0.8g | 脂質 0.3g |

主食 **ごはん** …150g

| エネルギー 234kcal | 炭水化物 51.9g | 塩分 0.0g |
| たんぱく質 3.0g | 食物繊維 2.3g | 脂質 0.3g |

**Memo**

## 朝ごはんのたんぱく質量を15〜20gに抑えておくと 1日の調整がラクになります

糖尿病の食事療法では、炭水化物は摂取エネルギーの50〜60%、たんぱく質は20%以下を目安にし、残りを脂質でとるようにするのが基本です。1日の摂取エネルギーが1600kcalの場合、たんぱく質は1日70gを目安にするといいでしょう。また、朝ごはんのたんぱく質量を15〜20gに抑えておくことで、昼食、夕食にたんぱく質量を回すことができるので、満足感のある食事をとることができますし、1日のたんぱく質量の調整がしやすくなります。朝ごはんにおすすめのたんぱく質は、卵や豆腐、納豆など手軽に取り入れやすい食材です。鮭フレークなども作っておくと便利ですが、たんぱく質のとりすぎにもつながるので量に注意しましょう。

朝 **たんぱく質 15〜20g**

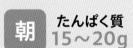

昼 **たんぱく質 25g**

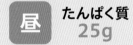

夕 **たんぱく質 25g**

**たんぱく質 1日Total 70g**

# 和の朝ごはん❶

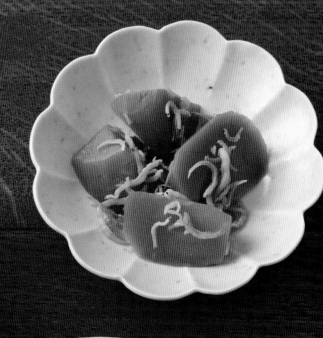

| 1献立分 | | |
|---|---|---|
| エネルギー **433**kcal | 炭水化物 **60.2**g | |
| | 塩分 **1.2**g | |
| たんぱく質 **14.1**g | 食物繊維 **8.0**g | 脂質 **10.1**g |

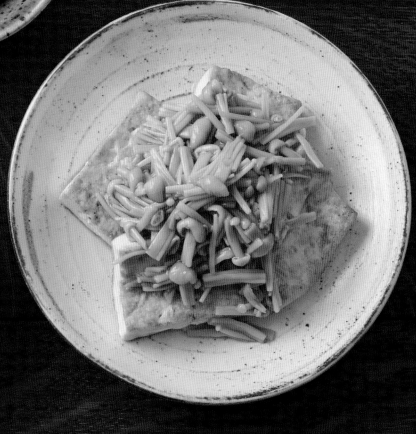

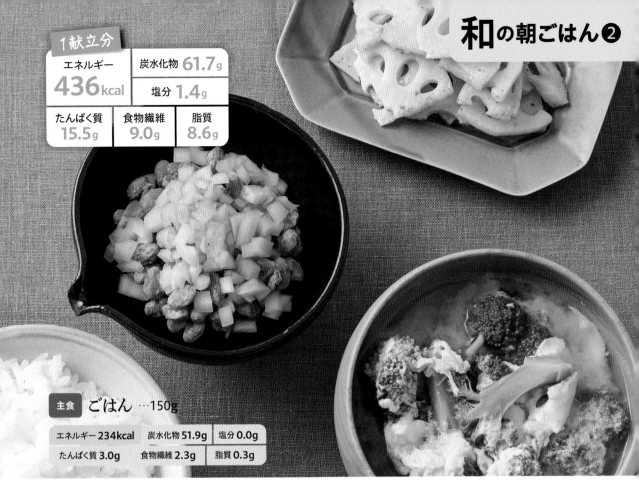

**1献立分**

| エネルギー | 炭水化物 61.7g |
|---|---|
| **436**kcal | 塩分 1.4g |

| たんぱく質 | 食物繊維 | 脂質 |
|---|---|---|
| **15.5**g | **9.0**g | **8.6**g |

**主食** ごはん …150g

| エネルギー 234kcal | 炭水化物 51.9g | 塩分 0.0g |
|---|---|---|
| たんぱく質 3.0g | 食物繊維 2.3g | 脂質 0.3g |

## 主菜 玉ねぎ納豆

**材料（1人分）**

納豆…1パック（40g）
玉ねぎ（粗みじん切り）…20g
ポン酢しょうゆ…小さじ1

**作り方**

玉ねぎと納豆を盛り合わせ、ポン酢をかける。

| エネルギー | 炭水化物 **1.5**g |
|---|---|
| **86**kcal | 塩分 **0.3**g |

| たんぱく質 | 食物繊維 | 脂質 |
|---|---|---|
| **6.1**g | **3.0**g | **3.9**g |

## 副菜 れんこんのゆずこしょうきんぴら
（→P213）…¼量

| エネルギー 49kcal | 炭水化物 6.6g | 塩分 0.4g |
|---|---|---|
| たんぱく質 0.7g | 食物繊維 1.0g | 脂質 1.5g |

## 汁もの ブロッコリーの かきたまみそ汁

**材料（1人分）**

ブロッコリー…50g
溶き卵…½個分
だし汁…⅔カップ
みそ…小さじ⅔

**作り方**

1 ブロッコリーは小房に分ける。

2 鍋にだし汁を煮立て、ブロッコリーを入れて蓋をして中火で1～2分煮る。みそを溶き入れ、卵を回し入れ、火を止める。

| エネルギー | 炭水化物 **1.7**g |
|---|---|
| **67**kcal | 塩分 **0.7**g |

| たんぱく質 | 食物繊維 | 脂質 |
|---|---|---|
| **5.7**g | **2.7**g | **2.9**g |

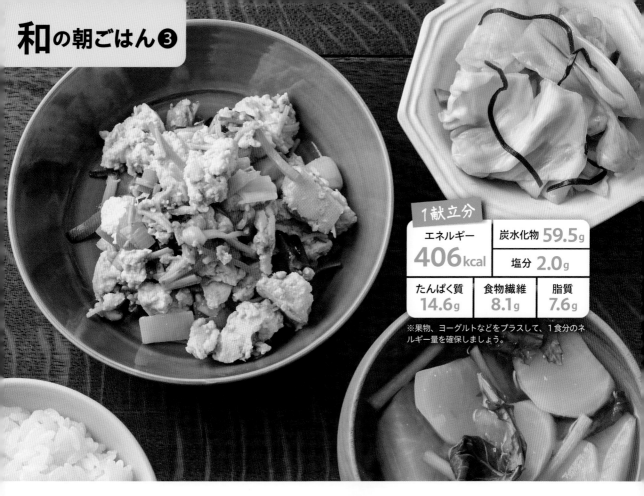

| 1献立分 | | |
|---|---|---|
| エネルギー **406**kcal | 炭水化物 **59.5**g | |
| | 塩分 **2.0**g | |
| たんぱく質 **14.6**g | 食物繊維 **8.1**g | 脂質 **7.6**g |

※果物、ヨーグルトなどをプラスして、1食分のネルギー量を確保しましょう。

## 汁もの かぶのみそ汁

材料（1人分）
かぶ…1個（60g）
かぶの葉…20g
だし汁…⅔カップ
みそ…小さじ⅔

作り方
1 かぶはくし形切りに、葉は2cm長さに切る。
2 鍋にだし汁、かぶを入れて中火にかける。煮立ったら葉を入れ、蓋をして弱火でかぶがやわらかくなるまで煮る。みそを溶き入れ、ひと煮立ちさせる。

| エネルギー **25**kcal | 炭水化物 **2.3**g | |
|---|---|---|
| | 塩分 **0.6**g | |
| たんぱく質 **1.5**g | 食物繊維 **1.7**g | 脂質 **0.3**g |

## 主菜 炒り豆腐（→P192）…¼量

| エネルギー **129**kcal | 炭水化物 **3.2**g | 塩分 **0.9**g |
|---|---|---|
| たんぱく質 **9.5**g | 食物繊維 **2.8**g | 脂質 **6.6**g |

## 副菜 キャベツと塩昆布のラー油和え（→P199）…¼量

| エネルギー **18**kcal | 炭水化物 **2.1**g | 塩分 **0.5**g |
|---|---|---|
| たんぱく質 **0.6**g | 食物繊維 **1.3**g | 脂質 **0.4**g |

## 主食 ごはん …150g

| エネルギー **234**kcal | 炭水化物 **51.9**g | 塩分 **0.0**g |
|---|---|---|
| たんぱく質 **3.0**g | 食物繊維 **2.3**g | 脂質 **0.3**g |

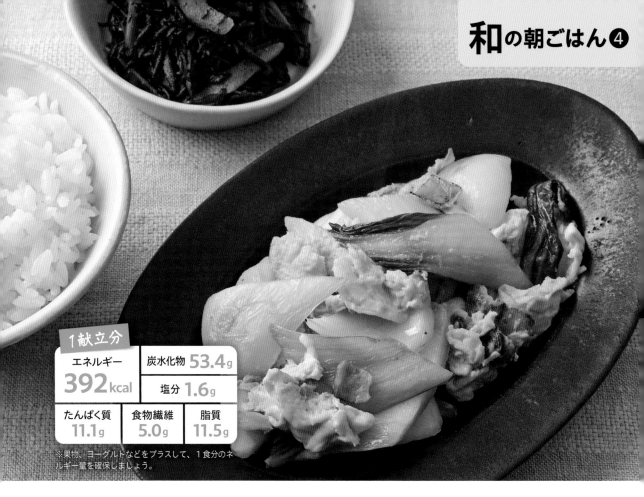

| 1献立分 | | |
|---|---|---|
| エネルギー **392**kcal | 炭水化物 **53.4**g | |
| | 塩分 **1.6**g | |
| たんぱく質 **11.1**g | 食物繊維 **5.0**g | 脂質 **11.5**g |

※果物、ヨーグルトなどをプラスして、1食分のネルギー量を確保しましょう。

## 主菜 チンゲン菜の卵炒め

材料（1人分）
チンゲン菜…100g
ベーコン…¼枚（5g）
卵…1個
A｜ しょうゆ…小さじ½
　　塩…少々（0.3g）
　　こしょう…少々
オリーブ油…小さじ1

作り方
1 チンゲン菜は食べやすい大きさに切り、茎と葉を分ける。ベーコンは1cm角に切る。
2 フライパンにオリーブ油を熱し、ベーコンとチンゲン菜の茎を入れて中火で炒める。葉とAを加えて炒めたら端に寄せ、割りほぐした卵を入れて軽くかき混ぜ、全体を炒め合わせる。

| エネルギー **146**kcal | 炭水化物 **0.9**g | |
|---|---|---|
| | 塩分 **1.2**g | |
| たんぱく質 **7.7**g | 食物繊維 **1.2**g | 脂質 **11.1**g |

## 副菜 ひじきとごぼうの山椒風味煮
（→P217）…⅙量

| エネルギー **12kcal** | 炭水化物 0.6g | 塩分 0.4g |
|---|---|---|
| たんぱく質 0.4g | 食物繊維 1.5g | 脂質 0.1g |

## 主食 ごはん …150g

| エネルギー **234kcal** | 炭水化物 51.9g | 塩分 0.0g |
|---|---|---|
| たんぱく質 3.0g | 食物繊維 2.3g | 脂質 0.3g |

### Memo

#### たんぱく質が少ない分、野菜をたっぷり食べましょう

糖尿病の食事では、朝ごはんのたんぱく質量は15〜20gが理想的。たんぱく質が少なくて物足りなく感じないように、野菜をたっぷり使って食べ応えをアップしましょう。

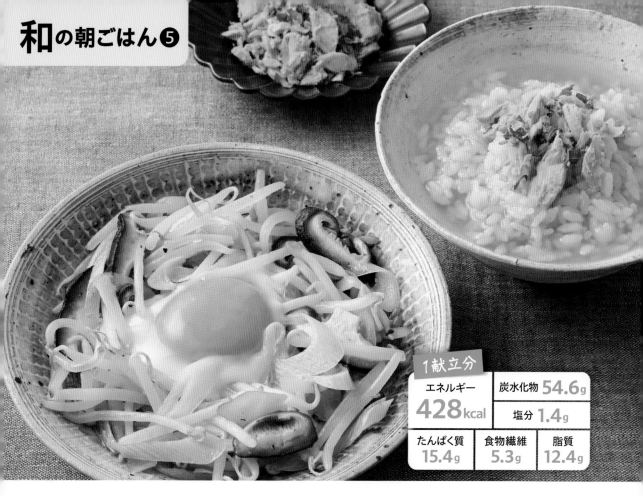

# 和の朝ごはん ❺

| 1献立分 | |
|---|---|
| エネルギー **428**kcal | 炭水化物 **54.6**g |
| | 塩分 **1.4**g |
| たんぱく質 **15.4**g | 食物繊維 **5.3**g | 脂質 **12.4**g |

## 主菜 巣ごもり目玉焼き

材料（1人分）

もやし…100g
長ねぎ…20g
しいたけ…1枚（20g）
卵…1個
塩…小さじ⅕
こしょう…少々
オリーブ油…小さじ1

作り方

1 しいたけは薄切り、長ねぎは斜め薄切りにする。
2 フライパンにオリーブ油を熱し、**1**ともやしを
入れて中火で炒め、塩とこしょうを加えて混
ぜる。真ん中を少しくぼませて卵を割り入れ、
蓋をして弱火で好みの固さになるまで2～3分
焼く。

| エネルギー **144**kcal | 炭水化物 **2.5**g |
|---|---|
| | 塩分 **1.2**g |
| たんぱく質 **8.2**g | 食物繊維 **3.0**g | 脂質 **9.1**g |

## 主食 茶粥

材料（1人分）

ごはん…150g
ほうじ茶…¾カップ

作り方

鍋にほうじ茶を入れて煮立て、ごはんを加えて
さっと煮る。

| エネルギー **234**kcal | 炭水化物 **51.9**g |
|---|---|
| | 塩分 **0.0**g |
| たんぱく質 **3.0**g | 食物繊維 **2.3**g | 脂質 **0.3**g |

## 副菜 鮭フレーク （→P187）…大さじ2

| エネルギー 50kcal | 炭水化物 0.2g | 塩分 0.2g |
|---|---|---|
| たんぱく質 4.2g | 食物繊維 0.0g | 脂質 3.0g |

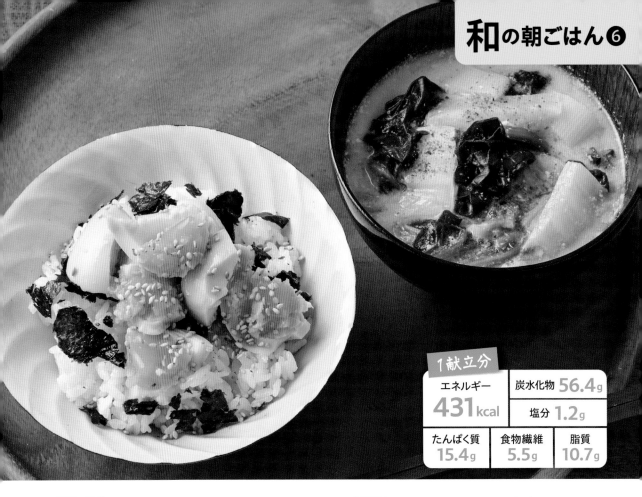

**1献立分**

| エネルギー | 炭水化物 56.4g |
|---|---|
| **431kcal** | 塩分 1.2g |

| たんぱく質 | 食物繊維 | 脂質 |
|---|---|---|
| 15.4g | 5.5g | 10.7g |

## 主食・主菜 煮卵のせごはん

材料（1人分）

作りおき 煮卵（→P190）…1個
焼きのり…⅙枚
白炒りごま…小さじ¼
煮卵の煮汁…小さじ2（残っている煮汁¼量）
ごはん…150g

作り方
器にごはんを盛り、もんで細かくしたのり、粗く
切った煮卵をのせ、煮汁とごまをかける。

| エネルギー | 炭水化物 52.5g |
|---|---|
| **323kcal** | 塩分 0.4g |

| たんぱく質 9.7g | 食物繊維 2.5g | 脂質 5.7g |
|---|---|---|

## 副菜 具だくさん豆乳みそ汁

材料（1人分）

ほうれん草…40g ／ 白菜…½枚（50g）
長ねぎ…30g
だし汁…⅓カップ
みそ…小さじ1
豆乳…½カップ
ごま油…小さじ⅔
七味唐辛子…適量

作り方
1 ほうれん草は3cm長さに切り、白菜は短冊切り、
　長ねぎは1cmくらいの小口切りにする。
2 鍋にごま油を熱し、1を入れて中火で炒める。
　だし汁を入れて煮立て、みそを溶き入れる。豆
　乳を加えてひと煮立ちさせる。
3 器に盛り、七味唐辛子をふる。

| エネルギー | 炭水化物 3.9g |
|---|---|
| **108kcal** | 塩分 0.8g |

| たんぱく質 5.7g | 食物繊維 3.0g | 脂質 5.0g |
|---|---|---|

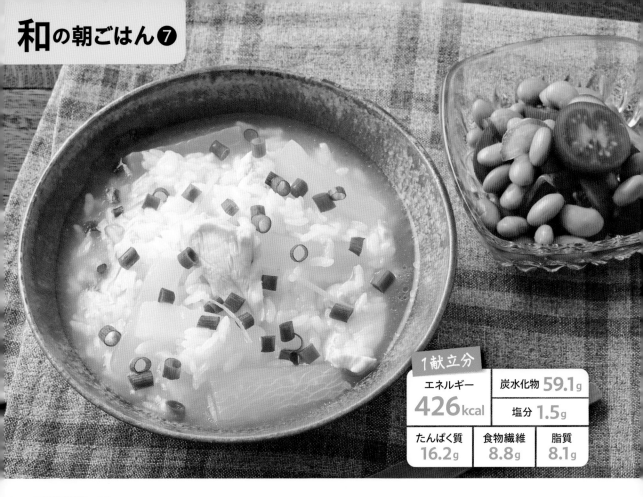

| 1献立分 | |
|---|---|
| エネルギー **426**kcal | 炭水化物 **59.1**g |
| | 塩分 **1.5**g |
| たんぱく質 **16.2**g | 食物繊維 **8.8**g | 脂質 **8.1**g |

### 主食・主菜 鶏がゆ

**材料(1人分)**

鶏ささみ…30g
大根…100g
しょうが(薄切り)…2枚
A｜水…1と¼カップ
　｜酒…小さじ2
　｜中華スープの素…小さじ¼
ごはん…150g
塩…小さじ⅕
ごま油…小さじ½
万能ねぎ(小口切り)…½本

**作り方**

1 ささみは薄切りにする。大根は太めの拍子木切り、しょうがはせん切りにする。
2 鍋にA、大根を入れて火にかけ、煮立ったらささみとしょうがを入れて蓋をし、弱火で5分ほど煮る。ごはんを加え、さらに4〜5分煮て塩、ごま油を加えて味をととのえる。
3 器に盛り、万能ねぎををを散らす。

| エネルギー **309**kcal | 炭水化物 **54.9**g |
|---|---|
| | 塩分 **1.0**g |
| たんぱく質 **9.4**g | 食物繊維 **3.8**g | 脂質 **2.4**g |

### 副菜 大豆と紫玉ねぎのマリネ
(→P192)…¼量

半分に切ったミニトマト3個と混ぜ合わせる。

| エネルギー**117kcal** | 炭水化物 **4.2g** | 塩分 **0.5g** |
|---|---|---|
| たんぱく質 **6.8g** | 食物繊維 **5.0g** | 脂質 **5.7g** |

パン好きにはうれしい、洋風の朝ごはん献立をそろえました。作りおきを使って野菜もたっぷりと

## 主菜 エッグスラット

材料（1人分）

じゃがいも…1個（150g）

A 牛乳…大さじ5
ナツメグ、こしょう…各少々
ピザ用チーズ…10g

卵…1個

作り方

1 じゃがいもはラップに包んで電子レンジで2分40秒加熱し、皮をむいてつぶし、Aを混ぜ合わせる。

2 耐熱の器に1を入れて真ん中を少しくぼませ、卵を割り入れ、黄身に爪楊枝などで何カ所か穴をあける。ふんわりラップをして電子レンジで様子を見ながら2分くらい加熱する。

| エネルギー 253kcal | 炭水化物 26.8g |
| --- | --- |
| | 塩分 0.4g |
| たんぱく質 13.2g | 食物繊維 13.4g | 脂質 10.7g |

## 副菜 セロリの塩麹レモン漬け
（→P202）…¼量

| エネルギー 17kcal | 炭水化物 2.3g | 塩分 0.4g |
| --- | --- | --- |
| たんぱく質 0.3g | 食物繊維 1.2g | 脂質 0.1g |

## 副菜 玉ねぎのトマトしょうゆ煮
（→P205）…¼量

| エネルギー 54kcal | 炭水化物 6.2g | 塩分 0.3g |
| --- | --- | --- |
| たんぱく質 0.9g | 食物繊維 1.5g | 脂質 2.0g |

## 主食 食パン（6枚切り）…1枚

| エネルギー 149kcal | 炭水化物 26.5g | 塩分 0.7g |
| --- | --- | --- |
| たんぱく質 4.4g | 食物繊維 2.5g | 脂質 2.2g |

---

## Memo

### パン食の塩分、たんぱく質量のこと

朝ごはんはパン食という人も多いでしょう。パンは、炭水化物を多く含む食品（表1）に入り、3単位をとる場合は、食パン（6枚切り）なら1枚半に相当します。ただ、パンはたんぱく質量、塩分が多いので、3単位をとってしまうと、その他のおかずを減らさなくてはなりません。朝食といっても、あくまでもバランスよく食べることが基本。作りおきや時短おかずを利用してバランスよく食べるなら、パンの分量を2単位にしてたんぱく質量と塩分を抑え、もう1単位は、じゃがいもやさつまいもなどのいも類や、れんこん、かぼちゃ、とうもろこしなどの炭水化物の多い野菜で補いましょう。こうすれば、おかずもしっかり食べられ、高い満足感を得られます。

食パン1枚（60g）
たんぱく質 4.4g
塩分 0.7g

ロールパン1個（30g）
たんぱく質 2.6g
塩分 0.4g

フランスパン10cm（75g）
たんぱく質 6.5g
塩分 1.2g

全粒粉パン2枚（60g）
たんぱく質 4.3g
塩分 0.6g

ぶどうパン1個（30g）
たんぱく質 2.2g
塩分 0.3g

ベーグル1個（90g）
たんぱく質 7.4g
塩分 1.1g

# 洋の朝ごはん❶

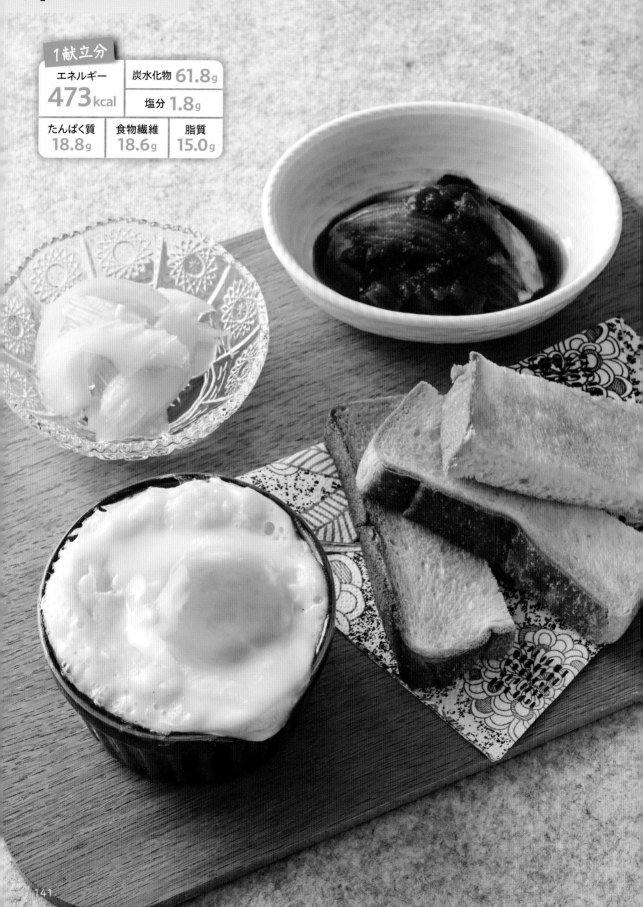

| 1献立分 | | |
|---|---|---|
| エネルギー **473**kcal | 炭水化物 **61.8**g | |
| | 塩分 **1.8**g | |
| たんぱく質 **18.8**g | 食物繊維 **18.6**g | 脂質 **15.0**g |

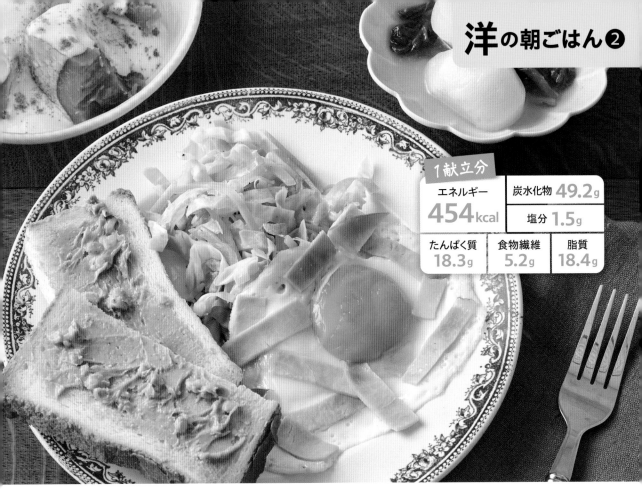

| 1献立分 | |
|---|---|
| エネルギー **454**kcal | 炭水化物 **49.2**g |
| | 塩分 **1.5**g |
| たんぱく質 **18.3**g | 食物繊維 **5.2**g | 脂質 **18.4**g |

## 主菜 ハムエッグ

材料（1人分）

卵…1個 ／ ロースハム（短冊切り）…1枚（10g）
オリーブ油…小さじ½ ／ こしょう…少々

作り方

フライパンにオリーブ油を熱し、卵を割り入れる。ハムを散らしてこしょうをふり、好みの固さになるまで焼く。

| エネルギー **118**kcal | 炭水化物 **0.4**g |
|---|---|
| | 塩分 **0.5**g |
| たんぱく質 7.8g | 食物繊維 0.0g | 脂質 8.5g |

## 主食 雑穀パン（6枚切り）…1枚

ピーナッツバター（無糖）8gを塗る。

| エネルギー 207kcal | 炭水化物 29.2g | 塩分 0.7g |
|---|---|---|
| たんぱく質 7.8g | 食物繊維 0.6g | 脂質 6.9g |

## 副菜 かぼちゃのシナモンヨーグルトかけ

材料（1人分）

かぼちゃ…100g
プレーンヨーグルト…大さじ2
シナモンパウダー…少々

作り方

かぼちゃはラップに包んで電子レンジで2分加熱し、大きめに割って器に盛り、ヨーグルトとシナモンをかける。

| エネルギー **96**kcal | 炭水化物 **17.0**g |
|---|---|
| | 塩分 **0.0**g |
| たんぱく質 2.2g | 食物繊維 3.5g | 脂質 1.0g |

## 副菜 コールスローサラダ
（→P199）…¼量

| エネルギー 33kcal | 炭水化物 2.6g | 塩分 0.3g |
|---|---|---|
| たんぱく質 0.5g | 食物繊維 1.1g | 脂質 2.0g |

# 洋の朝ごはん❸

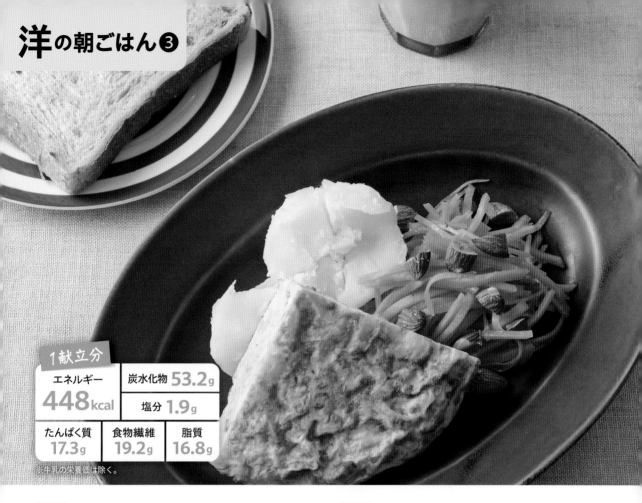

**1献立分**

| エネルギー | 炭水化物 | 53.2g |
|---|---|---|
| **448kcal** | 塩分 | 1.9g |

| たんぱく質 | 食物繊維 | 脂質 |
|---|---|---|
| 17.3g | 19.2g | 16.8g |

※牛乳の栄養価は除く。

---

**副菜** にんじんラペ
カリカリアーモンドのせ

材料（1人分）

**作りおき** にんじんラペ（→P208）…¼量
無塩ローストアーモンド…5g

作り方
アーモンドを粗く刻み、にんじんラペに散らす。

| エネルギー | 炭水化物 | 3.6g |
|---|---|---|
| **69kcal** | 塩分 | 0.5g |

| たんぱく質 | 食物繊維 | 脂質 |
|---|---|---|
| 1.3g | 2.0g | 4.8g |

---

**副菜** レンジじゃがいも

材料と作り方（1人分）
じゃがいも1個（150g）はよく洗い、ラップに包んで電子レンジで2分40秒加熱する。粗熱を取り、皮をむき、半分に割る。

| エネルギー89kcal | 炭水化物23.3g | 塩分0.0g |
|---|---|---|
| たんぱく質2.0g | 食物繊維13.4g | 脂質0.0g |

---

**主菜** キャベツオムレツ
（→P191）…¼量

| エネルギー139kcal | 炭水化物2.4g | 塩分0.8g |
|---|---|---|
| たんぱく質9.7g | 食物繊維1.1g | 脂質8.8g |

---

**主食** 全粒粉食パン（6枚切り）…1枚

| エネルギー151kcal | 炭水化物23.9g | 塩分0.6g |
|---|---|---|
| たんぱく質4.3g | 食物繊維2.7g | 脂質3.2g |

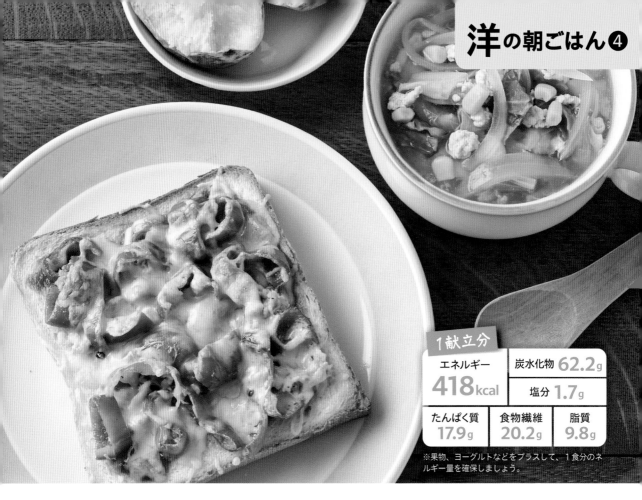

**1献立分**

| エネルギー | 炭水化物 | 62.2g |
|---|---|---|
| **418kcal** | 塩分 | 1.7g |

| たんぱく質 | 食物繊維 | 脂質 |
|---|---|---|
| 17.9g | 20.2g | 9.8g |

※果物、ヨーグルトなどをプラスして、1食分のネルギー量を確保しましょう。

---

## 主菜 ピザトースト

材料（1人分）
食パン（6枚切り）…1枚
トマトケチャップ…小さじ2
作りおき ピーマンツナ黒こしょう炒め（→P210）
…¼量
ピザ用チーズ…15g

作り方
食パンにケチャップを塗り、ピーマンツナ黒こしょう炒めをのせる。チーズを散らし、オーブントースターで焼く。

| エネルギー | 炭水化物 | 30.2g |
|---|---|---|
| **251kcal** | 塩分 | 1.4g |

| たんぱく質 | 食物繊維 | 脂質 |
|---|---|---|
| 10.9g | 3.4g | 8.3g |

## 副菜 レンジじゃがいも

材料と作り方（1人分）
じゃがいも1個（150g）はよく洗い、ラップに包んで電子レンジで2分40秒加熱する。

---

## 汁もの ひき肉入りキャベツスープ

材料（1人分）
鶏むねひき肉…20g ／ キャベツ…1枚（60g）
玉ねぎ…30g ／ コーン（冷凍）…30g
塩…少々（0.3g） ／ こしょう…少々

作り方
1 キャベツ、玉ねぎは細切りにする。
2 鍋に水¾カップを入れて火にかけ、沸騰したら、ひき肉をほぐし入れ、1とコーンを入れる。再び煮立ったら蓋をして弱火で7～8分煮て、塩、こしょうで味をととのえる。

| エネルギー | 炭水化物 | 8.7g |
|---|---|---|
| **78kcal** | 塩分 | 0.3g |

| たんぱく質 | 食物繊維 | 脂質 |
|---|---|---|
| 5.0g | 3.4g | 1.5g |

| エネルギー89kcal | 炭水化物 23.3g | 塩分 0.0g |
|---|---|---|
| たんぱく質 2.0g | 食物繊維 13.4g | 脂質 0.0g |

# 洋の朝ごはん❺

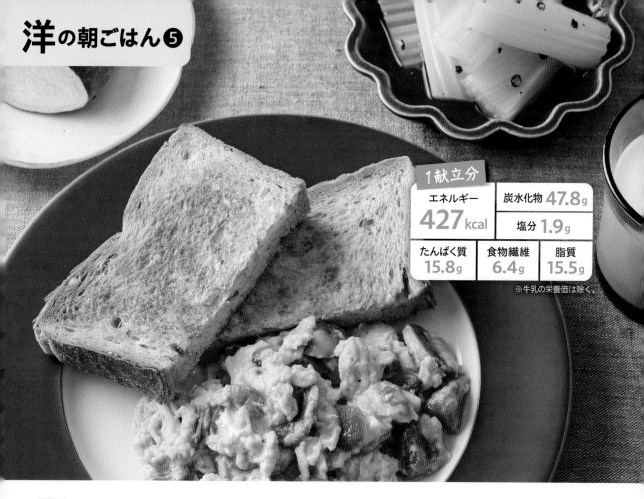

| 1献立分 | | |
|---|---|---|
| **エネルギー** **427**kcal | 炭水化物 **47.8**g | |
| | 塩分 **1.9**g | |
| たんぱく質 **15.8**g | 食物繊維 **6.4**g | 脂質 **15.5**g |

※牛乳の栄養価は除く。

## 主菜 マッシュルームスクランブルエッグ

### 材料（1人分）
マッシュルーム…3個（24g）
トマト…½個（80g）
溶き卵…1と½個分
A 牛乳…小さじ2
　 塩…少々（0.5g）　／　こしょう…少々
オリーブ油…小さじ1

### 作り方
1 溶き卵にAを混ぜ合わせる。
2 マッシュルームは薄切り、トマトは小さめの乱切りにする。
3 フライパンにオリーブ油を熱し、2を入れて中火で炒め、一旦火を止めて1を入れる。弱火で混ぜながら半熟になるまで火を通す。

| エネルギー **180**kcal | 炭水化物 **3.3**g | |
|---|---|---|
| | 塩分 **0.8**g | |
| たんぱく質 **10.5**g | 食物繊維 **1.3**g | 脂質 **12.1**g |

## 副菜 レンジさつまいも

### 材料と作り方（1人分）
さつまいも70gはよく洗い、ラップに包んで電子レンジで1分30秒加熱する。

| エネルギー 88kcal | 炭水化物 19.8g | 塩分 0.0g |
|---|---|---|
| たんぱく質 0.7g | 食物繊維 1.5g | 脂質 0.1g |

## 副菜 セロリのコンソメ煮（→P202）…¼量

| エネルギー 8kcal | 炭水化物 0.8g | 塩分 0.5g |
|---|---|---|
| たんぱく質 0.3g | 食物繊維 0.9g | 脂質 0.1g |

## 主食 全粒粉食パン（6枚切り）…1枚

| エネルギー 151kcal | 炭水化物 23.9g | 塩分 0.6g |
|---|---|---|
| たんぱく質 4.3g | 食物繊維 2.7g | 脂質 3.2g |

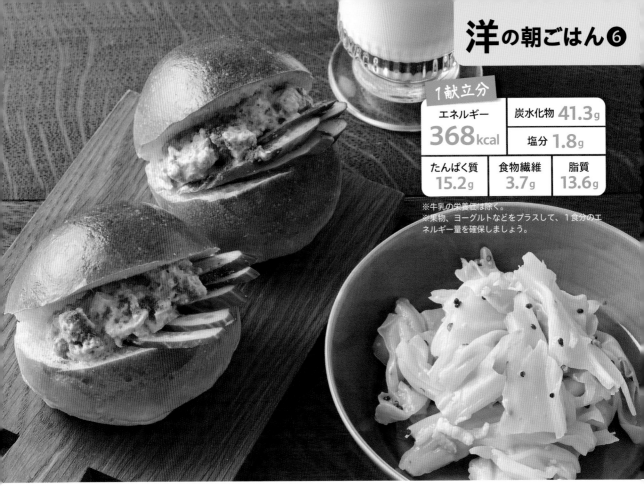

| 1献立分 | | |
|---|---|---|
| エネルギー **368**kcal | 炭水化物 **41.3**g | |
| | 塩分 **1.8**g | |
| たんぱく質 **15.2**g | 食物繊維 **3.7**g | 脂質 **13.6**g |

※牛乳の栄養価は除く。
※果物、ヨーグルトなどをプラスして、1食分のエネルギー量を確保しましょう。

主食・主菜 **鮭カレーサンド**

材料（1人分）
バターロール…2個（40g×2）
鮭缶（水煮）…小½缶（固形量35g）
A｜ プレーンヨーグルト…小さじ2
　｜ マヨネーズ…小さじ1
　｜ カレー粉…少々
きゅうり…½本（50g）
カレー粉…少々

作り方
1 鮭は汁けを切り、Aと混ぜ合わせる。
2 きゅうりは斜め薄切りにする。
3 パンに切り目を入れ、きゅうりと1を挟み、カレー粉少々をふる。

| エネルギー **334**kcal | 炭水化物 **38.4**g |
|---|---|
| | 塩分 **1.3**g |
| たんぱく質 **14.0**g | 食物繊維 **2.3**g | 脂質 **12.1**g |

副菜 **キャベツのマスタード煮**
（→P199）…¼量

| エネルギー **34**kcal | 炭水化物 **2.9**g | 塩分 **0.5**g |
|---|---|---|
| たんぱく質 **1.2**g | 食物繊維 **1.4**g | 脂質 **1.5**g |

**Memo**

**1食分の塩分が多くなったら
他で調整しましょう**

塩分量は1食2.5g以下が目安ですが、献立によっては、塩分が多めのものもあります。その場合は、他の2食で調整を。本書で掲載している1食分の栄養価を参考にして。

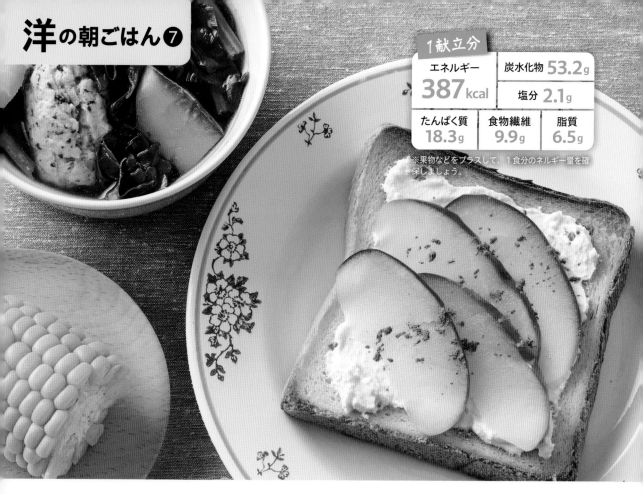

| 1献立分 | | |
|---|---|---|
| エネルギー **387**kcal | 炭水化物 **53.2**g | |
| | 塩分 **2.1**g | |
| たんぱく質 **18.3**g | 食物繊維 **9.9**g | 脂質 **6.5**g |

※果物などをプラスして、1食分のネルギー量を確保しましょう。

## 主食 アップルトースト

材料（1人分）
食パン（6枚切り）…1枚
カッテージチーズ（裏ごしタイプ）…30g
りんご（薄切り）…50g ／ はちみつ…小さじ½
シナモンパウダー…少々

作り方
1 耐熱皿にりんごを入れてはちみつをかけ、ラップをして電子レンジで1分加熱する。
2 パンは焼いてカッテージチーズを塗り、1をのせてシナモンをふる。

| エネルギー **219**kcal | 炭水化物 **35.7**g | |
|---|---|---|
| | 塩分 **1.0**g | |
| たんぱく質 **8.5**g | 食物繊維 **3.5**g | 脂質 **3.5**g |

## 副菜 レンジとうもろこし

材料と作り方（1人分）
とうもろこし⅓本（80g）はよく洗い、ラップに包んで電子レンジで1分30秒加熱する。

## 汁もの レンジソーセージとほうれん草のスープ

材料（1人分）
作りおき レンジソーセージ（→ P186）…1本
ほうれん草（3㎝長さに切る）…80g
かぼちゃ（厚めのいちょう切り）…40g
A　コンソメ顆粒…小さじ⅕
　　塩…少々（0.3g） ／ こしょう…少々

作り方
鍋に水1カップとかぼちゃを入れ、蓋をして火にかけ、煮立ったら弱火にして4～5分煮る。レンジソーセージとほうれん草を加え、さらに3～4分煮る。Aで味をととのえる。

| エネルギー **97**kcal | 炭水化物 **7.9**g | |
|---|---|---|
| | 塩分 **1.1**g | |
| たんぱく質 **7.6**g | 食物繊維 **4.0**g | 脂質 **2.0**g |

| エネルギー 71kcal | 炭水化物 9.6g | 塩分 0.0g |
|---|---|---|
| たんぱく質 2.2g | 食物繊維 2.4g | 脂質 1.0g |

# ビタミン・ミネラルを多く含む食品 表6 の⅓単位(100g)の目安表

## 緑黄色野菜

緑、黄、赤などの鮮やかな色が特徴の野菜。ビタミンA、C、Eが豊富です。
緑黄色野菜を毎日100g食べるように意識しましょう。

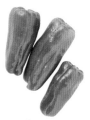
**ピーマン**
3個

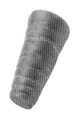
**にんじん**
⅔本

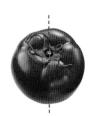
**トマト**
½個

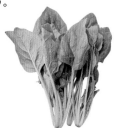
**ほうれん草(小)**
½束

## 淡色野菜

淡白な色が特徴の野菜。たっぷり食べられるので食物繊維やビタミンCの補給に。
淡色野菜も毎日100g食べるように意識しましょう。

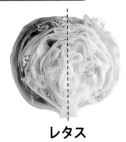
**レタス**
¼玉

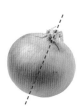
**玉ねぎ**
½個

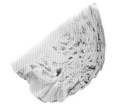
**キャベツ**
1/10個

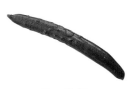
**きゅうり**
1本

## 海藻・きのこ・こんにゃく

食物繊維やミネラルが豊富で低エネルギーの食材。
エネルギー量がわずかなので、量を気にせず食べられます。

**海藻類**
(わかめ・ひじき・
海藻ミックス)

**こんにゃく類**
(しらたき・糸こんにゃく・
板こんにゃく)

**きのこ類**
(しいたけ・エリンギ・
しめじ・えのきだけ)

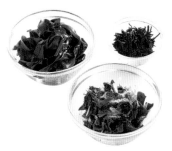

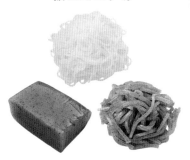

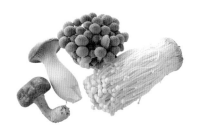

引用文献：日本糖尿病学会編・著：糖尿病食事療法のための食品交換表, 第7版, 日本糖尿病協会・文光堂, 2013, p.78-83

# Part 4

# 糖尿病の
# おいしい昼食レシピ

昼食は、外食になったり、家にいても簡単なものになることが多く、
栄養バランスを取るのが難しくなります。
パパッと作りやすく、たんぱく質、野菜もしっかりとれる
麺やワンプレートのレシピや、作りおきを上手に利用した
おいしく、栄養バランスのよいお弁当も豊富にご紹介します。
外食や市販のお惣菜で気をつけたいこともコラムにまとめました。

`主食・主菜` ## カレーあんかけうどん

材料（1人分）

ゆでうどん…1玉（200g）

豚もも薄切り肉（赤身）…80g

玉ねぎ…¼個（50g）

しめじ…40g

小松菜…40g

だし汁…1カップ

A｜　しょうゆ…小さじ1と½

　　みりん…小さじ1

　　カレー粉…小さじ1

水溶き片栗粉…片栗粉小さじ2＋水大さじ1と½

オリーブ油…小さじ1

作り方

1 玉ねぎは細切り、豚肉は食べやすい大きさに切る。しめじはほぐす。

2 鍋にオリーブ油を熱して玉ねぎを炒め、豚肉を加えて炒める。しめじとだし汁を加えて煮立て、蓋をして弱火で5分ほど煮る。Aで調味し、水溶き片栗粉でとろみをつける。

3 別の鍋に湯を沸かし、うどんをさっとゆで、小松菜もゆでて3cm長さに切る。水けをしっかりきったうどんを器に盛り、2をかけて小松菜を添える。

**Memo**

## うどんや中華麺、そうめんなどの塩分のこと

昼ごはんに大活躍の麺類。うどんやそば、そうめんのほか、中華麺、パスタなどがあります。これらの麺類は、ツルツルと食べやすく、よく噛まずに早食いになりがち。うどんやそば、そうめんは、麺だけで食べることも多いため、血糖値の急激な上昇を招きます。その上、満足感が得られず、間食や夕ごはんの食べ過ぎにつながることも。なるべく、麺だけに偏らないように注意し、よく噛んで食べるように心がけましょう。特にそうめんは、塩分が高いので食べ過ぎ、つゆのつけ過ぎには注意が必要です。麺類の献立では、野菜やきのこなどで具沢山にして、満足感を得るための工夫をしましょう。

うどん・ゆで(240g)
たんぱく質 **5.5g**
塩分 **0.7g**

そば・ゆで(180g)
たんぱく質 **7.0g**
塩分 **0g**

そうめん・乾燥(50g)
たんぱく質 **4.4g**
塩分 **1.9g**

中華麺・生(110g)
たんぱく質 **9.4g**
塩分 **1.1g**

蒸し中華麺(120g)
たんぱく質 **5.6g**
塩分 **0.4g**

マカロニ・スパゲティ・乾燥(60g)
たんぱく質 **7.2g**
塩分 **0g**

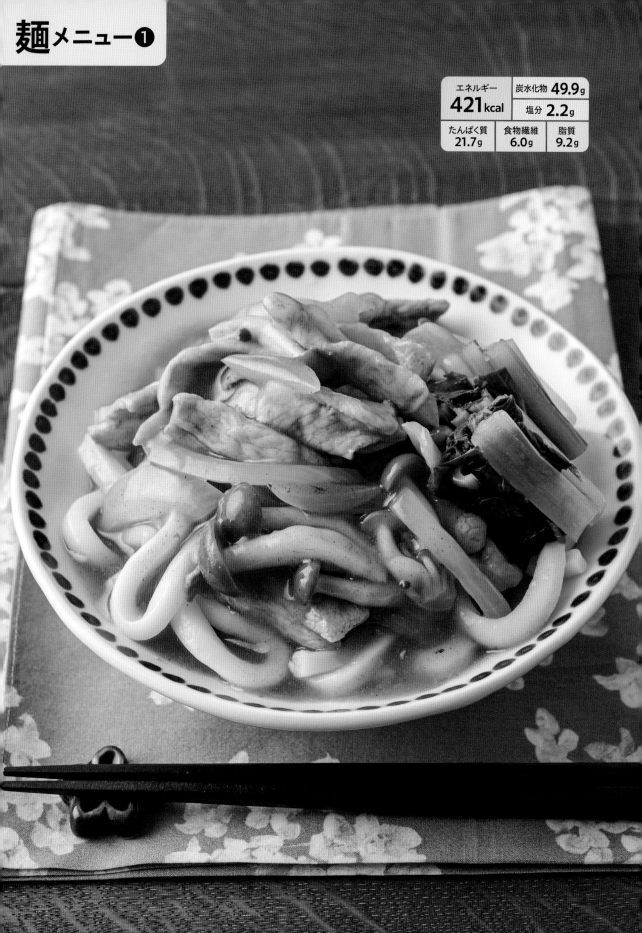

# 麺メニュー❶

| エネルギー | 炭水化物 **49.9**g |
|---|---|
| **421**kcal | 塩分 **2.2**g |

| たんぱく質 **21.7**g | 食物繊維 **6.0**g | 脂質 **9.2**g |
|---|---|---|

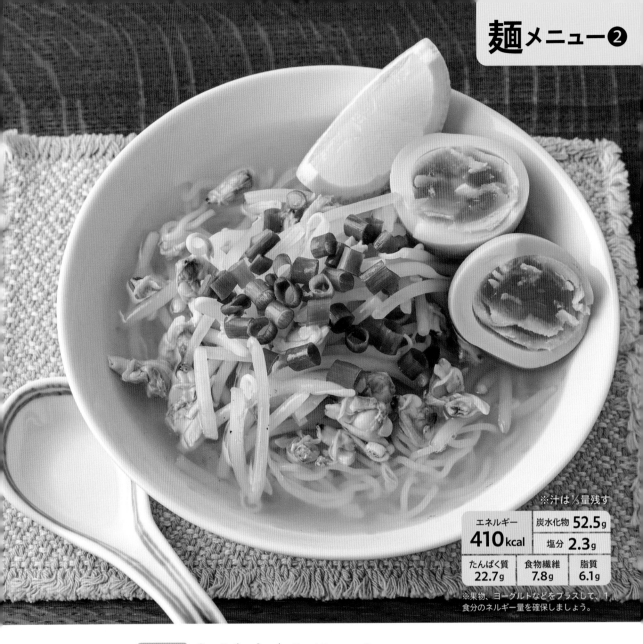

※汁は⅓量残す

| エネルギー | 炭水化物 | **52.5**g |
|---|---|---|
| **410**kcal | 塩分 | **2.3**g |
| たんぱく質 **22.7**g | 食物繊維 **7.8**g | 脂質 **6.1**g |

※果物、ヨーグルトなどをプラスして、1食分のネルギー量を確保しましょう。

## 主食・主菜 あさりもやしラーメン

**材料（1人分）**

中華麺…小1玉（100g）
あさり水煮缶…小½缶（65g）
もやし…100g
しょうが（薄切り）…2枚
A　水…1カップ
　　酒…大さじ1
　　鶏がらスープの素…小さじ¼
ナンプラー…小さじ½
こしょう…少々
作りおき 煮卵（→P190）…1個
レモン（くし形切り）…1切れ
万能ねぎ（小口切り）…1本

**作り方**

1 しょうがはせん切りにする。

2 鍋に1とAを入れて煮立て、あさり缶（汁ごと）、もやしを加えてさっと煮る。ナンプラー、こしょうで味をととのえる。

3 中華麺はほぐして袋の表示通りにゆで、水けをしっかりきる。器に盛り、2をかけ、半分に切った煮卵、レモン、万能ねぎを添える。

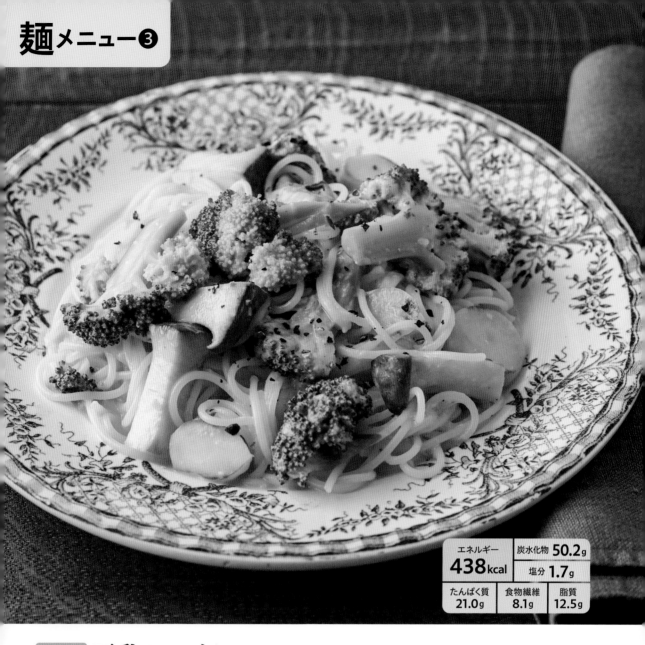

| エネルギー | 炭水化物 **50.2**g |
|---|---|
| **438**kcal | 塩分 **1.7**g |
| たんぱく質 **21.0**g | 食物繊維 **8.1**g | 脂質 **12.5**g |

主食・主菜 **豆乳カルボナーラ**

材料（1人分）

スパゲッティ…70g
エリンギ…½本（30g）
ブロッコリー…60g
にんにく（薄切り）…2枚
A｜卵…1個
　｜豆乳…¼カップ
　｜レモン汁…大さじ1
　｜塩…小さじ¼
　｜こしょう…少々
　｜パルメザンチーズ…小さじ2
オリーブ油…小さじ1
粗びき黒こしょう…少々

作り方

1 ブロッコリーは食べやすい大きさに切る。エリンギは軸を輪切り、笠の部分はくし形切りにする。

2 鍋に湯を沸かし、塩を入れずにスパゲッティをゆで、袋の表示のゆで上がり時間3分前にブロッコリーを入れて一緒にゆでる。

3 フライパンにオリーブ油を熱し、にんにく、エリンギを炒め、2を加えて炒め合わせる。火を止め、混ぜ合わせたAを加え、余熱でとろりとさせる。器に盛り、粗びき黒こしょうをふる。

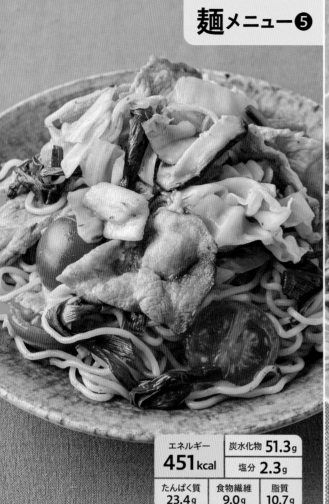

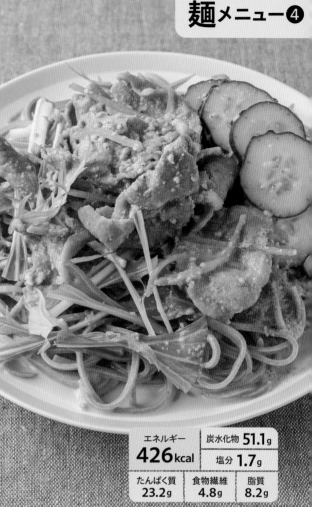

## 麺メニュー❺

| エネルギー | 炭水化物 51.3g |
|---|---|
| **451**kcal | 塩分 **2.3**g |

| たんぱく質 | 食物繊維 | 脂質 |
|---|---|---|
| 23.4g | 9.0g | 10.7g |

【主食・主菜】 **キムチ焼きそば**

#### 材料（1人分）

中華蒸し麺（焼きそば用）…150g
豚もも薄切り肉（赤身）…80g
キャベツ…1枚（60g） ／ にら…30g
ミニトマト…3個（45g） ／ しいたけ…1枚（20g）
キムチ…40g ／ 酒…小さじ2
しょうゆ…小さじ⅔ ／ こしょう…少々
ごま油…小さじ1

#### 作り方

1 麺は袋のまま電子レンジで1分加熱し、ほぐす。

2 キャベツは長めの短冊切り、にらは3cm長さに切る。トマトは半分に切り、しいたけは薄切りにする。豚肉は一口大に切る。

3 フライパンにごま油を熱して豚肉を炒め、キャベツ、しいたけ、酒を加えてさらに炒める。麺とキムチを加えて炒め、最後にトマト、にら、しょうゆ、こしょうを加えて炒め合わせる。

## 麺メニュー❹

| エネルギー | 炭水化物 51.1g |
|---|---|
| **426**kcal | 塩分 **1.7**g |

| たんぱく質 | 食物繊維 | 脂質 |
|---|---|---|
| 23.2g | 4.8g | 8.2g |

【主食・主菜】 **ごまだれそば**

#### 材料（1人分）

そば（乾めん）…70g
【作りおき】豚肉の時雨煮（→ P183）…⅙量
水菜…30g
きゅうり…½本（50g）
A｜ 豆乳…½カップ
　　 すりごま…小さじ2
　　 しょうゆ…小さじ1
　　 みりん…小さじ1

#### 作り方

1 鍋に湯を沸かし、そばを袋の表示通りにゆで、水で洗い、しっかり水けをきる。

2 水菜は3cm長さに切り、きゅうりは輪切りにする。

3 器にそばと豚肉の時雨煮、2を盛り合わせ、混ぜ合わせたAをかける。

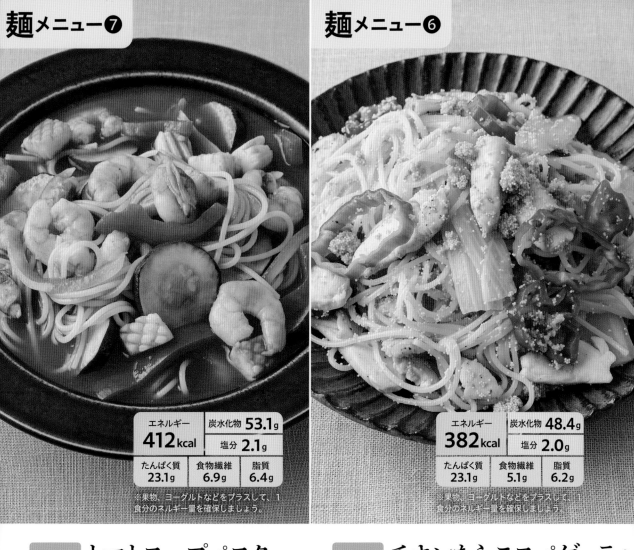

麺メニュー❼

| エネルギー | 炭水化物 **53.1**g |
|---|---|
| **412**kcal | 塩分 **2.1**g |
| たんぱく質 **23.1**g | 食物繊維 **6.9**g | 脂質 **6.4**g |

※果物、ヨーグルトなどをプラスして、1食分のネルギー量を確保しましょう。

麺メニュー❻

| エネルギー | 炭水化物 **48.4**g |
|---|---|
| **382**kcal | 塩分 **2.0**g |
| たんぱく質 **23.1**g | 食物繊維 **5.1**g | 脂質 **6.2**g |

※果物、ヨーグルトなどをプラスして、1食分のネルギー量を確保しましょう。

---

主食・主菜 **トマトスープパスタ**

材料（1人分）

スパゲッティ…70g ／ シーフードミックス…100g

玉ねぎ…30g ／ ズッキーニ（輪切り）…50g

パプリカ…30g ／ にんにく（薄切り）…2枚

A｜ トマトジュース（無塩）…1カップ
　　水…½カップ ／ コンソメ顆粒…小さじ⅕

塩…小さじ⅕ ／ こしょう…少々

オリーブ油…小さじ1

作り方

1 鍋に湯を沸かし、塩を入れずにスパゲッティを袋の表示通りにゆでる。

2 シーフードミックスは解凍し、水けを拭く。玉ねぎ、パプリカは細切りにする。フライパンにオリーブ油を熱して玉ねぎ、パプリカ、にんにく、ズッキーニを炒め、Aを加えて煮立ったらシーフードミックスを入れてさっと煮る。1、塩、こしょうを加える。

---

主食・主菜 **チキンたらこスパゲッティ**

材料（1人分）

スパゲッティ…70g ／ 鶏ささみ…40g

セロリ…40g ／ ピーマン…1個（25g）

にんにく（薄切り）…2枚 ／ 甘塩たらこ…30g

酒…小さじ2 ／ 塩…少々（0.5g）

こしょう…少々 ／ オリーブ油…小さじ1

作り方

1 ささみ、セロリは斜め薄切り、ピーマンは輪切り、にんにくはみじん切りにし、たらこはほぐす。

2 鍋に湯を沸かし、塩を入れずにスパゲッティを袋の表示通りにゆでる。

3 フライパンにオリーブ油を熱し、中火でにんにく、ささみを炒め、セロリ、ピーマン、酒を加えてさらに炒める。2とたらこを加えて炒め合わせ、塩、こしょうで味をととのえる。

短い時間でも作りやすいワンプレートメニューです。午後も元気に動くための栄養をしっかりとりましょう

## 主食・主菜 納豆チャーハン

**材料（1人分）**

温かいごはん…150g
長ねぎ…¼本（25g）
小松菜…80g
納豆…1パック（40g）
納豆の添付タレ…1袋
赤唐辛子（輪切り）…¼本
しょうゆ…小さじ1
ごま油…小さじ1と½
削り節…少々

**作り方**

1 長ねぎは粗みじん切りにする。小松菜は2cm長さに切り、ラップに包んで電子レンジで40秒加熱する。

2 フライパンにごま油を熱し、長ねぎ、ごはん、赤唐辛子を入れて炒め、納豆のタレ、しょうゆ、納豆、小松菜を加えて炒め合わせる。

3 器に盛り、削り節をふる。

---

**Memo**

### 朝のたんぱく質量が多くなったら昼で調整を

朝ごはんのたんぱく質量は15〜20gに抑えるのが基本ですが、ときにはオーバーしてしまうことも。たんぱく質量が多い献立を選んだときは、昼ごはんで調整するのがいいでしょう。例えば、本書で紹介しているたんぱく質11.4gの納豆チャーハン（P156）や、たんぱく質15.9gの豆腐丼（P160）、お弁当ならたんぱく質18.2gの卵サンド弁当（P169）などを組み合わせるのがおすすめです。また、コンビニでお弁当やサンドイッチを買うときも、栄養表示を必ずチェックして、たんぱく質が少ないものを選んだり、お弁当の肉や魚などのおかずを半分残すなどもおすすめ。1食で考えるより、1日で考える方が長続きするでしょう。

---

**Memo**

### ワンプレートでエネルギー量が少ないときは 果物やヨーグルトなどを摂取しましょう

納豆チャーハン（P156）、豆腐丼（P160）のように、エネルギー量とたんぱく質量が少ないメニューは、果物やヨーグルトを添えて、エネルギー量とたんぱく質量をアップさせましょう。このほかにも、中華丼（P160）、鶏肉とブロッコリーのリゾット（P161）、鶏むね肉のハーブ焼き弁当（P164）のようにエネルギー量のみが足りないものには果物を添えて、エネルギー量のアップを心がけましょう。また、エネルギー量が少ないからといって、お菓子を食べて補うという考え方はNG。あくまでも、3食バランスよく食べることを基本とし、足りない分は果物と乳製品で補うと覚えましょう。

# ワンプレート❶

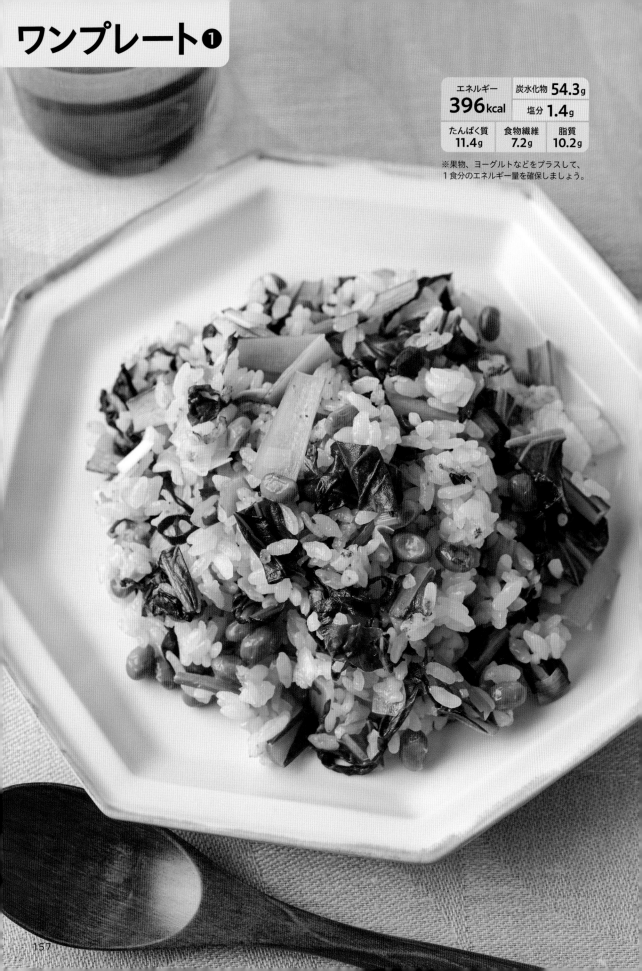

| エネルギー | 炭水化物 | **54.3**g |
|---|---|---|
| **396**kcal | 塩分 | **1.4**g |

| たんぱく質 | 食物繊維 | 脂質 |
|---|---|---|
| **11.4**g | **7.2**g | **10.2**g |

※果物、ヨーグルトなどをプラスして、
1食分のエネルギー量を確保しましょう。

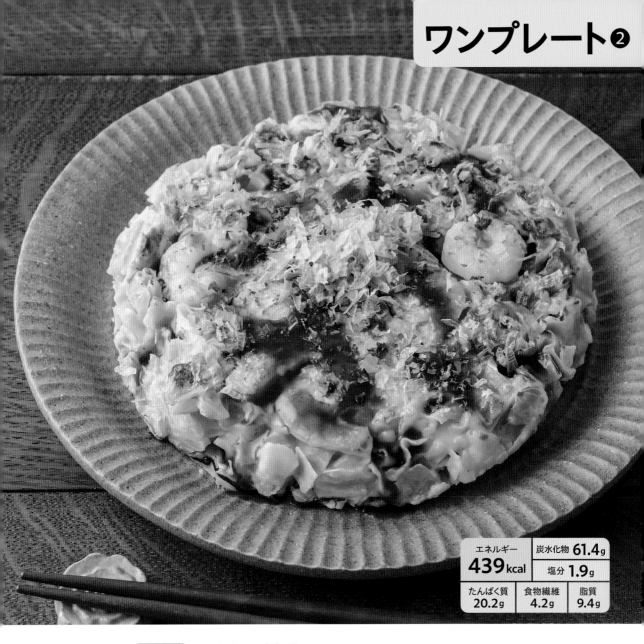

| エネルギー | 炭水化物 **61.4**g |
|---|---|
| **439**kcal | 塩分 **1.9**g |
| たんぱく質 **20.2**g | 食物繊維 **4.2**g | 脂質 **9.4**g |

## 主食・主菜 お好み焼き

**材料（1人分）**

- A
  - 小麦粉…70g
  - 水…大さじ4
  - 削り節…¼袋（1g）
- シーフードミックス…50g
- キャベツ…1と½枚（90g）
- 長ねぎ…20g
- 卵…1個
- サラダ油…小さじ⅔
- 中濃ソース…大さじ1
- 青のり、削り節…各少々

**作り方**

1 長ねぎは小口切り、キャベツは粗めのみじん切りにする。シーフードミックスは解凍し、水けを拭く。

2 ボウルに卵を割りほぐし、Aを加えて混ぜ、長ねぎとキャベツを混ぜ合わせる。

3 フライパンにサラダ油を熱し、2を丸く流し入れて平らにし、シーフードミックスを散らす。蓋をして中火から弱火で6分ほど焼き、ひっくり返して蓋をしてさらに6分ほど焼く。器に盛り、ソースを塗って青のり、削り節をふる。

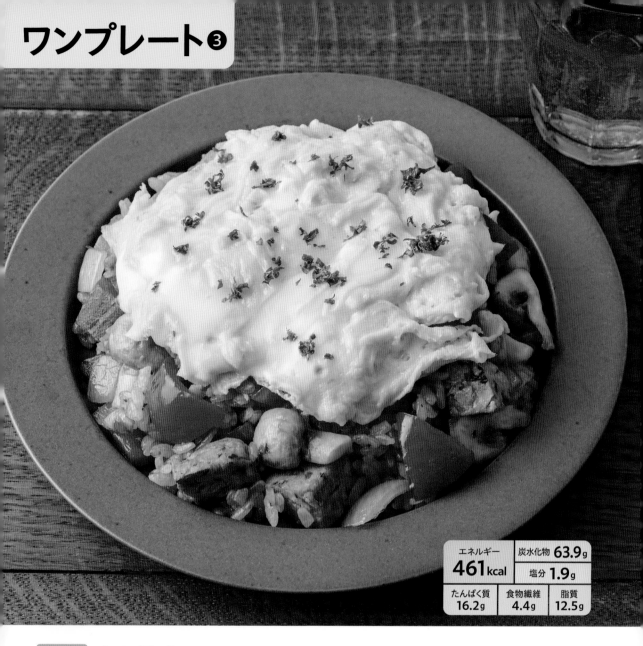

| エネルギー | 炭水化物 63.9g |
|---|---|
| 461kcal | 塩分 1.9g |

| たんぱく質 16.2g | 食物繊維 4.4g | 脂質 12.5g |
|---|---|---|

主食・主菜 **オムライス**

**材料（1人分）**

温かいごはん…150g

作りおき レンジソーセージ（→ P186）…1本
　※なければ、鶏むね肉（皮なし）　40gでも可

玉ねぎ…30g　／　パプリカ…30g

マッシュルーム…2個（16g）

卵…1個　／　牛乳…小さじ1と½

A｜トマトケチャップ…大さじ1と½
　｜塩…少々（0.5g）　／　こしょう…少々

バター…小さじ1　／　オリーブ油…小さじ½

パセリ（みじん切り）…適宜

**作り方**

1 レンジソーセージ、玉ねぎ、パプリカは角切り、マッシュルームは6等分に切る。

2 フライパンにバターを熱し、1を入れて中火で炒める。ごはんを加えて炒め、Aを加えて炒め合わせ、器に盛る。

3 ボウルに卵を割りほぐして牛乳を混ぜ、オリーブ油を熱したフライパンに流し入れる。弱火で軽く混ぜて半熟状の薄焼き卵を作り、2にのせる。好みでパセリをふる。

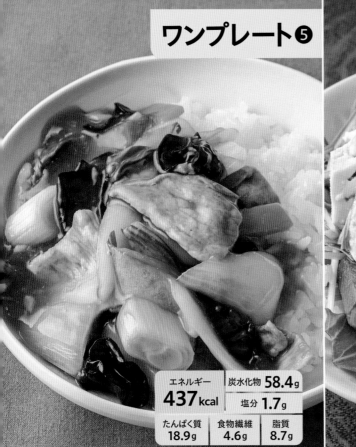

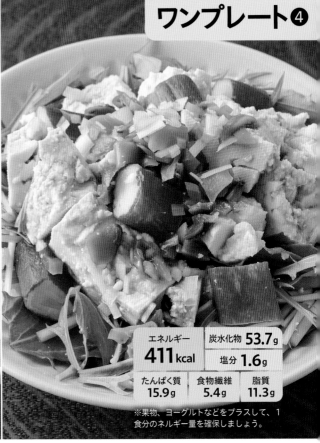

| エネルギー **437**kcal | 炭水化物 **58.4**g |
|---|---|
| | 塩分 **1.7**g |
| たんぱく質 **18.9**g | 食物繊維 **4.6**g | 脂質 **8.7**g |

| エネルギー **411**kcal | 炭水化物 **53.7**g |
|---|---|
| | 塩分 **1.6**g |
| たんぱく質 **15.9**g | 食物繊維 **5.4**g | 脂質 **11.3**g |

※果物、ヨーグルトなどをプラスして、1食分のネルギー量を確保しましょう。

## 主食・主菜 中華丼

材料（1人分）

ごはん…150g ／ 豚もも薄切り肉（赤身）…80g
チンゲン菜…½株(70g) ／ 長ねぎ…20g
にんじん…20g ／ きくらげ(乾燥)…2個
A｜水…½カップ ／ 酒…小さじ2
　｜しょうゆ…小さじ1
　｜オイスターソース…小さじ½
　｜鶏がらスープの素…小さじ⅕ ／ こしょう…少々
水溶き片栗粉…片栗粉小さじ1と½＋水大さじ1
ごま油…小さじ1

作り方

1 豚肉は一口大に切る。長ねぎは1㎝幅に切り、にんじんは短冊切りにする。チンゲン菜は3㎝の斜め切りにして茎と葉を分ける。きくらげは水で戻して一口大に切る。

2 フライパンにごま油を熱し、豚肉、長ねぎ、にんじん、チンゲン菜の茎を入れて炒め、Aを加えて煮立てる。チンゲン菜の葉、きくらげを入れてさっと煮て水溶き片栗粉でとろみをつけ、ひと煮立ちさせる。

3 器にごはんを盛り、2をかける。

## 主食・主菜 豆腐丼

材料（1人分）

ごはん…150g ／ 木綿豆腐…150g
かに風味かまぼこ…2本(16g) ／ 水菜…30g
ザーサイ（味つき）…10g
長ねぎ（みじん切り）…小さじ2
A｜しょうゆ…小さじ⅔
　｜ごま油…小さじ1
　｜酢…小さじ½

作り方

1 水菜は2㎝長さ、かにかまは1～2㎝幅に切り、ザーサイはみじん切りにする。豆腐はペーパータオルに包んで5分おき、水分をきる。

2 器にごはんを盛り、水菜を広げてのせ、粗く割った豆腐、かにかまをのせる。混ぜたAを回しかけ、ザーサイ、長ねぎを散らす。

# ワンプレート❼

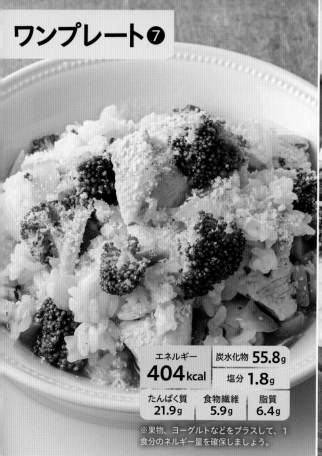

| エネルギー | 炭水化物 55.8g |
|---|---|
| **404**kcal | 塩分 **1.8**g |

| たんぱく質 | 食物繊維 | 脂質 |
|---|---|---|
| **21.9**g | **5.9**g | **6.4**g |

※果物、ヨーグルトなどをプラスして、1食分のネルギー量を確保しましょう。

主食・主菜 **鶏肉とブロッコリーの リゾット**

材料（1人分）

ごはん…150g

下味冷凍 鶏むね肉のハーブ漬け（→ P175）…¼量

ブロッコリー…60g ／ 玉ねぎ（薄切り）…30g

にんにく（薄切り）…1枚

A｜水…¾カップ ／ コンソメ顆粒…小さじ⅕

B｜レモン汁…大さじ1 ／ 塩…小さじ⅙
｜こしょう…少々

オリーブ油…小さじ1

パルメザンチーズ…小さじ1

作り方

1 ブロッコリーは小さめに切る。鶏むね肉のハーブ漬けは解凍し、食べやすい大きさに切る。

2 フライパンにオリーブ油を熱し、鶏肉、玉ねぎ、にんにくを入れて炒め、Aを加える。煮立ったらブロッコリー、ごはんを入れ、再び煮立ったら弱火にして3〜4分煮て、Bで味をととのえる。

3 器に盛り、チーズをかける。

# ワンプレート❻

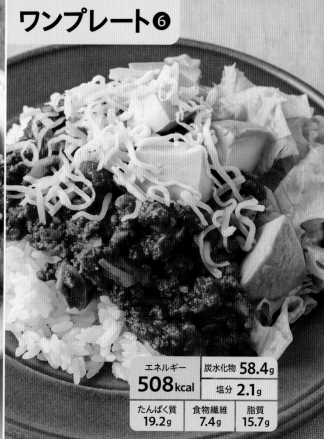

| エネルギー | 炭水化物 58.4g |
|---|---|
| **508**kcal | 塩分 **2.1**g |

| たんぱく質 | 食物繊維 | 脂質 |
|---|---|---|
| **19.2**g | **7.4**g | **15.7**g |

主食・主菜 **タコライス**

材料（1人分）

ごはん…150g

作りおき ミートソース（→P182）…¼量

チリパウダー…小さじ1と½

レタス…1枚（30g） ／ アボカド…¼個（40g）

シュレッドチーズ（生食用）…10g

作り方

1 鍋にミートソースとチリパウダーを入れて混ぜ合わせ、火にかけてひと煮立ちさせる。

2 器にごはんを盛り、1、ざく切りにしたレタス、食べやすく切ったアボカドを盛り合わせ、チーズをかける。

**Memo**

**アボカドは脂質が多いので 食べすぎ注意**

ビタミンEが豊富なアボカドですが、脂質が多く、食品交換表では表5（脂質の多い食品）に分類されているので分量を守りましょう。

# 糖尿病の作りおきのお弁当

お弁当も作りおきを活用して手早く作りましょう。主食もサンドイッチやすしなど変化をつけて

## 主菜 豚肉とエリンギのバーベキュー

### 材料（1人分）

作りおき 豚バーベキューソース（→P177）…¼量（80g）
エリンギ…小1本（40g）
トマトケチャップ…小さじ1
オリーブ油…小さじ1

### 作り方

1 豚バーベキューソースは解凍する。エリンギは軸を輪切り、笠の部分は半分に切る。
2 フライパンにオリーブ油を熱し、1を入れて火が通るまで焼き、ケチャップを加え、炒め合わせる。

| エネルギー 193kcal | 炭水化物 5.7g |
| --- | --- |
| | 塩分 1.3g |
| たんぱく質 17.2g | 食物繊維 1.7g | 脂質 8.9g |

## 副菜 にんじんラペ （→P208）…¼量

| エネルギー 45kcal | 炭水化物 4.2g | 塩分 0.5g |
| --- | --- | --- |
| たんぱく質 0.3g | 食物繊維 1.8g | 脂質 2.1g |

## 副菜 ブロッコリーのさっと煮 （→P211）…¼量

| エネルギー 24kcal | 炭水化物 1.6g | 塩分 0.4g |
| --- | --- | --- |
| たんぱく質 2.1g | 食物繊維 2.6g | 脂質 0.2g |

## 主食 ごはん （青のり少々をふる）…150g

| エネルギー 234kcal | 炭水化物 51.9g | 塩分 0.0g |
| --- | --- | --- |
| たんぱく質 3.0g | 食物繊維 2.3g | 脂質 0.3g |

### Memo

## 献立のポイント

糖尿病の食事療法をしながら会社勤めをしている人が一番悩むのが、ランチをどうするかということ。外食やコンビニだと食べるものも限られてくるので、できれば、お弁当を持って行けるとベター。ただ、いつものお弁当箱に詰める場合、どうしても見た目に乏しくなってしまいがち。きのこやこんにゃくを効果的に使ってボリュームを出

したり、カサのあるブロッコリーなどの野菜の副菜を詰めて食べ応え満点に。2段弁当なら、ごはんの段には、にんじんラペをたっぷり添えて、物足りなさを解消。見た目にも彩りがいいので食欲もアップ。食べるときは、しっかりとよく噛んで、ゆっくり時間をかけて食べるようにしましょう。

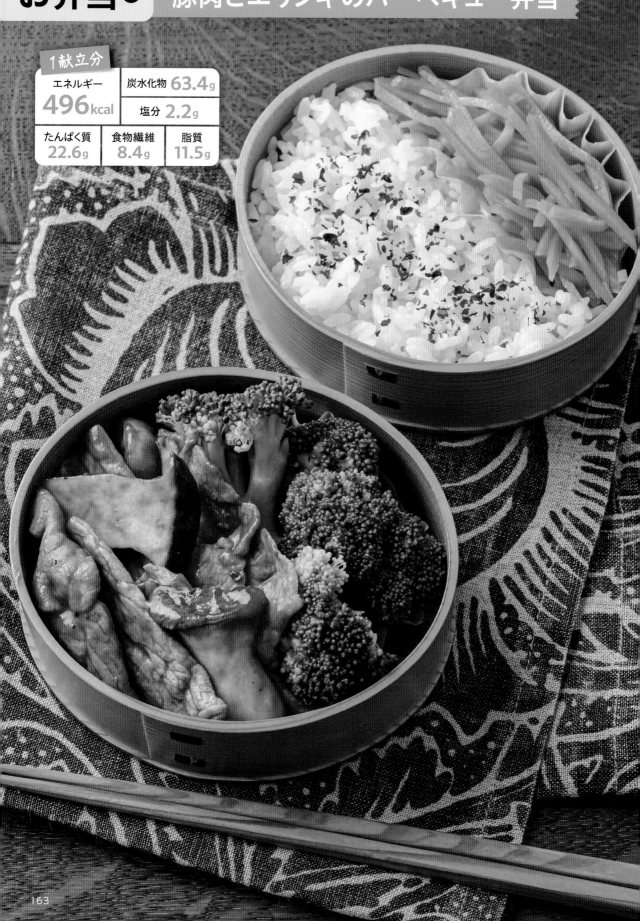

**1献立分**

| エネルギー | 炭水化物 **63.4**g |
|---|---|
| **496**kcal | 塩分 **2.2**g |

| たんぱく質 | 食物繊維 | 脂質 |
|---|---|---|
| **22.6**g | **8.4**g | **11.5**g |

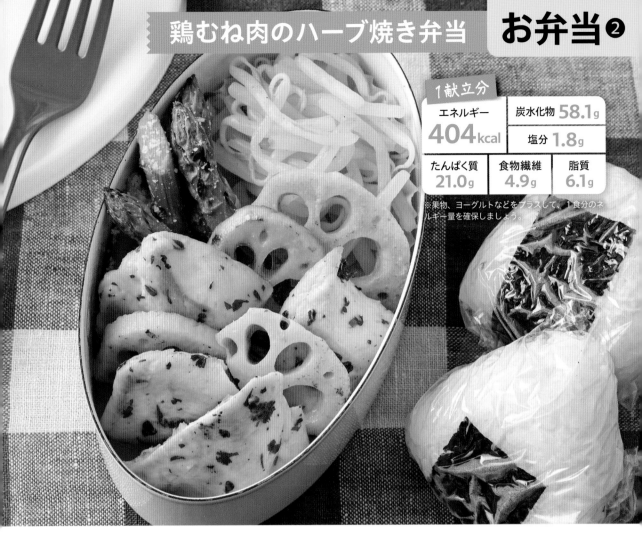

| 1献立分 | | |
| --- | --- | --- |
| エネルギー **404**kcal | 炭水化物 **58.1**g | |
| | 塩分 **1.8**g | |
| たんぱく質 **21.0**g | 食物繊維 **4.9**g | 脂質 **6.1**g |

※果物、ヨーグルトなどをプラスして、1食分のエネルギー量を確保しましょう。

## 主菜 鶏むね肉のハーブ焼き

**材料（1人分）**

作りおき 鶏むね肉のハーブ漬け（→P175）…¼量
れんこん…30g
塩…少々（0.5g）
オリーブ油…小さじ1

**作り方**

1 鶏むね肉のハーブ漬けは解凍する。れんこんは半月切りにし、水にさっとさらして水けを拭き取る。

2 フライパンにオリーブ油を熱し、1を入れて火が通るまで中火から弱火で焼き、塩で味をととのえる。

3 鶏肉を食べやすい大きさに切る。

| エネルギー **141**kcal | 炭水化物 **4.0**g | |
| --- | --- | --- |
| | 塩分 **1.2**g | |
| たんぱく質 **15.8**g | 食物繊維 **0.7**g | 脂質 **5.3**g |

## 副菜 もやしのカレー酢
（→P212）…¼量

| エネルギー 13kcal | 炭水化物 1.1g | 塩分 0.3g |
| --- | --- | --- |
| たんぱく質 0.8g | 食物繊維 0.9g | 脂質 0.1g |

## 副菜 焼きアスパラのチーズ和え
（→P201）…¼量

| エネルギー 15kcal | 炭水化物 1.1g | 塩分 0.3g |
| --- | --- | --- |
| たんぱく質 1.3g | 食物繊維 0.9g | 脂質 0.4g |

## 主食 おにぎり…2個

ごはん150gを2つに分けておにぎりを作り、焼きのり⅛枚を半分に切って、それぞれに巻く。

| エネルギー 235kcal | 炭水化物 51.9g | 塩分 0.0g |
| --- | --- | --- |
| たんぱく質 3.1g | 食物繊維 2.4g | 脂質 0.3g |

混ぜすし弁当

副菜 **ミニトマト**…3個

| エネルギー14kcal | 炭水化物 2.0g | 塩分 0.0g |
|---|---|---|
| たんぱく質 0.4g | 食物繊維 0.6g | 脂質 0.0g |

**1献立分**

| エネルギー 460kcal | 炭水化物 58.5g | |
|---|---|---|
| | 塩分 1.8g | |
| たんぱく質 19.5g | 食物繊維 6.1g | 脂質 10.6g |

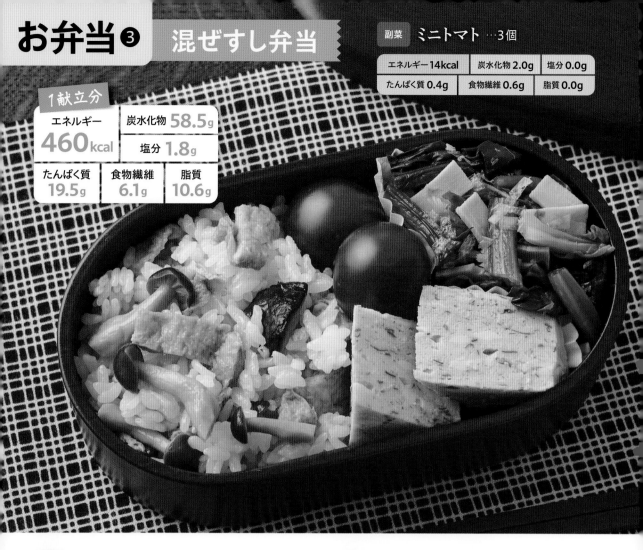

## 主食 混ぜすし

**材料（1人分）**

温かいごはん…150g
酢…小さじ2
砂糖…小さじ⅓
作りおき 刻み油揚げときのこの煮物（→P193）
　…⅛量（大さじ2と½）

**作り方**

ごはんに酢と砂糖を混ぜ、刻み油揚げときのこの
煮物を加えて混ぜ合わせる。

| エネルギー 294kcal | 炭水化物 54.7g | |
|---|---|---|
| | 塩分 0.6g | |
| たんぱく質 5.8g | 食物繊維 3.0g | 脂質 3.5g |

## 副菜 ほうれん草とハムの おかか和え

**材料（1人分）**

ほうれん草…80g　／　ロースハム…1枚（10g）
しょうゆ…小さじ⅓　／　削り節…3つまみ

**作り方**

ほうれん草はゆでて3cm長さ、ハムは太めのせん
切りにし、しょうゆ、削り節と混ぜ合わせる。

| エネルギー 57kcal | 炭水化物 0.4g | |
|---|---|---|
| | 塩分 0.6g | |
| たんぱく質 6.9g | 食物繊維 2.2g | 脂質 1.6g |

## 主菜 青のり入りだし巻き卵
（→P191）…¼量

| エネルギー95kcal | 炭水化物 1.4g | 塩分 0.6g |
|---|---|---|
| たんぱく質 6.4g | 食物繊維 0.3g | 脂質 5.5g |

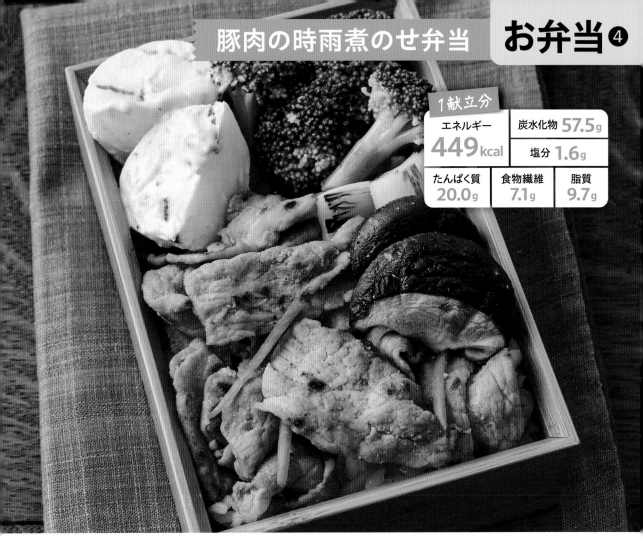

**1献立分**

| エネルギー | 炭水化物 | 57.5g |
|---|---|---|
| 449kcal | 塩分 | 1.6g |

| たんぱく質 | 食物繊維 | 脂質 |
|---|---|---|
| 20.0g | 7.1g | 9.7g |

## 主食・主菜 豚肉の時雨煮のせごはん

材料（1人分）

ごはん…150g

作りおき 豚肉の時雨煮（→P183）…¼量

長ねぎ…3㎝　／　しいたけ…1枚（20g）

ごま油…小さじ½

作り方

1 長ねぎは縦半分に、しいたけは半分に切る。フライパンにごま油を熱し、弱火で火が通るまで焼いて取り出す。

2 同じフライパンに豚肉の時雨煮を入れ、時々ひっくり返して温め、1とともにごはんにのせる。

| エネルギー | 炭水化物 | 54.6g |
|---|---|---|
| 385kcal | 塩分 | 1.0g |

| たんぱく質 | 食物繊維 | 脂質 |
|---|---|---|
| 17.5g | 3.7g | 6.4g |

## 副菜 焼きかぶのからしマヨネーズ和え

材料（1人分）

作りおき 焼きかぶ（→P197）…¼量

マヨネーズ…小さじ1　／　練りからし…少々

作り方

マヨネーズとからしを混ぜ、焼きかぶを和える。

| エネルギー | 炭水化物 | 1.7g |
|---|---|---|
| 39kcal | 塩分 | 0.1g |

| たんぱく質 | 食物繊維 | 脂質 |
|---|---|---|
| 0.4g | 0.8g | 3.1g |

## 副菜 ブロッコリーのしょうが和え
（→P211）…¼量

| エネルギー 25kcal | 炭水化物 1.2g | 塩分 0.5g |
|---|---|---|
| たんぱく質 2.1g | 食物繊維 2.6g | 脂質 0.2g |

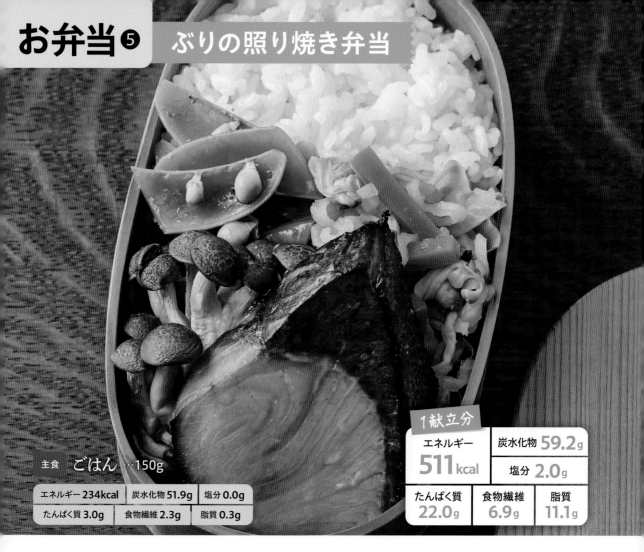

# お弁当❺ ぶりの照り焼き弁当

**主食** ごはん…150g

| エネルギー 234kcal | 炭水化物 51.9g | 塩分 0.0g |
|---|---|---|
| たんぱく質 3.0g | 食物繊維 2.3g | 脂質 0.3g |

## 1献立分

| エネルギー **511**kcal | 炭水化物 **59.2**g |
|---|---|
| | 塩分 **2.0**g |

| たんぱく質 **22.0**g | 食物繊維 **6.9**g | 脂質 **11.1**g |
|---|---|---|

---

## 主菜 ぶりの照り焼き

**材料（1人分）**

下味冷凍 ぶりの照り焼き（→P179）…1切れ
しめじ…40g

**作り方**

ぶりの照り焼きは解凍し、しめじと一緒に魚焼き
グリルで焼く。

| エネルギー **185**kcal | 炭水化物 **2.4**g |
|---|---|
| | 塩分 **1.0**g |

| たんぱく質 **14.0**g | 食物繊維 **1.2**g | 脂質 **9.3**g |
|---|---|---|

## 副菜 切り干し大根とあさりの煮物
（→P203）…⅛量

| エネルギー 57kcal | 炭水化物 2.0g | 塩分 0.5g |
|---|---|---|
| たんぱく質 4.2g | 食物繊維 2.1g | 脂質 0.2g |

---

## 副菜 スナップえんどうの香味オイル和え

**材料（1人分）**

スナップえんどう…50g
A　ごま油…小さじ⅓
　　七味唐辛子…少々
　　塩…少々（0.3g）

**作り方**

スナップえんどうは筋を取り、ゆでて半分に割り、
さらに斜め半分に切る。Aと混ぜ合わせる。

| エネルギー **35**kcal | 炭水化物 **2.9**g |
|---|---|
| | 塩分 **0.5**g |

| たんぱく質 **0.8**g | 食物繊維 **1.3**g | 脂質 **1.3**g |
|---|---|---|

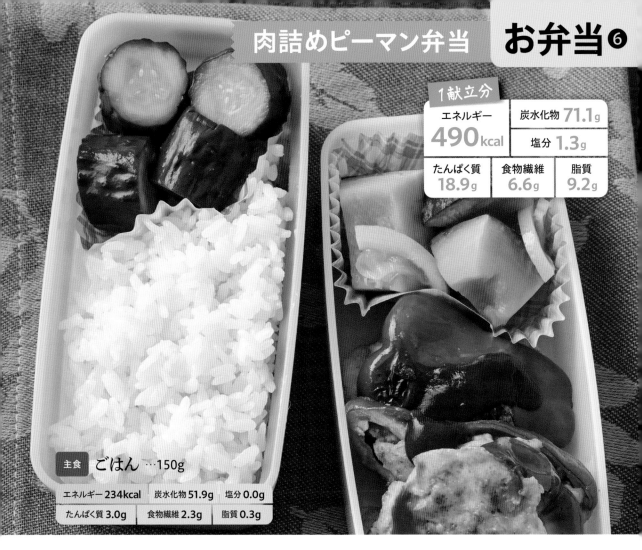

## 1献立分

| エネルギー | 炭水化物 71.1g |
|---|---|
| **490**kcal | 塩分 1.3g |

| たんぱく質 | 食物繊維 | 脂質 |
|---|---|---|
| 18.9g | 6.6g | 9.2g |

**主食** ごはん …150g

| エネルギー 234kcal | 炭水化物 51.9g | 塩分 0.0g |
|---|---|---|
| たんぱく質 3.0g | 食物繊維 2.3g | 脂質 0.3g |

## 主菜 肉詰めピーマン

材料（1人分）

ピーマン…1と½個
**作りおき** 肉そぼろ（→P182）…¼量
溶き卵…½個分
オリーブ油…小さじ½
トマトケチャップ…大さじ½

作り方

1 ピーマンは縦半分に切り、種を取る。肉そぼろに卵を加えて混ぜ、ピーマンに詰める。

2 フライパンにオリーブ油を熱し、肉の方を下にしてピーマンを入れ、蓋をして中火から弱火で3分ほど焼き、ひっくり返してさらに2分ほど焼く。ケチャップをかける。

| エネルギー | 炭水化物 3.3g |
|---|---|
| **173**kcal | 塩分 1.1g |

| たんぱく質 | 食物繊維 | 脂質 |
|---|---|---|
| 14.9g | 1.2g | 8.8g |

## 副菜 かぼちゃのレモン煮

材料（1人分）

かぼちゃ…50g　／　レモン（輪切り）…1枚
はちみつ…小さじ½

作り方

かぼちゃは一口大に、レモンはいちょう切りにし、耐熱の器に入れる。はちみつを加えて混ぜ合わせ、ラップをして電子レンジで1分40秒加熱する。

| エネルギー | 炭水化物 13.6g |
|---|---|
| **68**kcal | 塩分 0.0g |

| たんぱく質 | 食物繊維 | 脂質 |
|---|---|---|
| 0.6g | 2.5g | 0.1g |

## 副菜 きゅうりのピクルス（→P200）…¼量

| エネルギー 15kcal | 炭水化物 2.3g | 塩分 0.2g |
|---|---|---|
| たんぱく質 0.4g | 食物繊維 0.6g | 脂質 0.0g |

# お弁当❼ 卵サンド弁当

| 1献立分 | | |
|---|---|---|
| エネルギー **466**kcal | 炭水化物 45.5g | |
| | 塩分 2.5g | |
| たんぱく質 18.2g | 食物繊維 6.8g | 脂質 20.1g |

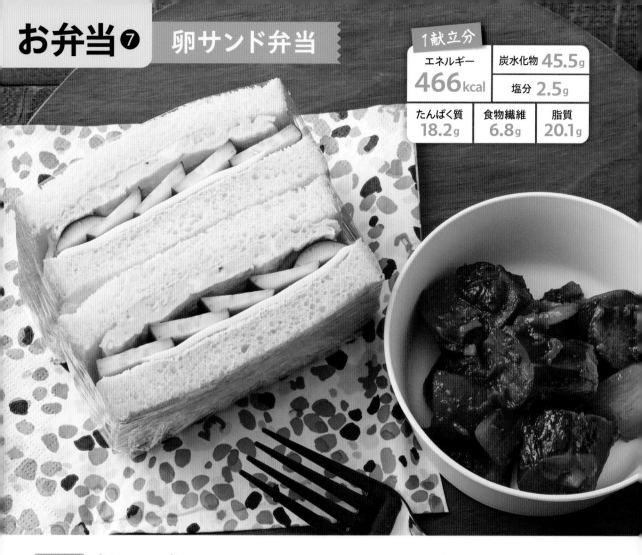

## 主食・主菜 卵サンド

**材料（1人分）**

食パン（8枚切り）…2枚
きゅうり…½本（50g）
スライスチーズ…1枚（18g）
卵…1個
こしょう…少々
マヨネーズ…小さじ1
マスタード…小さじ½
オリーブ油…小さじ½

**作り方**

1 卵は割りほぐしてこしょうを混ぜる。フライパンにオリーブ油を熱し、卵液を流し入れて軽く混ぜ、食パンの大きさに広げ、両面を焼く。

2 きゅうりは縦薄切りにする。

3 マヨネーズとマスタードを混ぜて食パンに塗り、チーズ、1、きゅうりを挟み、半分に切る。

| エネルギー **418**kcal | 炭水化物 **41.1**g | |
|---|---|---|
| | 塩分 **2.1**g | |
| たんぱく質 **17.2**g | 食物繊維 **4.3**g | 脂質 **18.1**g |

## 副菜 なすのカポナータ
（→P206）…¼量

| エネルギー 48kcal | 炭水化物 4.4g | 塩分 0.4g |
|---|---|---|
| たんぱく質 1.0g | 食物繊維 2.5g | 脂質 2.0g |

## Memo

### パン食のランチで気をつけること

サンドイッチなどのパン食は、パン自体に塩分が多いので食べ過ぎに注意が必要です。また、マヨネーズ、バターを使うため、脂質が多くなりがち。分量を守りましょう。

169

# 外食・市販食品は栄養成分表示を見ましょう

## 炭水化物、脂肪過多でエネルギー量、塩分量が多いので栄養成分表示を必ずチェックしましょう

外食や市販食品は比較的高エネルギーで味つけも濃いめの食品が多いので、利用するときには、それを念頭に置きながら、自分で調整していくことが大切です。

外食の場合、メニューにエネルギー表示があるお店も増えています。なるべく決められたエネルギー量におさまるものを選びましょう。摂りすぎになってしまいそうな場合は、ほかの食事で調整し、場合によっては残します。ま

た、外食には、表1の炭水化物、表5の脂質が多く、表6の野菜が少ないという傾向があります。丼ものは避け、定食など品数の多いメニューを選び、野菜を1品足すなどの工夫を。また、ごはんは決められた単位になるよう、事前に量を減らしてもらうとよいでしょう。

市販食品はほとんどの場合、栄養成分の表示があるので、必ず確認しましょう。

## 市販食品を上手に活用しましょう

糖尿病の食事では、エネルギー量や栄養のコントロールをしやすい自炊がおすすめですが、外食や市販品がNGというわけではありません。毎日、朝、昼、夕の3食をイチから手作りするのは大変です。外食や市販品もうまく組み合わせながら利用しましょう。また、市販品にも健康に留意したメニューなどが増えてきています。なるべくそうしたものを選ぶとよいでしょう。

## 外食時の料理の選び方

### 1 主食の量を調整する

3単位分はご飯なら茶碗に軽く1杯。麺なら0.6人前程度。注文時に減らしてもらうと、残す罪悪感も感じなくて済みます。

### 2 油の摂取量を減らす

揚げ物や炒め物など、油の多い料理は避けましょう。またサラダのドレッシングもノンオイルタイプにするなど工夫しましょう。

### 3 野菜を積極的にとる

なるべく野菜が多いメニューを選び、少ないと感じたら小鉢をもう1品追加するなど、野菜の摂取量を増やしましょう。

### 4 食塩の摂取量を減らす

シンプルな味つけのものを選びましょう。また、物足りないからといって、しょうゆや塩を足すのは避け、麺類のスープは残しましょう。

## 栄養成分表示の見方(例)

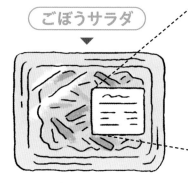

ごぼうサラダ

| 栄養成分表示　100gあたり | |
|---|---|
| エネルギー | 148kcal |
| たんぱく質 | 0.8g |
| 脂質 | 12.3g |
| 炭水化物 | 13.1g |
| 食塩相当量 | 1.1g |
| カルシウム | 430mg |

ナトリウム塩が添加されていない食品には、ナトリウムの量が表示されていることがあります。

[表示例]
ナトリウム　85mg
（食塩相当量0.2g）

食塩相当量の計算式
ナトリウム(mg)×2.54÷1000
＝食塩相当量(g)

義務づけられている栄養成分以外の成分が表示されていることもあります。

---

**memo**

### 市販食品によって食品単位の分量の表記が異なるので注意して

成分表示を確認するときは、食品に含まれている成分の量が、どのような単位に対しての量なのかを必ずチェックしましょう。「1食（○g）当たり」「1袋当たり」「100g当たり」など、商品によって異なる表記になっています。例えば、「1食当たり」の塩分を「1袋当たり」だと誤解して1袋食べると、塩分の摂りすぎになってしまいます。表記方法をよく確認しましょう。

# 揚げ物エネルギー量 早見表

おおよそのエネルギー量を示してありますので、揚げ物を食べるときの参考にしてください。

| メニュー名 | 分量 | カロリー(kcal) | 備考 |
|---|---|---|---|
| かれいのから揚げ（尾頭つき1尾） | 165g（正味85g） | 200 | |
| 春巻き | 1本 | 165 | |
| あじのから揚げ（小あじ尾頭つき3尾） | 85g（正味40g） | 150 | |
| あじのから揚げ（中くらいのあじ尾頭つき1尾） | 85g（正味40g） | 100 | |
| 揚げシューマイ | 1個（15g） | 30 | |
| にんじんとごぼうのかき揚げ | 10g（にんじん5g、ごぼう5g） | 120 | |
| 揚げ玉 | 18g | 95 | |
| 青じそ天ぷら | 2枚（1g） | 55 | 衣は片面 |
| さやいんげん天ぷら | 13g | 50 | |
| かぼちゃ天ぷら | 15g | 45 | |
| 青じそ天ぷら | 1枚（0.5g） | 35 | 衣は両面 |
| さつまいも天ぷら | 10g | 30 | |
| なす天ぷら | 10g | 30 | |
| れんこん天ぷら | 10g | 25 | |
| のり天ぷら | 0.4g | 25 | 衣は片面 |
| 生しいたけ天ぷら | 1枚（7g） | 25 | |
| しし唐辛子天ぷら | 1本（4g） | 10 | |
| 豚ロースカツ | 110g | 475 | |
| はんぺんのチーズサンドフライ | 125g（はんぺん105g、スライスチーズ20g） | 380 | |
| エッグクリームコロッケ | 1個（130g） | 365 | 〈5個分〉固ゆで卵320g、ハム120g、（玉ねぎ150g、バター13g）、バター26g、小麦粉24g、牛乳30g、塩少量 |
| いかフライ | 100g | 350 | |
| メンチカツ | 1個（120g） | 320 | 〈6個分〉牛豚ひき肉400g、（玉ねぎ200g、油8g）、パン粉17g、卵60g、塩4g、こしょう少量 |
| あじフライ | 開き1枚（65g） | 265 | |
| チキンカツ | 70g | 260 | |
| ポテトコロッケ | 1個（90g） | 200 | 〈8個分〉じゃがいも400g、牛豚ひき肉200g、（玉ねぎ80g、油13g）、塩4g、卵黄18g、小麦粉8g、こしょう少量 |
| たらフライ | 95g | 190 | |
| えびフライ | 1尾（25g） | 65 | |
| いかリングフライ | 12g | 45 | |
| かきフライ | 10g | 45 | |

＊「調理のためのベーシックデータ 第6版」（女子栄養大学出版部）を元に作成

# Part 5

# 糖尿病の
# おいしい冷凍&
# 冷蔵作りおきおかず

夕ごはんだけでなく、朝・昼の献立にも活躍する、
作りおきおかずを紹介します。
肉や魚を使った下味冷凍、おかずの素になるアレンジしやすい作りおき、
副菜として栄養バランスの重要な役割を果たす野菜の作りおきは、
どれも簡単にできるものばかり。
表示している栄養価を参考に、朝・昼・夕ごはんの
献立に取り入れることもできます。間食についてのコラムも必読！

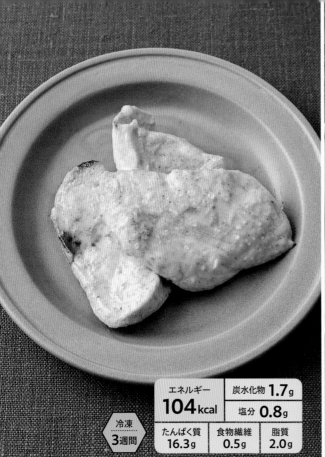

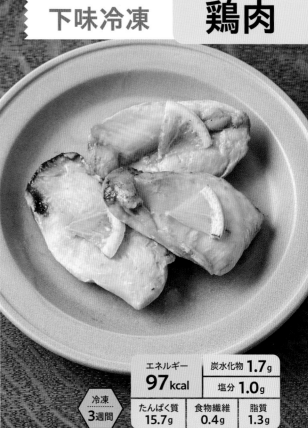

| エネルギー | 炭水化物 **1.7**g |
|---|---|
| **104**kcal | 塩分 **0.8**g |

| たんぱく質 | 食物繊維 | 脂質 |
|---|---|---|
| 16.3g | 0.5g | 2.0g |

冷凍
3週間

| エネルギー | 炭水化物 **1.7**g |
|---|---|
| **97**kcal | 塩分 **1.0**g |

| たんぱく質 | 食物繊維 | 脂質 |
|---|---|---|
| 15.7g | 0.4g | 1.3g |

冷凍
3週間

スパイシーな人気料理をお手軽に

# タンドリーチキン

材料（4食分）

鶏むね肉（皮なし）…320g
プレーンヨーグルト…大さじ6
しょうが…½かけ　／　にんにく…½かけ

A｜カレー粉…小さじ2
　｜トマトケチャップ…小さじ2
　｜塩…小さじ½
　｜こしょう…少々

**冷凍する**

1 ヨーグルトはペーパータオルの上に20分ほど
　おいて水けをきる。しょうが、にんにくはす
　りおろし、A、ヨーグルトと混ぜ合わせる。
2 鶏肉は大きめのそぎ切りにし、1を混ぜ合わせ
　る。4等分に分け、ラップに平らにのせて包み、
　冷凍用保存袋に入れて冷凍する。

**当日調理** タンドリーチキングリル

タンドリーチキンは解凍し、オーブントースター、
または230℃に予熱したオーブンで10分焼く。

レモンをきかせて爽やかな味わいに

# 鶏肉のレモンじょうゆ

材料（4食分）

鶏むね肉（皮なし）…320g

A｜レモン（いちょう切り）…輪切り2枚分
　｜しょうゆ…大さじ1
　｜はちみつ…小さじ1
　｜レモン汁…小さじ2
　｜塩…小さじ⅕

**冷凍する**

鶏肉は大きめのそぎ切りにし、Aと混ぜ合わせる。
4等分に分け、ラップに平らにのせて包み、冷凍
用保存袋に入れて冷凍する。

**当日調理** 鶏肉のレモンじょうゆ照り焼き

鶏肉のレモンじょうゆは解凍し、魚焼きグリルで
9分、またはオーブントースターで10分焼く。

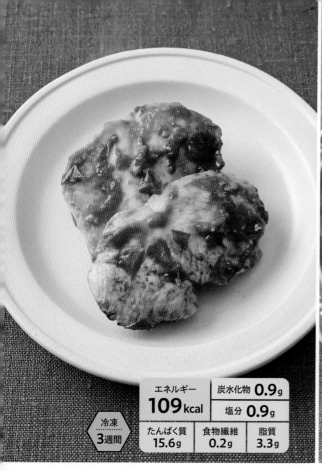

| エネルギー | 炭水化物 **0.9**g |
|---|---|
| **109**kcal | 塩分 **0.9**g |
| たんぱく質 **15.6**g | 食物繊維 **0.2**g | 脂質 **3.3**g |

冷凍 3週間

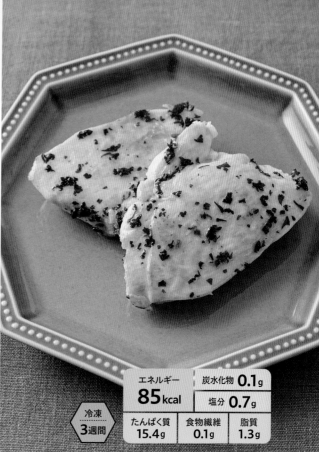

| エネルギー | 炭水化物 **0.1**g |
|---|---|
| **85**kcal | 塩分 **0.7**g |
| たんぱく質 **15.4**g | 食物繊維 **0.1**g | 脂質 **1.3**g |

冷凍 3週間

トマトと鶏肉、相性抜群の組み合わせ

# 鶏むね肉のトマトマリネ

**材料（4食分）**
鶏むね肉（皮なし）…320g
ミニトマト…4個（60g）
**A** │ 塩…小さじ½ ／ こしょう…少々
│ レモン汁……小さじ2
│ オリーブ油…小さじ2
│ しょうゆ…小さじ1

**冷凍する**

1 鶏肉は大きめの薄切りにし、ミニトマトは粗みじん切りにする。
2 1とAを混ぜ合わせ、4等分に分け、ラップに平らにのせて包み、冷凍用保存袋に入れて冷凍する。

↓

**当日調理** 鶏むね肉のトマトマリネ焼き

鶏むね肉のトマトマリネは解凍し、魚焼きグリルで9分、またはオーブントースターで10分焼く。

ハーブの香りが味のアクセント

# 鶏むね肉のハーブ漬け

**材料（4食分）**
鶏むね肉（皮なし）…320g
**A** │ パセリ（みじん切り）…小さじ2
│ バジルの葉（みじん切り）…2枚分
│ タイム…少々
│ 塩…小さじ½
│ こしょう…少々

**冷凍する**

鶏肉は大きめの薄切りにし、Aを混ぜ合わせる。4等分に分け、ラップに平らにのせて包み、冷凍用保存袋に入れて冷凍する。

↓

**当日調理** 鶏むね肉のハーブ焼き

鶏むね肉のハーブ漬けは解凍し、フライパンで片面4分ずつ焼く。

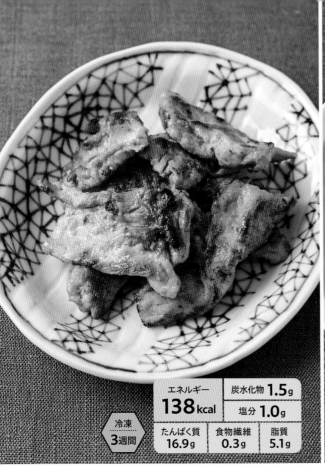

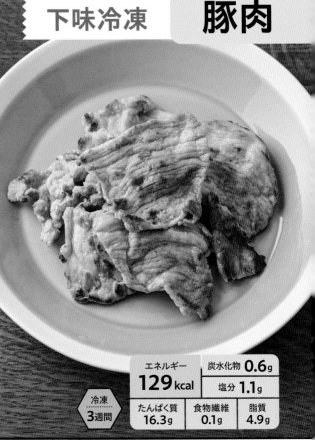

| 冷凍 3週間 | エネルギー **138**kcal | 炭水化物 **1.5**g |
|---|---|---|
| | | 塩分 **1.0**g |
| | たんぱく質 **16.9**g | 食物繊維 **0.3**g | 脂質 **5.1**g |

辛味をきかせて食の進む味わいに

# 豚肉の辛みそ

材料（4食分）
豚もも薄切り肉（赤身）…360g
赤唐辛子…1本
にんにく…½かけ

A｜みそ…大さじ1
　｜しょうゆ…大さじ½
　｜砂糖…小さじ1

[冷凍する]

1 赤唐辛子、にんにくはみじん切りにし、Aと混ぜ合わせる。
2 豚肉は一口大に切り、1と混ぜる。4等分に分け、ラップに平らにのせて包み、冷凍用保存袋に入れて冷凍する。

[当日調理] 豚肉の辛みそ焼き

豚肉の辛みそは解凍し、フライパンで3〜4分焼く。

---

| 冷凍 3週間 | エネルギー **129**kcal | 炭水化物 **0.6**g |
|---|---|---|
| | | 塩分 **1.1**g |
| | たんぱく質 **16.3**g | 食物繊維 **0.1**g | 脂質 **4.9**g |

梅干しの風味でさっぱりと

# 豚肉の梅味

材料（4食分）
豚もも薄切り肉（赤身）…360g
梅干し（塩分15%のもの）
　…1個（正味10g）

A｜みりん…小さじ1
　｜しょうゆ…小さじ½
　｜塩…小さじ⅓

[冷凍する]

豚肉は一口大に切る。梅干しは細かくたたき、Aと混ぜて豚肉にからめる。4等分に分け、ラップに平らにのせて包み、冷凍用保存袋に入れて冷凍する。

[当日調理] 豚肉の梅味焼き

豚肉の梅味は解凍し、フライパンで3〜4分焼く。

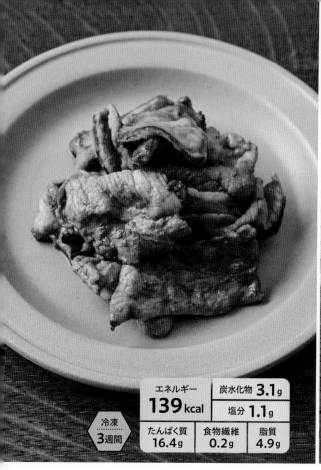

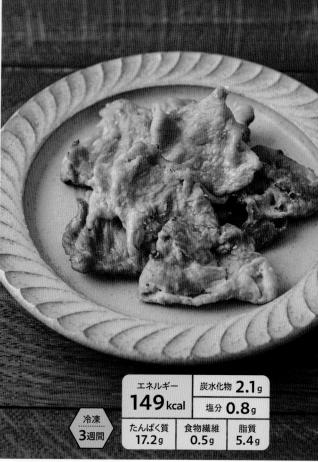

| | エネルギー **139**kcal | 炭水化物 **3.1**g |
| 冷凍 3週間 | | 塩分 **1.1**g |
| | たんぱく質 **16.4**g | 食物繊維 **0.2**g | 脂質 **4.9**g |

| | エネルギー **149**kcal | 炭水化物 **2.1**g |
| 冷凍 3週間 | | 塩分 **0.8**g |
| | たんぱく質 **17.2**g | 食物繊維 **0.5**g | 脂質 **5.4**g |

ウスターソースが隠し味の濃厚ソース

# 豚バーベキューソース

材料（4食分）

豚もも薄切り肉（赤身）…360g

A　トマトケチャップ…大さじ2
　　ウスターソース…小さじ2
　　しょうゆ…小さじ1
　　塩…小さじ⅕
　　こしょう…少々

**冷凍する**

豚肉は一口大に切り、**A**を混ぜ合わせる。4等分に分け、ラップに平らにのせて包み、冷凍用保存袋に入れて冷凍する。

**当日調理** 豚バーベキュー焼き

豚バーベキューソースは解凍し、フライパンで3〜4分焼く。

元気の出るにんにく風味

# 豚肉のにんにくみそ漬け

材料（4食分）

豚もも薄切り肉（赤身／一口大に切る）…360g

A　みそ…大さじ2
　　みりん…小さじ2
　　にんにく（すりおろし）
　　　…½かけ分

**冷凍する**

**A**を混ぜ合わせ、豚肉と混ぜる。4等分に分け、ラップに平らにのせて包み、冷凍用保存袋に入れて冷凍する。

**当日調理** 豚肉のにんにくみそ漬け焼き

豚肉のにんにくみそ漬けは解凍し、フライパンで3〜4分焼く。

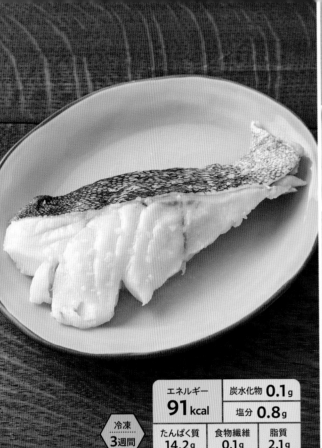

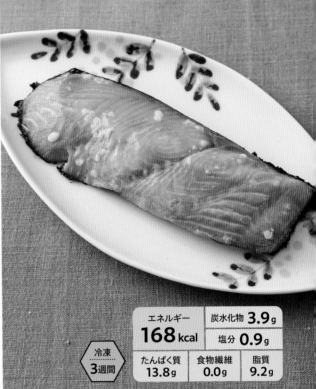

| エネルギー | 炭水化物 **0.1**g |
|---|---|
| **91**kcal | 塩分 **0.8**g |
| たんぱく質 **14.2**g | 食物繊維 **0.1**g | 脂質 **2.1**g |

冷凍 3週間

| エネルギー | 炭水化物 **3.9**g |
|---|---|
| **168**kcal | 塩分 **0.9**g |
| たんぱく質 **13.8**g | 食物繊維 **0.0**g | 脂質 **9.2**g |

冷凍 3週間

たんぱくなたらもにんにくでしっかり味に

# たらのガーリックオイル漬け

材料（4食分）

生たら…4切れ（100g×4）

にんにく…1かけ

A｜オリーブ油…小さじ2
　｜塩…小さじ⅖
　｜こしょう…少々

冷凍する

1 にんにくはみじん切りにする。

2 たらに1とAを混ぜ、1切れずつラップに包み、冷凍用保存袋に入れて冷凍する。

当日調理 **たらのガーリックオイル漬け焼き**

たらのガーリックオイル漬けは解凍し、魚焼きグリルで9分焼く。またはラップをして電子レンジで2分加熱する。

塩代わりの塩麹で旨味もプラス

# 鮭の塩麹漬け

材料（4食分）

銀鮭…4切れ（80g×4）

塩麹…大さじ2と½

冷凍する

鮭に塩麹を混ぜ合わせ、1切れずつラップに包み、冷凍用保存袋に入れて冷凍する。

当日調理 **鮭の塩麹漬け焼き**

鮭の塩麹漬けは解凍し、魚焼きグリルで9分焼く。

**Memo**

## 塩麹のこと

塩麹の塩分量は、塩そのものよりかなり少ないうえ、旨味たっぷりだから、塩分量を抑えたいときにおすすめ。鮭はEPA＆DHAが豊富なので、動脈硬化予防に効果的です。

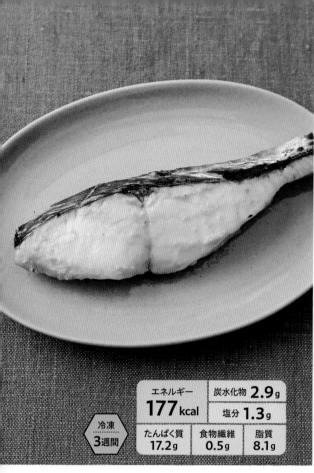

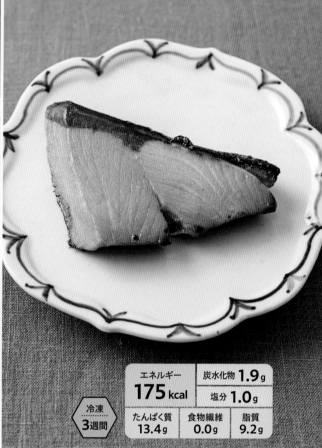

| 冷凍<br>3週間 | エネルギー<br>**177**kcal | 炭水化物 **2.9**g |
| | | 塩分 **1.3**g |
| | たんぱく質<br>**17.2**g | 食物繊維<br>**0.5**g | 脂質<br>**8.1**g |

| 冷凍<br>3週間 | エネルギー<br>**175**kcal | 炭水化物 **1.9**g |
| | | 塩分 **1.0**g |
| | たんぱく質<br>**13.4**g | 食物繊維<br>**0.0**g | 脂質<br>**9.2**g |

しょうがをきかせてさっぱりと
# さわらのしょうがみそ漬け

材料（4食分）
さわら…4切れ（90g × 4）
しょうが…1かけ
みそ…大さじ2
みりん…大さじ1と⅓

`冷凍する`

しょうがはすりおろし、みそ、みりんと混ぜ合わせてさわらに塗る。1切れずつラップで包み、冷凍用保存袋に入れて冷凍する。

↓

`当日調理`  さわらのしょうがみそ漬け焼き

さわらのしょうがみそ漬けは解凍し、魚焼きグリルで9分焼く。

冷凍庫にあると安心、定番の照り焼き
# ぶりの照り焼き

材料（4食分）
ぶり…4切れ（70g × 4）
しょうゆ…大さじ1と⅓
みりん…大さじ1と⅓

`冷凍する`

ぶり2切れを小さい冷凍用保存袋に入れ、半量のしょうゆ、みりんを入れてよく混ぜ、ぶりを離して平らに並べ、空気を抜くように口を閉じる。同様にもう1つ作り、冷凍する。

↓

`当日調理`  ぶりの照り焼き

ぶりの照り焼きは解凍し、魚焼きグリルで9分焼く。

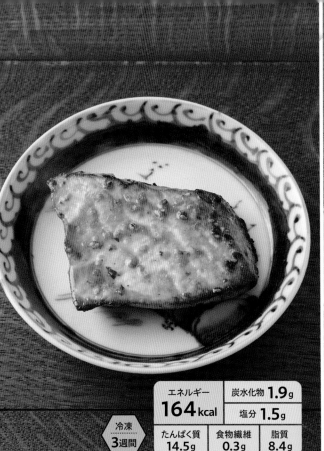

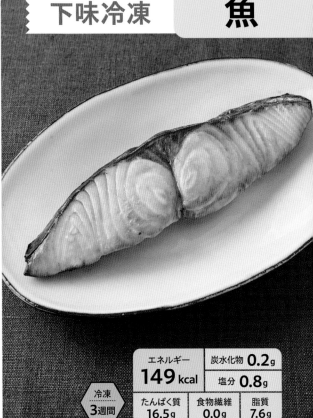

| エネルギー | 炭水化物 1.9g |
|---|---|
| **164**kcal | 塩分 1.5g |

| 冷凍 3週間 | たんぱく質 14.5g | 食物繊維 0.3g | 脂質 8.4g |
|---|---|---|---|

| エネルギー | 炭水化物 0.2g |
|---|---|
| **149**kcal | 塩分 0.8g |

| 冷凍 3週間 | たんぱく質 16.5g | 食物繊維 0.0g | 脂質 7.6g |
|---|---|---|---|

ごま油と赤唐辛子で元気の出る味

## かじきの韓国風漬け

材料（4食分）

かじきまぐろ…4切れ（90g×4）

A　しょうゆ…大さじ2
　　砂糖…小さじ2
　　すりごま…小さじ2
　　ごま油…小さじ2

にんにく…½かけ

長ねぎ…3cm

赤唐辛子…1本

`冷凍する`

にんにく、長ねぎ、赤唐辛子はみじん切りにし、Aと混ぜ合わせ、かじきにからめる。1切れずつラップに包んで、冷凍用保存袋に入れて冷凍する。

`当日調理` **かじきの韓国風漬け焼き**

かじきの韓国風漬けは解凍し、魚焼きグリルで9分焼く。

洋風にも和風にも使える味つけ

## さわらのレモンじょうゆ漬け

材料（4食分）

さわら…4切れ（90g×4）

しょうゆ…大さじ1

レモン汁…小さじ2

こしょう…少々

`冷凍する`

さわらにこしょうをふり、しょうゆ、レモン汁を混ぜ合わせて10分ほどおく。1切れずつラップに包んで、冷凍用保存袋に入れて冷凍する。

`当日調理` **さわらのレモンじょうゆ漬け焼き**

さわらのレモンじょうゆ漬けは解凍し、魚焼きグリルで9分焼く。

# アレンジ自在! ひき肉だね2種

賞味期限の短いひき肉も、下味をつけて冷凍しておけば、使いたいときに使いたいだけ取り出せて、
日々の調理がぐっと楽になります。

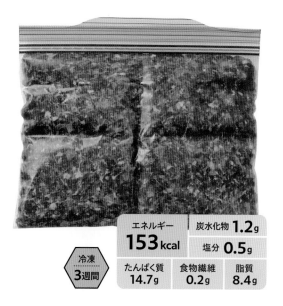

| 冷凍 3週間 | エネルギー **153**kcal | 炭水化物 **1.2**g |
| --- | --- | --- |
| | 塩分 **0.5**g | |
| | たんぱく質 **14.7**g | 食物繊維 **0.2**g | 脂質 **8.4**g |

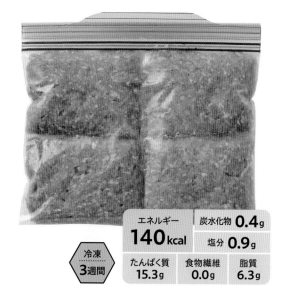

| 冷凍 3週間 | エネルギー **140**kcal | 炭水化物 **0.4**g |
| --- | --- | --- |
| | 塩分 **0.9**g | |
| | たんぱく質 **15.3**g | 食物繊維 **0.0**g | 脂質 **6.3**g |

合いびき肉の旨味を生かして!

## 洋風ひき肉だね

材料 (4食分)

A 合いびき赤身肉…300g
　卵…1個　／　塩…小さじ約⅓ (1.5g)
　こしょう、ナツメグ…各少々
　にんにく (すりおろし)…少々
玉ねぎ (みじん切り)…¼個分 (50g)
オリーブ油…小さじ1

[冷凍する]

1 玉ねぎはオリーブ油を混ぜて、ラップをしない
　で電子レンジで1分加熱し、冷ます。
2 ボウルにAを入れて粘りが出るまで混ぜ、1を
　加えて混ぜ合わせる。冷凍用保存袋に入れて
　平らに広げ、4つに区切って冷凍する。

[当日調理]

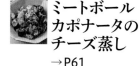
ミートボール
カポナータの
チーズ蒸し
→P61

ハンバーグ
→P77

しょうがの風味が隠し味

## 中華風ひき肉だね

材料 (4食分)

豚赤身ひき肉…300g
A 卵…1個　／　酒…大さじ1
　しょうゆ…小さじ2
　オイスターソース…小さじ½
　塩…小さじ⅕　／　こしょう…少々
しょうが (すりおろし)…½かけ分
ごま油…小さじ1

[冷凍する]

ひき肉とAを粘りが出るまで混ぜ、しょうがとご
ま油を加え、混ぜ合わせる。冷凍用保存袋に入れ
て平らに広げ、4つに区切って冷凍する。

[当日調理]

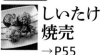
しいたけ
焼売
→P55

肉餃子
→P85

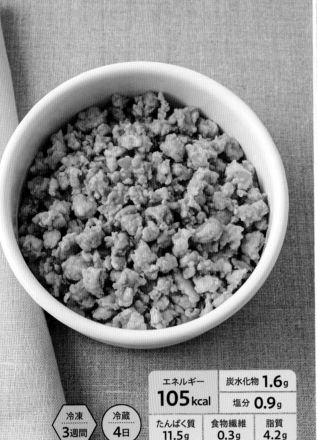

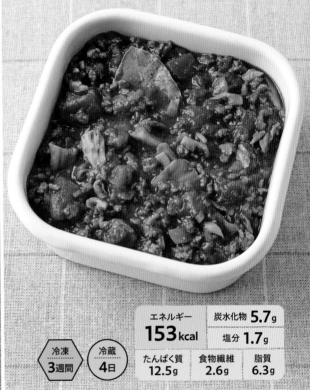

| 冷凍 3週間 | 冷蔵 4日 | エネルギー 105kcal | 炭水化物 1.6g |
|---|---|---|---|
| | | | 塩分 0.9g |
| | | たんぱく質 11.5g | 食物繊維 0.3g | 脂質 4.2g |

| 冷凍 3週間 | 冷蔵 4日 | エネルギー 153kcal | 炭水化物 5.7g |
|---|---|---|---|
| | | | 塩分 1.7g |
| | | たんぱく質 12.5g | 食物繊維 2.6g | 脂質 6.3g |

鶏ひき肉を使ったやさしい味わい

# 肉そぼろ

材料（4食分）

鶏むねひき肉…250g

玉ねぎ…¼個（50g）

**A** 酒…大さじ1

みそ…大さじ1

砂糖…小さじ½

しょうゆ…小さじ1

ごま油…小さじ½

作り方

**1** 玉ねぎはみじん切りにする。

**2** フライパンにごま油を熱し、**1**を入れて油が回るまで炒める。火を止め、ひき肉と**A**を加えて混ぜ、再び中火にかけて菜箸数本でほぐしながら汁けがなくなるまで炒りつける。

洋風の一品料理に大活躍

# ミートソース

材料（4食分）

合いびき赤身肉…250g

玉ねぎ…½個（100g）

セロリ…40g

まいたけ…1パック（80g）

にんにく…½かけ

**A** トマト缶（カット）…400g

コンソメ顆粒…小さじ1

ローリエ…1枚

赤ワイン…大さじ2 ／ 塩…小さじ1

こしょう…少々 ／ オリーブ油…小さじ2

作り方

**1** 玉ねぎ、セロリ、にんにく、まいたけはみじん切りにする。

**2** フライパンにオリーブ油を熱し、玉ねぎ、セロリ、にんにくを入れて中火でしんなりするまで炒める。ひき肉を加えてさらに炒め、ワインを加えて煮立てる。まいたけと**A**を入れて混ぜ、蓋をして煮立ったら弱火にして7～8分煮る。塩、こしょうで味をととのえる。

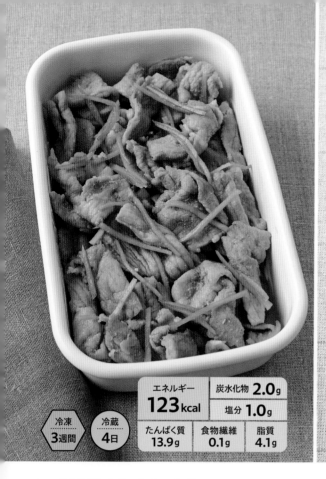

| エネルギー | 炭水化物 **2.0**g | |
|---|---|---|
| **123**kcal | 塩分 **1.0**g | |
| たんぱく質 **13.9**g | 食物繊維 **0.1**g | 脂質 **4.1**g |

冷凍 3週間 ／ 冷蔵 4日

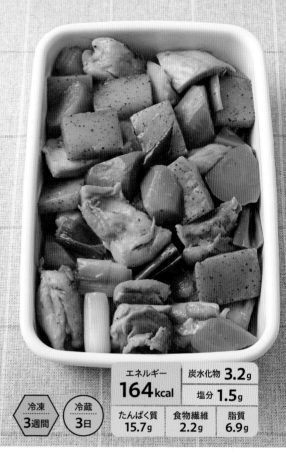

| エネルギー | 炭水化物 **3.2**g | |
|---|---|---|
| **164**kcal | 塩分 **1.5**g | |
| たんぱく質 **15.7**g | 食物繊維 **2.2**g | 脂質 **6.9**g |

冷凍 3週間 ／ 冷蔵 3日

しょうがが決め手の和食の定番

# 豚肉の時雨煮

材料（4食分）

豚もも薄切り肉（赤身）…300g

しょうが…1かけ

A｜酒…大さじ2
　｜しょうゆ…大さじ1と⅓
　｜砂糖…小さじ2

作り方

1 豚肉は食べやすい大きさに切る。しょうがはせん切りにする。

2 鍋にAを入れて煮立て、1を加え、中火から弱火で焦がさないように混ぜながら汁けがなくなるまで煮る。

---

**Memo**

## 作りおきおかずの注意

作りおきおかずは、作ってしまえばラクな反面、食べ過ぎてしまう場合も。糖尿病の食事療法に沿って考えられたレシピなので分量は必ず守りましょう。

---

こんにゃくで満足度アップ

# 鶏肉とこんにゃくの中華煮

材料（4食分）

鶏もも肉（皮なし）…360g

長ねぎ…1本（100g）

にんじん…小1本（120g）

こんにゃく…½枚（125g）

赤唐辛子…½本

A｜酒…大さじ1　／　しょうゆ…大さじ1と⅓
　｜オイスターソース…小さじ2
　｜砂糖…小さじ½　／　水…¾カップ

ごま油…大さじ1

作り方

1 鶏肉は一口大に、長ねぎは2～3cm長さに切り、にんじんは乱切りにする。こんにゃくは表面に斜めに切り目を入れ、横半分に切って1cm幅に切り、ゆでる。赤唐辛子は半分に切る。

2 フライパンにごま油を熱し、鶏肉、長ねぎを入れて焼き、こんにゃく、にんじん、赤唐辛子を加えて炒め、Aを加えて煮立ったら蓋をして弱火で10分ほど煮る。蓋を取って火を強め、煮汁をからめる。

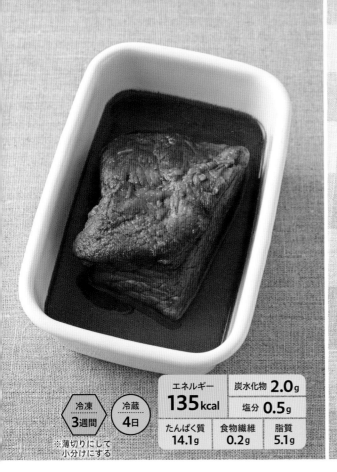

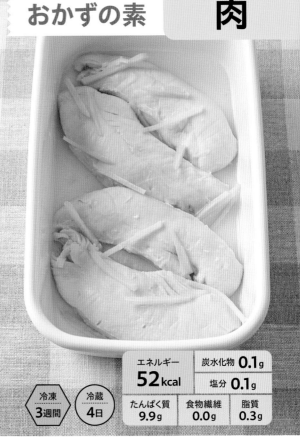

| エネルギー | 炭水化物 | 2.0g |
|---|---|---|
| **135kcal** | 塩分 | 0.5g |
| たんぱく質 14.1g | 食物繊維 0.2g | 脂質 5.1g |

冷凍 3週間　冷蔵 4日
※薄切りにして小分けにする

| エネルギー | 炭水化物 | 0.1g |
|---|---|---|
| **52kcal** | 塩分 | 0.1g |
| たんぱく質 9.9g | 食物繊維 0.0g | 脂質 0.3g |

冷凍 3週間　冷蔵 4日

紅茶で煮込めば食欲をそそる色に

# 紅茶煮豚

材料（出来上がり量200g分）

豚ももかたまり肉(赤身)…300g

A　水…¾カップ
　　紅茶ティーバッグ…1個
　　砂糖…小さじ2
　　しょうゆ…大さじ1と½
　　酒…大さじ2
　　しょうが(薄切り)…2枚

オリーブ油…小さじ1

作り方

1 フライパンにオリーブ油を熱し、豚肉を入れて中火で表面がきつね色になるまで転がしながら焼く。

2 鍋に1とAを入れて火にかけ、煮立ったら蓋をして弱火で30分ほど、途中でひっくり返しながら煮る。

3 蓋を取り、火を強めて煮汁が半量になるまで煮詰め、鍋でそのまま冷ます。冷めたら保存容器に移す。

鶏肉の旨味をじっくり味わって

# 蒸し鶏

材料（4食分）

鶏ささみ…4本(200g)

酒…小さじ2

しょうが(せん切り)…薄切り3枚分

作り方

1 ささみは筋を取り、耐熱皿に交互に並べて酒をふりかけ、しょうがを散らす。

2 ふんわりとラップをして電子レンジで3分加熱する。

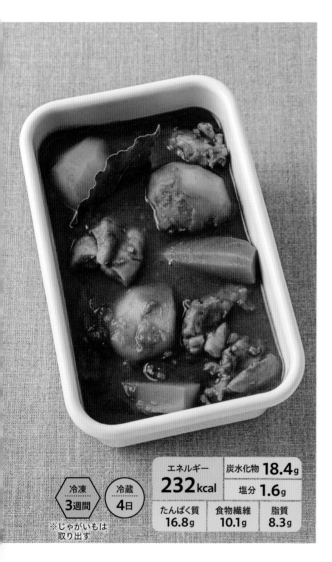

| 冷凍<br>3週間 | 冷蔵<br>4日 |
| --- | --- |

※じゃがいもは
取り出す

| エネルギー<br>**232**kcal | 炭水化物 **18.4**g |
| --- | --- |
| | 塩分 **1.6**g |
| たんぱく質<br>**16.8**g | 食物繊維<br>**10.1**g | 脂質<br>**8.3**g |

ルーを使わないから低カロリー

# スープカレー

材料（4食分）

鶏もも肉（皮なし）…350g

カレー粉…大さじ½ ／ 玉ねぎ…½個（100g）

にんじん…100g ／ じゃがいも…2個（280g）

にんにく、しょうが…各1かけ

クミン、コリアンダーシード…（あれば）各少々

A カレー粉…大さじ2
　 トマト缶（カット）…200g
　 コンソメ顆粒…小さじ½
　 トマトケチャップ…大さじ1と½
　 ローリエ…1枚 ／ 水…2カップ

しょうゆ…小さじ2 ／ 塩…小さじ½

オリーブ油…大さじ1と⅓

作り方

1 玉ねぎ、にんにく、しょうがはみじん切り、にんじんは大きめの拍子木切りにする。じゃがいもは半分に切って水にさらす。鶏肉は一口大に切り、カレー粉をまぶしておく。

2 鍋にオリーブ油を熱し、玉ねぎ、にんにく、しょうがを炒め、にんじん、じゃがいも、鶏肉、あればクミン、コリアンダーシードを加えて炒め、**A**を加えて煮立ったら蓋をして弱火で15分ほど煮る。しょうゆ、塩を加えて味をととのえる。

Memo

## 市販のルウのこと

カレーやシチューを作るとき、手軽なのが市販のルウ。カレールウも、最近では、キーマカレー、インドカレーなどいろいろな種類を見かけるようになりました。ただ、どれも塩分と脂質がたっぷり含まれていて、エネルギー量も高いので、使うときは注意が必要です。できれば、市販のルウを使わず、本書で紹介しているスパイスカレーがお

すすめですが、今まで市販のルウの味に慣れていて、スパイスカレーに挑戦するのはハードルが高い…という人は、市販のカレールウを1/2〜1/3量にして、カレー粉やターメリック、ガラムマサラなどの香辛料を使って味を調整するのもおすすめ。それだけでも、エネルギーと脂質、塩分を抑えることができます。

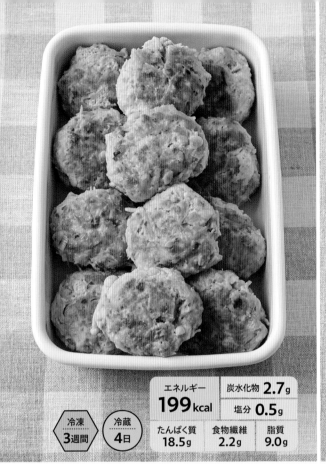

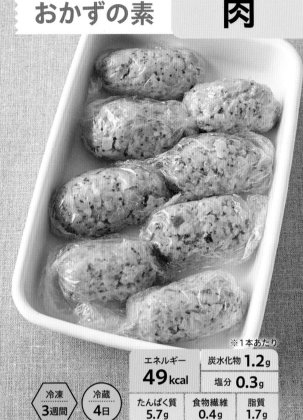

| エネルギー | 炭水化物 **2.7**g |
|---|---|
| **199**kcal | 塩分 **0.5**g |

| 冷凍 **3**週間 | 冷蔵 **4**日 |
|---|---|

| たんぱく質 **18.5**g | 食物繊維 **2.2**g | 脂質 **9.0**g |
|---|---|---|

※1本あたり

| エネルギー | 炭水化物 **1.2**g |
|---|---|
| **49**kcal | 塩分 **0.3**g |

| 冷凍 **3**週間 | 冷蔵 **4**日 |
|---|---|

| たんぱく質 **5.7**g | 食物繊維 **0.4**g | 脂質 **1.7**g |
|---|---|---|

たっぷりのえのきでヘルシーに

# えのき肉団子

材料（4食分）

A｜豚赤身ひき肉…350g
　｜卵…1個
　｜酒…小さじ2
　｜しょうゆ…小さじ1と½
　｜こしょう…少々

長ねぎ…30g
えのきだけ…2袋（200g）
小麦粉…大さじ1
サラダ油…大さじ1

作り方

1 長ねぎはみじん切り、えのきだけは1cm長さに切る。

2 ボウルにAを入れて粘りが出るまで混ぜ、1と小麦粉を加えてさらに混ぜ合わせる。12等分に分けて丸く平らに形を整える。

3 フライパンにサラダ油を熱し、2を両面がきつね色になるまで焼きつけ、蓋をして中火から弱火で焼き、火を通す。

ラップを使えば意外と簡単

# レンジソーセージ

材料（8本分）

豚赤身ひき肉…240g
エリンギ…1本（60g）
玉ねぎ…40g

A｜塩…小さじ⅓
　｜こしょう・ナツメグ…各少々
　｜にんにく（すりおろし）…少々

B｜パセリ（みじん切り）…大さじ2
　｜小麦粉…小さじ2

作り方

1 玉ねぎ、エリンギはみじん切りにする。

2 ボウルにひき肉とAを入れ、粘りが出るまでよく混ぜる。1とBを加えて混ぜ合わせ、8等分にしてラップでソーセージ状に包む。

3 耐熱皿に並べ、電子レンジで4分30秒加熱する。

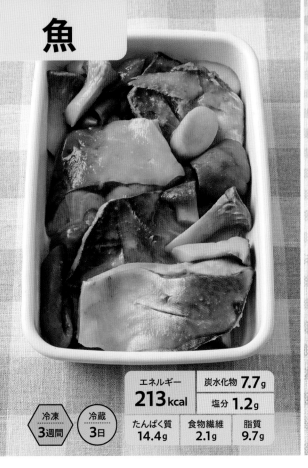

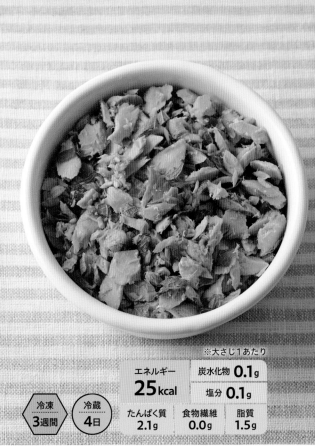

魚

| エネルギー **213**kcal | 炭水化物 **7.7**g |
| --- | --- |
| | 塩分 **1.2**g |

冷凍 **3週間** 冷蔵 **3日**

| たんぱく質 **14.4**g | 食物繊維 **2.1**g | 脂質 **9.7**g |

※大さじ1あたり

| エネルギー **25**kcal | 炭水化物 **0.1**g |
| --- | --- |
| | 塩分 **0.1**g |

冷凍 **3週間** 冷蔵 **4日**

| たんぱく質 **2.1**g | 食物繊維 **0.0**g | 脂質 **1.5**g |

エリンギとピーマンで満足度アップ

## さばのみそ煮

材料（4食分）

さば…4切れ（70g×4）

エリンギ…2本

ピーマン（乱切り）…3個（75g）

しょうが（薄切り）…1かけ

赤唐辛子…1本

A｜水…¾カップ

　｜酒…¼カップ

　｜みそ…大さじ2と½

　｜砂糖…大さじ1

作り方

1 さばは切り目を入れ、熱湯をかける。エリンギは軸を輪切り、笠はくし形切りにする。

2 フライパンにAを入れ、混ぜて溶かして煮立て、しょうが、さば、赤唐辛子を入れる。アルミホイルで落とし蓋をして5分ほど煮てエリンギ、ピーマンを端に入れ、さらに5分ほど煮る。

しょうがと青じその風味をプラス

## 鮭フレーク

材料（出来上がり量 大さじ13杯分）

銀鮭（皮を取る）…2切れ（80g×2）

酒…大さじ1

しょうが（薄切り）…2枚

青じそ…4枚

いりごま…小さじ1

塩…小さじ⅓

作り方

1 鮭は耐熱皿に入れて酒をふり、ふんわりラップをして電子レンジで3分加熱し、冷ましてほぐす。

2 しょうがはみじん切り、青じそは粗みじん切りにする。

3 フライパンに1と塩、しょうがを入れて混ぜ、中火から弱火でパラッとするまで炒る。ごまと青じそを加え、混ぜ合わせる。

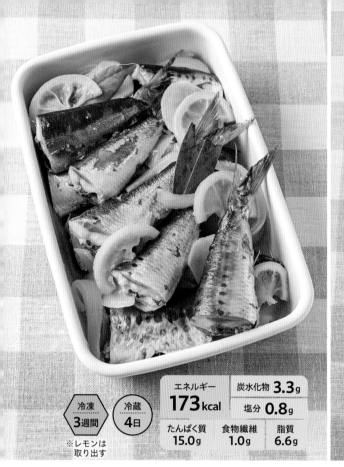

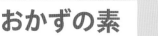

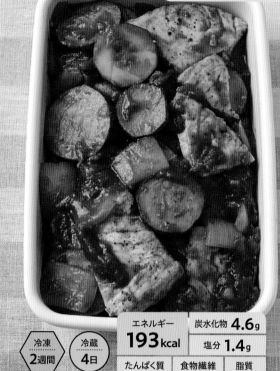

| 冷凍 3週間 | 冷蔵 4日 | エネルギー 173kcal | 炭水化物 3.3g |
| --- | --- | --- | --- |
| | | | 塩分 0.8g |
| ※レモンは 取り出す | | たんぱく質 15.0g | 食物繊維 1.0g |
| | | | 脂質 6.6g |

| 冷凍 2週間 | 冷蔵 4日 | エネルギー 193kcal | 炭水化物 4.6g |
| --- | --- | --- | --- |
| | | | 塩分 1.4g |
| ※ズッキーニは 固めに仕上げて | | たんぱく質 14.8g | 食物繊維 1.6g |
| | | | 脂質 10.0g |

酸味の効いたマリネは減塩にも◎

# いわしのレモン酢煮

材料（4食分）
いわし…6尾（360g）
玉ねぎ…½個（100g）
しょうが…1かけ
レモン（輪切り）…3枚
ローリエ…1枚
A｜酢…大さじ3
　｜酒…大さじ2
　｜みりん…小さじ2
　｜水…½カップ
塩…小さじ½
こしょう…少々

作り方
1 いわしは頭と内臓を取り除き、洗って水けを拭き、半分に切る。玉ねぎは太めのせん切り、しょうがは薄切りにし、レモンは半分に切る。
2 鍋に玉ねぎを敷いていわしを並べ、塩、こしょうをふる。しょうが、レモン、ローリエ、Aを加えて煮立て、アルミホイルで落とし蓋をして中火から弱火で10分ほど煮る。

トマト味をじっくり染み込ませて

# かじきのトマト煮

材料（4食分）
かじき…4切れ（90g×4）
こしょう…少々
にんにく…½かけ
玉ねぎ…¼個（50g）
ズッキーニ…1本（160g）
トマト缶（カット）…300g
白ワイン…大さじ2
塩…小さじ1　／　こしょう…少々
ローリエ…1枚　／　オリーブ油…大さじ1と⅓

作り方
1 かじきは3等分に切り、こしょうをふる。にんにくはみじん切り、玉ねぎは角切り、ズッキーニは輪切りにする。
2 フライパンにオリーブ油を熱し、かじきを入れて焼き、にんにく、玉ねぎ、ズッキーニを加えて炒める。ワインを入れて煮立て、トマト缶、ローリエを加え、蓋をして煮立ったら弱火にして7〜8分煮る。塩、こしょうを加えて混ぜ、ひと煮立ちさせる。

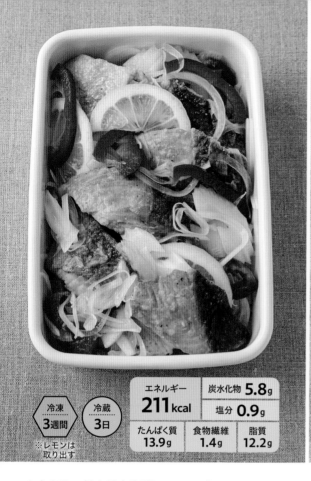

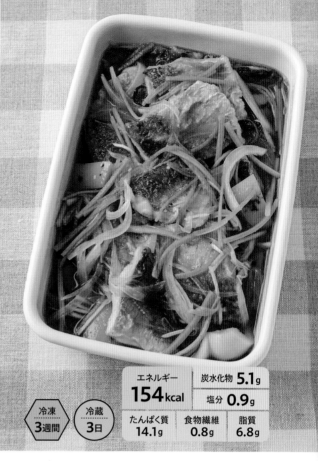

| | 冷凍<br>3週間 | 冷蔵<br>3日 | エネルギー<br>**211**kcal | 炭水化物 **5.8**g |
|---|---|---|---|---|
| | ※レモンは<br>取り出す | | たんぱく質<br>**13.9**g | 塩分 **0.9**g |
| | | | 食物繊維<br>**1.4**g | 脂質<br>**12.2**g |

| | 冷凍<br>3週間 | 冷蔵<br>3日 | エネルギー<br>**154**kcal | 炭水化物 **5.1**g |
|---|---|---|---|---|
| | | | たんぱく質<br>**14.1**g | 塩分 **0.9**g |
| | | | 食物繊維<br>**0.8**g | 脂質<br>**6.8**g |

おなじみの鮭を地中海風にアレンジ

# 鮭のエスカベーシュ

材料（4食分）
銀鮭…320g ／ 塩…小さじ⅓
こしょう…少々 ／ 小麦粉…大さじ1と½
パプリカ…¼個 ／ 玉ねぎ…¼個（50g）
セロリ…50g ／ レモン（輪切り）…4枚
A｜塩…小さじ⅓ ／ 砂糖…大さじ½
B｜酢…大さじ2 ／ こしょう…少々
オリーブ油…大さじ1

作り方

1 鮭は一口大に切り、塩、こしょうをふる。パプリカ、玉ねぎは薄切り、セロリは斜め薄切りにする。レモンは半分に切る。

2 熱湯大さじ3にAを入れて混ぜて溶かし、Bを加えて混ぜ合わせる。

3 フライパンにオリーブ油を熱し、小麦粉を全体に薄くまぶした1の鮭を入れ、両面を焼いて火を通し、2に入れる。1の野菜とレモンも加えて混ぜ合わせ、15分ほどおいて味をなじませる。

たくさんの野菜を一緒に漬け込んで

# あじの南蛮漬け

材料（4食分）
あじ（三枚おろし）…320g
こしょう…少々 ／ 片栗粉…小さじ2
黄パプリカ（短冊切り）…50g
A｜だし汁…¾カップ
　｜しょうゆ…大さじ1
　｜砂糖…小さじ2
B｜酢…大さじ2
　｜赤唐辛子（輪切り）…1本
　｜しょうが（せん切り）…½かけ
C｜玉ねぎ（せん切り）…50g
　｜にんじん（せん切り）…40g
ごま油…小さじ4

作り方

1 あじは3〜4cm幅に切り、こしょうをふり、片栗粉を薄くまぶす。フライパンにごま油を熱し、パプリカとともに両面を焼いて火を通す。

2 鍋にAを入れて混ぜ、ひと煮立ちさせて粗熱を取る。Bを加えて混ぜ、Cと1を加えて混ぜ合わせ、15分ほど漬ける。

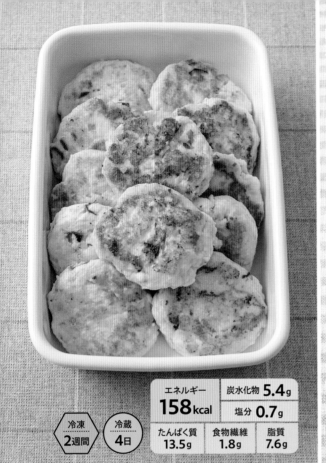

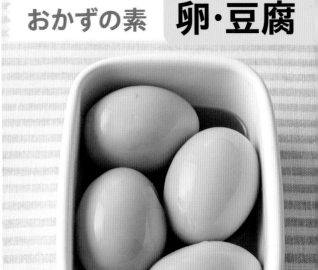

| エネルギー | 炭水化物 **5.4**g |
|---|---|
| **158**kcal | 塩分 **0.7**g |
| たんぱく質 **13.5**g | 食物繊維 **1.8**g | 脂質 **7.6**g |

冷凍 2週間 冷蔵 4日

| エネルギー | 炭水化物 **0.6**g |
|---|---|
| **84**kcal | 塩分 **0.4**g |
| たんぱく質 **6.4**g | 食物繊維 **0.0**g | 脂質 **5.1**g |

冷凍 NG 冷蔵 4日

揚げずに作るから低カロリー

# 焼きがんも

材料（4食分）
木綿豆腐…400g
えび…（殻・背ワタを除いて）150g
長ねぎ…4㎝（20g）
しいたけ…2枚（40g）
小麦粉…大さじ2
みりん…小さじ2
塩…小さじ½
サラダ油…大さじ1

作り方

1 豆腐はペーパータオルで包んで水けを絞る。えびは粗く刻む。長ねぎはみじん切り、しいたけは0.5㎝角に切る。

2 ボウルに豆腐、えび、みりん、塩を入れて混ぜ合わせ、長ねぎ、しいたけ、小麦粉を加えて混ぜ合わせる。12等分して、丸く平らに成形する。

3 フライパンにサラダ油を熱し、2を入れて中火で2分ほど焼き、蓋をして弱火で3〜4分焼く。ひっくり返して3〜4分焼き、火を通す。

麺類や丼物に使えてあると便利

# 煮卵

材料（4食分）
卵…4個
A | だし汁…大さじ3
　 | しょうゆ…小さじ2
　 | みりん…小さじ1

作り方

1 鍋に湯適量を沸かし、卵を入れる。7分ゆでて水に取り、殻をむく。

2 鍋にAを入れてひと煮立ちさせ、1を入れて一晩漬ける。

## Memo

### 煮汁、漬け汁は残すこと

煮卵や煮物の汁には塩分が多く含まれているので、具だけを食べるようにしましょう。麺類のスープも1/3量は必ず残すようにすると、塩分の過剰摂取を防ぐことができます。

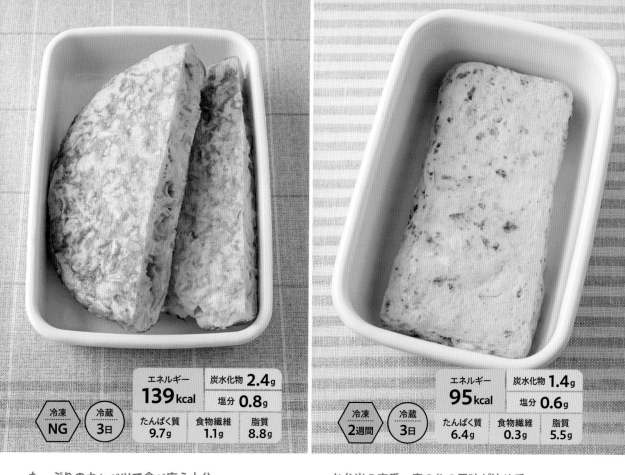

| エネルギー | 炭水化物 **2.4**g |
|---|---|
| **139**kcal | 塩分 **0.8**g |
| たんぱく質 **9.7**g | 食物繊維 **1.1**g | 脂質 **8.8**g |

冷凍 **NG** ／ 冷蔵 **3日**

| エネルギー | 炭水化物 **1.4**g |
|---|---|
| **95**kcal | 塩分 **0.6**g |
| たんぱく質 **6.4**g | 食物繊維 **0.3**g | 脂質 **5.5**g |

冷凍 **2週間** ／ 冷蔵 **3日**

たっぷりのキャベツで食べ応え十分

# キャベツオムレツ

材料（4食分）

卵…5個

キャベツ…4枚（240g）

A しらす干し…20g
パルメザンチーズ…小さじ2
塩…小さじ⅕
こしょう…少々

オリーブ油…小さじ2

作り方

1 キャベツはせん切りにする。フライパンにオリーブ油小さじ1を熱し、キャベツを炒める。

2 ボウルに卵を割りほぐし、**1**、**A**を入れて混ぜ合わせる。

3 フライパンに残りのオリーブオイルを熱し、**2**を流し入れて半熟になるまで混ぜる。平らにして蓋をして弱火で4分ほど蒸し焼きにし、ひっくり返して4分ほど焼く。

お弁当の定番、青のりの風味が決め手

# 青のり入りだし巻き卵

材料（4食分）

卵…4個

A だし汁…大さじ3
みりん…大さじ1
塩…小さじ⅕
しょうゆ…少々（0.5g）

青のり…小さじ1

サラダ油…小さじ⅖

作り方

1 卵は割りほぐし、**A**を混ぜて青のりを加え、混ぜ合わせる。

2 卵焼き器を熱し、サラダ油を薄くしきながら卵液を流し入れて巻きを繰り返し、焼く。

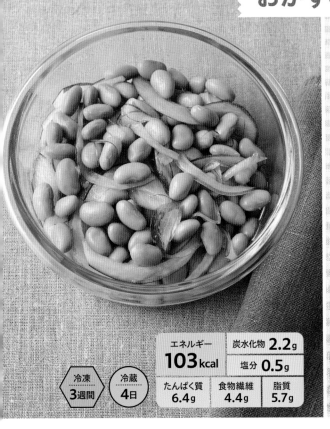

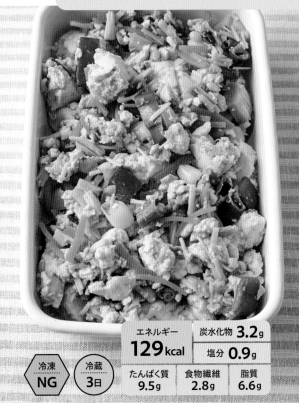

| エネルギー | 炭水化物 2.2g |
|---|---|
| 103kcal | 塩分 0.5g |
| たんぱく質 6.4g | 食物繊維 4.4g | 脂質 5.7g |

冷凍 3週間 / 冷蔵 4日

| エネルギー | 炭水化物 3.2g |
|---|---|
| 129kcal | 塩分 0.9g |
| たんぱく質 9.5g | 食物繊維 2.8g | 脂質 6.6g |

冷凍 NG / 冷蔵 3日

栄養満点の大豆をさっぱりと

# 大豆と紫玉ねぎのマリネ

材料（4食分）
蒸し大豆…160g
紫玉ねぎ…¼個（45g）
A｜酢…小さじ2
　｜塩…小さじ⅕
　｜はちみつ…小さじ1
　｜こしょう…少々
　｜オリーブ油…小さじ2

作り方
玉ねぎは薄切りにし、大豆とともにAと混ぜ合わせる。

## Memo

### 大豆は大切なたんぱく源

蒸し大豆はホクホクとした食感がおいしく手軽なので、サラダやマリネなどに便利。時間のあるときは、乾燥大豆からまとめてゆでてストックしておくのもおすすめです。

豆腐を使った主役級のおかず

# 炒り豆腐

材料（4食分）
木綿豆腐…400g
ツナ缶（水煮）…小1缶（固形量60g）
長ねぎ…½本（50g）
にんじん…60g
えのきだけ…100g
A｜しょうゆ、みりん…各小さじ2
　｜塩…小さじ約⅓（1.5g）
ごま油…小さじ2

作り方
1 長ねぎは1cm幅、にんじんはせん切り、えのきだけは3等分に切る。豆腐はペーパータオルに包み、軽く絞る。ツナは汁けをきる。
2 フライパンにごま油を熱し、長ねぎを少し焦げ目がつく程度に香ばしく炒め、にんじん、えのきだけを加えて炒める。豆腐を加えて崩しながら炒め、ツナ、Aを加えて炒め合わせる。

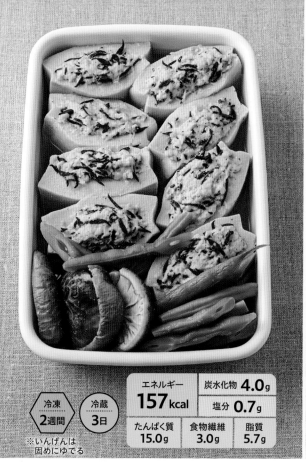

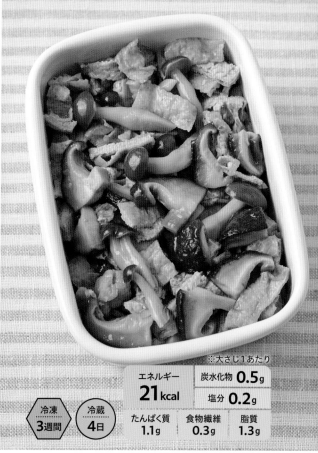

| エネルギー | 炭水化物 **4.0**g |
|---|---|
| **157**kcal | 塩分 **0.7**g |
| たんぱく質 **15.0**g | 食物繊維 **3.0**g | 脂質 **5.7**g |

冷凍 2週間 ／ 冷蔵 3日

※いんげんは固めにゆでる

※大さじ1あたり

| エネルギー | 炭水化物 **0.5**g |
|---|---|
| **21**kcal | 塩分 **0.2**g |
| たんぱく質 **1.1**g | 食物繊維 **0.3**g | 脂質 **1.3**g |

冷凍 3週間 ／ 冷蔵 4日

鶏肉としいたけの旨味を染み込ませて

# 高野豆腐のひじき肉詰め煮

材料（4食分）

鶏むねひき肉…120g

しょうゆ、みりん…各小さじ1

高野豆腐…4枚　／　さやいんげん…100g

干ししいたけ…2枚　／　ひじき（乾燥）…小さじ2

片栗粉…少々

A｜だし汁…1と½カップ　／　みりん…大さじ2

　｜しょうゆ…小さじ2　／　塩…小さじ⅕

作り方

1 ひじきと干ししいたけは水で戻しておく。高野豆腐はぬるま湯に浸して戻す。いんげんはヘタを取り、ゆでて斜め切りにする。

2 ひき肉にしょうゆとみりんを混ぜ、水けをきったひじきを混ぜ合わせる。高野豆腐は手で押して水けをきり、半分に切り、切り目を入れて袋状にする。中に片栗粉をふり、ひき肉を8等分に分けて詰める。

3 鍋にAを煮立て、半分に切ったしいたけと2を入れて蓋をし、煮立ったら弱火にして10分ほど煮る。いんげんを加えてさらに2分ほど煮る。

酢めしと合わせて混ぜすしに

# 刻み油揚げときのこの煮物

材料（出来上がり量 大さじ15杯分）

油揚げ…2枚

しいたけ…2枚（40g）

しめじ…½パック（50g）

A｜だし汁…⅓カップ

　｜砂糖…小さじ2

　｜酒…大さじ1

　｜しょうゆ…大さじ1と⅓

作り方

1 油揚げは沸騰した湯に入れて油抜きし、横半分に切って8mm幅に切る。しいたけは半分に切って薄いいちょう切りにする。しめじはほぐす。

2 鍋にAを入れて煮立て、1を加え、煮立ったら弱火にして時々混ぜながら汁けがなくなるまで煮る。

## 小松菜とねぎのオイスターソース炒め

オイスターソースでコクをプラス

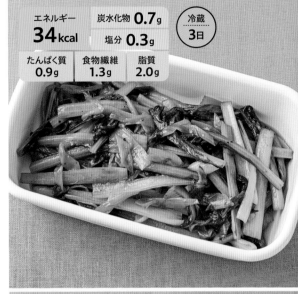

| エネルギー | 炭水化物 0.7g | 冷蔵 |
|---|---|---|
| 34kcal | 塩分 0.3g | 3日 |
| たんぱく質 0.9g | 食物繊維 1.3g | 脂質 2.0g |

材料（4食分）

小松菜…200g　／　長ねぎ…½本　／　酒…小さじ2

A｜オイスターソース…小さじ1と½
　｜こしょう…少々

ごま油…小さじ2

作り方

長ねぎは斜め切り、小松菜は3〜4cm長さに切る。フライパンにごま油を熱し、長ねぎを入れて少し焦がしぎみに炒める。小松菜と酒を加えてさらに炒め、Aを加えて炒め合わせる。

## 小松菜の煮浸し

和食の定番にじゃこを添えて

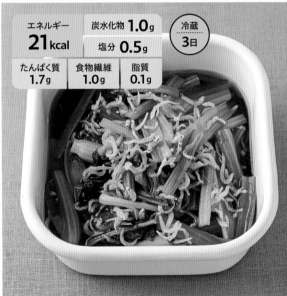

| エネルギー | 炭水化物 1.0g | 冷蔵 |
|---|---|---|
| 21kcal | 塩分 0.5g | 3日 |
| たんぱく質 1.7g | 食物繊維 1.0g | 脂質 0.1g |

材料（4食分）

小松菜…200g　／　ちりめんじゃこ…10g

A｜だし汁…¾カップ　／　みりん…小さじ2
　｜しょうゆ…小さじ1と½

作り方

小松菜は固めにゆでて3cm長さに切る。鍋にAを煮立て、ちりめんじゃこ、小松菜を入れて蓋をし、煮立ったら弱火にして4〜5分煮る。

## チンゲン菜の塩炒め

元気の出るにんにく風味

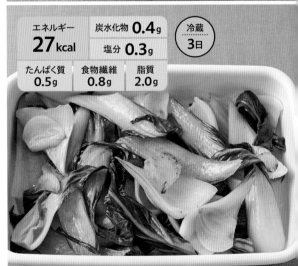

| エネルギー | 炭水化物 0.4g | 冷蔵 |
|---|---|---|
| 27kcal | 塩分 0.3g | 3日 |
| たんぱく質 0.5g | 食物繊維 0.8g | 脂質 2.0g |

材料（4食分）

チンゲン菜…240g　／　にんにく…½かけ

A｜酒…小さじ2
　｜鶏がらスープの素…小さじ⅕

塩…小さじ⅕　／　こしょう…少々

ごま油…小さじ2

作り方

1 にんにくは薄切り、チンゲン菜は3cm長さの斜め切りにする。Aは混ぜて溶かしておく。

2 フライパンにごま油を熱し、にんにく、チンゲン菜の茎を入れて炒め、葉の部分、A、塩、こしょうを入れて炒め合わせる。

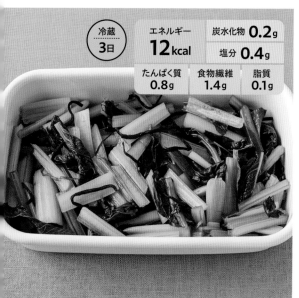

| 冷蔵 3日 | エネルギー 12kcal | 炭水化物 0.2g |
|---|---|---|
| | | 塩分 0.4g |
| | たんぱく質 0.8g | 食物繊維 1.4g | 脂質 0.1g |

塩昆布で和えるから味つけ簡単

# 小松菜の塩昆布和え

材料（4食分）

小松菜…250g

塩昆布…8g

作り方

小松菜はゆでて3cm長さに切り、塩昆布と混ぜ合わせる。

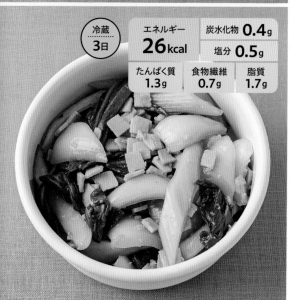

| 冷蔵 3日 | エネルギー 26kcal | 炭水化物 0.4g |
|---|---|---|
| | | 塩分 0.5g |
| | たんぱく質 1.3g | 食物繊維 0.7g | 脂質 1.7g |

ごま油とハムで満足度アップ

# チンゲン菜の中華和え

材料（4食分）

チンゲン菜…240g

ロースハム…2枚

しょうが…1かけ

A｜ごま油…小さじ1

　｜しょうゆ…小さじ1と½

作り方

1 チンゲン菜はゆでて2～3cm長さに切る。ハムは小さめの正方形に切る。

2 しょうがはすりおろしてAと混ぜ合わせ、1と和える。

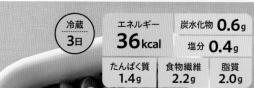

| 冷蔵 3日 | エネルギー 36kcal | 炭水化物 0.6g |
|---|---|---|
| | | 塩分 0.4g |
| | たんぱく質 1.4g | 食物繊維 2.2g | 脂質 2.0g |

ほうれん草とバターは相性抜群

# ほうれん草としめじの バターしょうゆ炒め

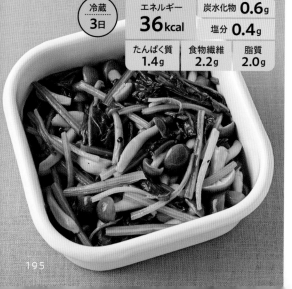

材料（4食分）

ほうれん草…200g　／　しめじ…100g

にんにく（薄切り）…3枚　／　しょうゆ…小さじ1と½

こしょう…少々　／　バター…10g

作り方

ほうれん草は固めにゆでて3cm長さに切り、しめじはほぐす。フライパンにバターを熱し、にんにく、しめじを炒め、ほうれん草を加えてさっと炒め、しょうゆ、こしょうを加えて炒め合わせる。

しょうゆ味であっさりと
# オクラのだし浸し

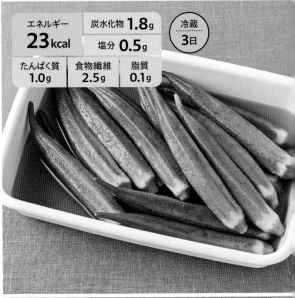

| エネルギー | 炭水化物 **1.8**g | 冷蔵 |
|---|---|---|
| **23**kcal | 塩分 **0.5**g | 3日 |
| たんぱく質 **1.0**g | 食物繊維 **2.5**g | 脂質 **0.1**g |

材料（4食分）

オクラ…200g

A｜だし汁…¾カップ ／ しょうゆ…小さじ2
　｜みりん…小さじ2 ／ 塩…少々（0.5g）

作り方

**1** オクラはガクをむき、沸騰した湯に入れて10秒くらいゆでて水に取り、水けをしっかり拭き取る。

**2** 耐熱ボウルに**A**を入れて混ぜ、ラップをしないで電子レンジで1分30秒加熱し、**1**を入れて浸す。

夏にうれしい、カレー風味のオクラ
# オクラのトマトカレー煮

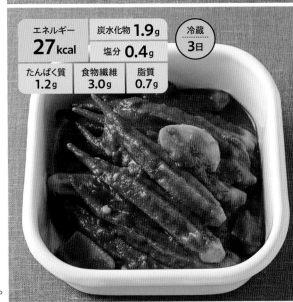

| エネルギー | 炭水化物 **1.9**g | 冷蔵 |
|---|---|---|
| **27**kcal | 塩分 **0.4**g | 3日 |
| たんぱく質 **1.2**g | 食物繊維 **3.0**g | 脂質 **0.7**g |

材料（4食分）

オクラ（ガクをむく）…200g

にんにく（薄切り）…2枚

A｜トマト缶（カット）…100g
　｜コンソメ顆粒…小さじ½ ／ カレー粉…小さじ1
　｜水…¼カップ

しょうゆ…小さじ1 ／ こしょう…少々

オリーブ油…小さじ½

作り方

鍋にオリーブ油、にんにくを熱し、香りが出たらオクラを入れてさっと炒め、**A**を加えて煮立ったら蓋をして弱火で3〜4分煮る。しょうゆ、こしょうで味をととのえる。

にんにくと塩のシンプルな味つけ
# オクラのガーリック炒め

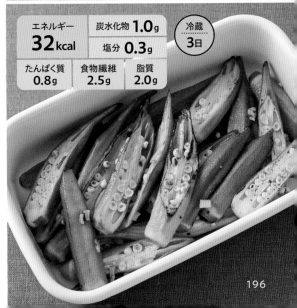

| エネルギー | 炭水化物 **1.0**g | 冷蔵 |
|---|---|---|
| **32**kcal | 塩分 **0.3**g | 3日 |
| たんぱく質 **0.8**g | 食物繊維 **2.5**g | 脂質 **2.0**g |

材料（4食分）

オクラ（ガクをむき、縦半分に切る）…200g

にんにく（みじん切り）…¼かけ ／ 塩…小さじ¼

こしょう…少々 ／ オリーブ油…小さじ2

作り方

フライパンにオリーブ油、にんにくを熱し、オクラを入れてさっと炒め、塩、こしょうを加えて炒め合わせる。

# かぶ

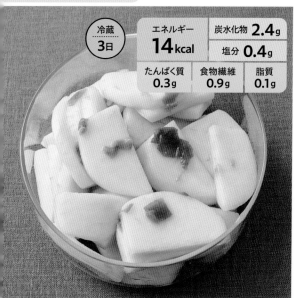

| 冷蔵 3日 | エネルギー 14kcal | 炭水化物 2.4g |
|---|---|---|
| | | 塩分 0.4g |
| | たんぱく質 0.3g | 食物繊維 0.9g | 脂質 0.1g |

梅干しを使ってさっぱりと

## かぶの梅酢和え

材料（4食分）

かぶ…3個（210g）

梅干し（塩分15%のもの）…1個（正味10g）

A ｜ 酢…大さじ1
｜ 砂糖…小さじ1

作り方

かぶは縦半分に切って5mm厚さの半月切りにする。梅干しは種を除いて包丁でたたき、Aと混ぜ、かぶと混ぜ合わせる。

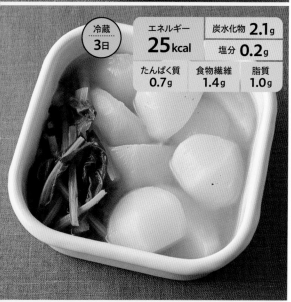

| 冷蔵 3日 | エネルギー 25kcal | 炭水化物 2.1g |
|---|---|---|
| | | 塩分 0.2g |
| | たんぱく質 0.7g | 食物繊維 1.4g | 脂質 1.0g |

コンソメ風味のやさしい味わい

## かぶのコンソメ煮

材料（4食分）

かぶ…4個（280g）　／　かぶの葉…50g

コンソメ顆粒…小さじ½

A ｜ 塩…小さじ⅕　／　こしょう…少々
｜ バター…5g

作り方

1 かぶは半分に切り、葉は3cm長さに切る。

2 鍋に水1と¼カップ、コンソメ、かぶを入れ、蓋をして火にかけ、煮立ったら弱火にしてかぶがやわらかくなるまで煮る。かぶの葉とAを加えてさらに3分ほど煮る。

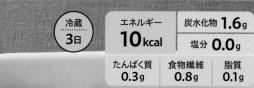

| 冷蔵 3日 | エネルギー 10kcal | 炭水化物 1.6g |
|---|---|---|
| | | 塩分 0.0g |
| | たんぱく質 0.3g | 食物繊維 0.8g | 脂質 0.1g |

焼くことでかぶの甘みが際立つ

## 焼きかぶ

材料（4食分）

かぶ…3個（210g）

作り方

かぶは4等分のくし形切りにし、魚焼きグリルまたはオーブントースターで10分ほど焼く。

スパイシーなゆずこしょうが決め手

# カリフラワーの ゆずこしょう酢漬け

材料（4食分）

カリフラワー…200g

A　酢…大さじ1と½　／　砂糖…大さじ½
　　ゆずこしょう…小さじ⅓　／　塩…小さじ⅕

作り方

カリフラワーは一口大に切る。固めにゆでてザルに上げ、
熱いうちにAと混ぜ合わせて冷ます。

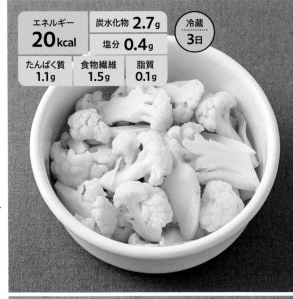

| エネルギー 20kcal | 炭水化物 2.7g | 冷蔵 3日 |
| | 塩分 0.4g | |
| たんぱく質 1.1g | 食物繊維 1.5g | 脂質 0.1g |

カレー味で食べやすく彩りもアップ

# カリフラワーのカレー煮

材料（4食分）

カリフラワー…200g　／　しょうが…½かけ
にんにく…¼かけ　／　クミン（あれば）…少々

A　カレー粉…小さじ1と½
　　コンソメ顆粒…小さじ⅕
　　水…¼カップ　／　塩…小さじ¼（1.3g）

作り方

**1** カリフラワーは小房に分け、しょうがとにんにくはみ
じん切りにする。

**2** 鍋にAを入れて混ぜ、**1**、クミンを加え、蓋をして火
にかける。煮立ったら弱火にして3〜4分煮る。

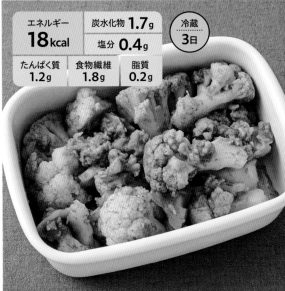

| エネルギー 18kcal | 炭水化物 1.7g | 冷蔵 3日 |
| | 塩分 0.4g | |
| たんぱく質 1.2g | 食物繊維 1.8g | 脂質 0.2g |

ポテトサラダより低カロリー

# カリフラワーとじゃがいもの ポテサラ風

材料（4食分）

カリフラワー（小房に分ける）…120g
じゃがいも（一口大に切り水にさらす）… 小2個（200g）

A　プレーンヨーグルト…大さじ3
　　マヨネーズ…大さじ1　／　マスタード…小さじ1
　　塩…小さじ⅕　／　こしょう…少々

作り方

鍋にじゃがいもと水適量を入れて火にかけ、少し固い部
分が残っている程度になったらカリフラワーを入れる。
じゃがいもに火が通ったらザルに上げて水けをきり、粗
くつぶして冷まし、Aと混ぜ合わせる。

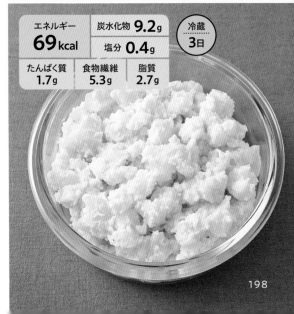

| エネルギー 69kcal | 炭水化物 9.2g | 冷蔵 3日 |
| | 塩分 0.4g | |
| たんぱく質 1.7g | 食物繊維 5.3g | 脂質 2.7g |

# キャベツ

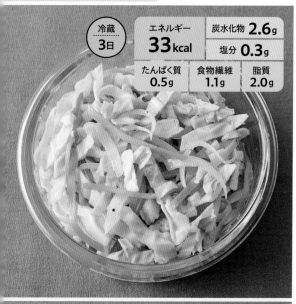

| 冷蔵 3日 | エネルギー 33kcal | 炭水化物 2.6g |
|---|---|---|
| | | 塩分 0.3g |
| | たんぱく質 0.5g | 食物繊維 1.1g | 脂質 2.0g |

キャベツをたっぷり食べられます

## コールスローサラダ

材料（4食分）

キャベツ…3枚（180g）　／　にんじん…30g

玉ねぎ…10g

A｜砂糖…小さじ½　／　塩…小さじ⅕
　｜こしょう…少々

B｜酢、オリーブオイル…各小さじ2

作り方

1 キャベツは太めのせん切り、にんじんはせん切り、玉ねぎは薄切りにする。

2 ボウルに玉ねぎ、Aを入れて揉み、にんじんとキャベツ、Bを加えて混ぜ合わせる。

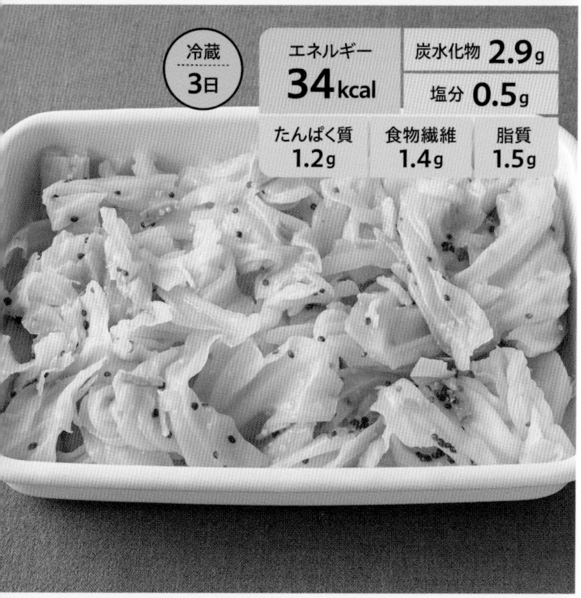

---

| 冷蔵 3日 | エネルギー 34kcal | 炭水化物 2.9g |
|---|---|---|
| | | 塩分 0.5g |
| | たんぱく質 1.2g | 食物繊維 1.4g | 脂質 1.5g |

マスタードの酸味がアクセント

## キャベツのマスタード煮

材料（4食分）

キャベツ…5枚（300g）　／　ベーコン…½枚（10g）

A｜粒マスタード…小さじ2（12g）
　｜コンソメ顆粒…小さじ½（1.5g）　／　水…¼カップ

塩…小さじ⅙　／　こしょう…少々

作り方

1 キャベツは大きめに切り、ベーコンはせん切りにする。

2 鍋に1とAを入れ、蓋をして火にかけ、煮立ったら弱火にして7〜8分煮る。塩、こしょうで味をととのえる。

---

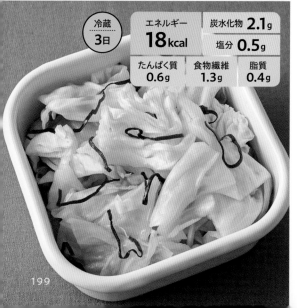

| 冷蔵 3日 | エネルギー 18kcal | 炭水化物 2.1g |
|---|---|---|
| | | 塩分 0.5g |
| | たんぱく質 0.6g | 食物繊維 1.3g | 脂質 0.4g |

レンジで簡単、ラー油の辛味が決め手

## キャベツと塩昆布のラー油和え

材料（4食分）

キャベツ…4枚（240g）

A｜塩昆布…5g　／　ラー油…小さじ⅖
　｜塩…小さじ⅕

作り方

1 キャベツは大きめの短冊切りにする。電子レンジ対応のポリ袋に入れ、袋の口を下に折り返し、口を閉じずに電子レンジで2分加熱する。

2 1とAを混ぜ合わせる。

ごはんにも意外と合います

# きゅうりのピクルス

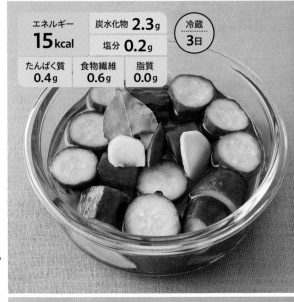

| エネルギー | 炭水化物 **2.3**g | 冷蔵 |
|---|---|---|
| **15**kcal | 塩分 **0.2**g | **3**日 |
| たんぱく質 **0.4**g | 食物繊維 **0.6**g | 脂質 **0.0**g |

材料（4食分）

きゅうり…2本（200g）

A 塩…小さじ⅕強 ／ 酢…大さじ2と½
水…¼カップ ／ 砂糖…小さじ2
しょうゆ…小さじ½ ／ 粒こしょう…5粒
しょうが（薄切り）…3枚 ／ 赤唐辛子…½本
ローリエ…1枚

作り方

きゅうりは1.5〜2㎝幅に切り、耐熱の器に入れる。**A**を加えて落としラップをし、電子レンジで1分加熱する。粗熱が取れたら冷蔵庫に入れ、一晩漬ける。

きゅうりは炒めてもおいしい

# きゅうりの山椒炒め

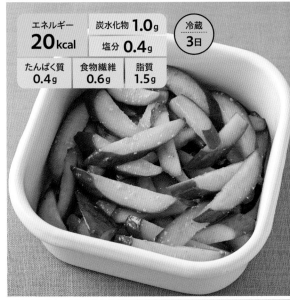

| エネルギー | 炭水化物 **1.0**g | 冷蔵 |
|---|---|---|
| **20**kcal | 塩分 **0.4**g | **3**日 |
| たんぱく質 **0.4**g | 食物繊維 **0.6**g | 脂質 **1.5**g |

材料（4食分）

きゅうり…2本（200g）

A 塩…小さじ約⅓（1.5g）
粉山椒…少々

ごま油…小さじ1と½

作り方

きゅうりは縦半分に切って斜めに切る。フライパンにごま油を熱し、きゅうりを入れてさっと炒め、**A**を加えて炒め合わせる。

ヨーグルトとみそに一晩漬け込んで

# きゅうりのヨーグルト漬け

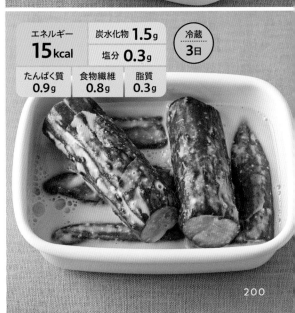

| エネルギー | 炭水化物 **1.5**g | 冷蔵 |
|---|---|---|
| **15**kcal | 塩分 **0.3**g | **3**日 |
| たんぱく質 **0.9**g | 食物繊維 **0.8**g | 脂質 **0.3**g |

材料（4食分）

きゅうり…2本（200g）

A プレーンヨーグルト…大さじ3
みそ…大さじ1

作り方

きゅうりは3等分に切り、すりこぎ棒などで軽くたたいてひびを入れる。**A**を混ぜ合わせてきゅうりと混ぜ、冷蔵庫で一晩漬ける。

# アスパラガス

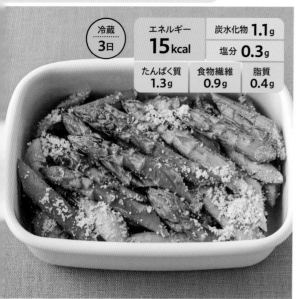

| 冷蔵 3日 | エネルギー 15kcal | 炭水化物 1.1g |
|---|---|---|
| | | 塩分 0.3g |
| | たんぱく質 1.3g | 食物繊維 0.9g | 脂質 0.4g |

チーズ味のシンプルな焼き野菜

## 焼きアスパラのチーズ和え

材料（4食分）
アスパラガス…200g
パルメザンチーズ…小さじ2
塩…小さじ⅕
こしょう…少々

作り方
アスパラガスは魚焼きグリルで8分ほど焼いて斜め切りにし、チーズ、塩、こしょうを混ぜ合わせる。

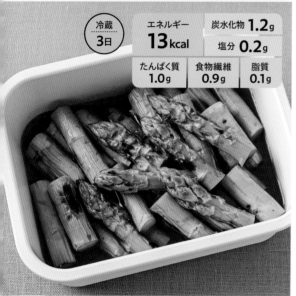

| 冷蔵 3日 | エネルギー 13kcal | 炭水化物 1.2g |
|---|---|---|
| | | 塩分 0.2g |
| | たんぱく質 1.0g | 食物繊維 0.9g | 脂質 0.1g |

あっさり和風、油を使わずヘルシーに

## アスパラの焼き浸し

材料（4食分）
アスパラガス…200g
A　だし汁…¼カップ
　　しょうゆ…小さじ1と½
　　みりん…小さじ½

作り方
1 Aを耐熱ボウルに入れて混ぜ、ラップをしないで電子レンジで30秒加熱する。
2 アスパラガスは魚焼きグリルで8分ほど焼いて3cm長さに切り、1に浸す。

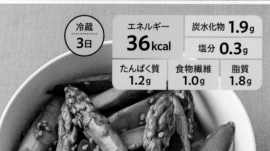

| 冷蔵 3日 | エネルギー 36kcal | 炭水化物 1.9g |
|---|---|---|
| | | 塩分 0.3g |
| | たんぱく質 1.2g | 食物繊維 1.0g | 脂質 1.8g |

アスパラにも合う、定番の甘辛味

## アスパラのきんぴら

材料（4食分）
アスパラガス…200g
A　みりん…小さじ2
　　しょうゆ…小さじ1と½
　　いりごま…小さじ1
ごま油…小さじ1と½

作り方
アスパラガスは斜め切りにする。フライパンにごま油を熱して、アスパラガスを炒め、Aを加えて炒め合わせる。

## 塩麹とレモンでさっぱりと
# セロリの塩麹レモン漬け

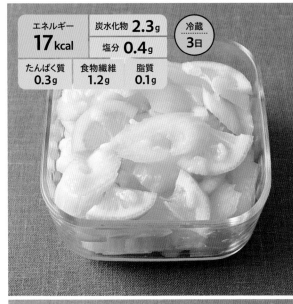

| エネルギー | 炭水化物 2.3g | 冷蔵 |
|---|---|---|
| 17kcal | 塩分 0.4g | 3日 |
| たんぱく質 0.3g | 食物繊維 1.2g | 脂質 0.1g |

材料（4食分）
セロリ…2本（160g）
レモン（薄切り）…3枚
塩麹…大さじ1

作り方
1 セロリは筋を取って斜め切りに、レモンはいちょう切りにする。
2 1と塩麹を混ぜ合わせる。

## コンソメを吸ったセロリが絶品
# セロリのコンソメ煮

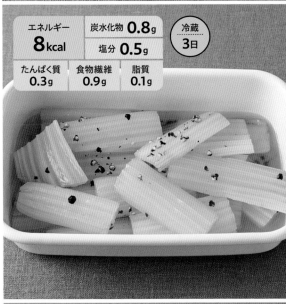

| エネルギー | 炭水化物 0.8g | 冷蔵 |
|---|---|---|
| 8kcal | 塩分 0.5g | 3日 |
| たんぱく質 0.3g | 食物繊維 0.9g | 脂質 0.1g |

材料（4食分）
セロリ…3本（240g）
コンソメ顆粒…小さじ½（1.5g）
塩…小さじ⅕
粗びき黒こしょう…少々

作り方
1 セロリは筋を取り、4～5cm長さに切り、さらに縦半分～4等分に切る。
2 鍋に水½カップとコンソメ、1を入れ、蓋をして火にかけ、煮立ったら弱火にして10分ほど煮る。塩、粗びき黒こしょうで味をととのえる。

## さっと炒めて歯ごたえを残して
# セロリのじゃこ炒め

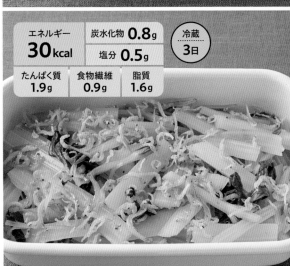

| エネルギー | 炭水化物 0.8g | 冷蔵 |
|---|---|---|
| 30kcal | 塩分 0.5g | 3日 |
| たんぱく質 1.9g | 食物繊維 0.9g | 脂質 1.6g |

材料（4食分）
セロリ…3本（240g）
ちりめんじゃこ…20g
オリーブ油…小さじ1と½
塩…少々（0.5g）

作り方
セロリは筋を取り、短冊切りにする。フライパンにオリーブ油を熱し、ちりめんじゃこを炒め、セロリを加えてさっと炒め、塩を加えて炒め合わせる。

# 大根

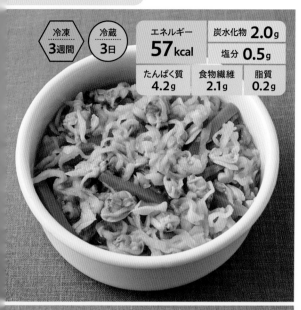

| 冷凍 3週間 | 冷蔵 3日 | エネルギー 57kcal | 炭水化物 2.0g |
|---|---|---|---|
| | | | 塩分 0.5g |
| | | たんぱく質 4.2g | 食物繊維 2.1g | 脂質 0.2g |

あさりの旨味をしみ込ませて

## 切り干し大根とあさりの煮物

材料（6食分）

切り干し大根…50g ／ にんじん…60g

あさり水煮缶…小1缶（130g）

A｜ だし汁…1カップ ／ 酒…大さじ1
｜ 砂糖…小さじ2 ／ しょうゆ…小さじ1と½

作り方

1 切り干し大根はもみ洗いをしてから水に浸して戻す。水けを絞り、食べやすい長さに切る。にんじんは細切りにする。

2 鍋にAを入れて火にかけ、煮立ったら、1、あさり缶を汁ごと加え、蓋をして煮立ったら弱火にして10分ほど煮る。

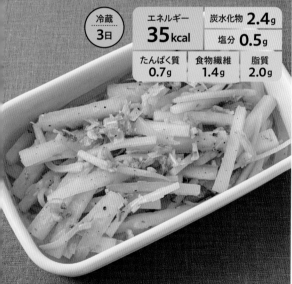

| 冷蔵 3日 | エネルギー 35kcal | 炭水化物 2.4g |
|---|---|---|
| | | 塩分 0.5g |
| | たんぱく質 0.7g | 食物繊維 1.4g | 脂質 2.0g |

大根に桜えびの香ばしさをプラスして

## 大根のねぎ塩炒め

材料（4食分）

大根…300g ／ 桜えび（乾燥）…大さじ1

長ねぎ…½本（50g） ／ 塩…小さじ⅖

こしょう…少々 ／ ごま油…小さじ2

作り方

1 大根は太めのせん切り、大根の皮は細めのせん切り、長ねぎ、桜えびは粗みじん切りにする。

2 フライパンにごま油を熱し、長ねぎ、大根の皮を炒め、大根、桜えびを加えてさらに炒め、塩、こしょうで味をととのえる。

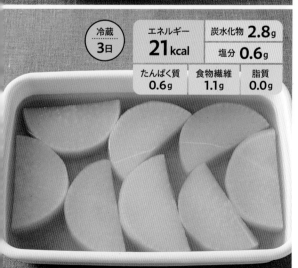

| 冷蔵 3日 | エネルギー 21kcal | 炭水化物 2.8g |
|---|---|---|
| | | 塩分 0.6g |
| | たんぱく質 0.6g | 食物繊維 1.1g | 脂質 0.0g |

だしをきかせたやさしい味

## 大根のだし煮

材料（4食分）

大根…300g

A｜ だし汁…1と½カップ
｜ みりん…小さじ2

塩…小さじ⅕ ／ しょうゆ…小さじ1

作り方

大根は厚めの半月切りにし、鍋にAとともに入れて蓋をして火にかけ、煮立ったら弱火にして7～8分煮る。塩、しょうゆを加えてさらに5分ほど煮る。

たけのことトマト、意外なおいしさ
# たけのこのトマトマリネ

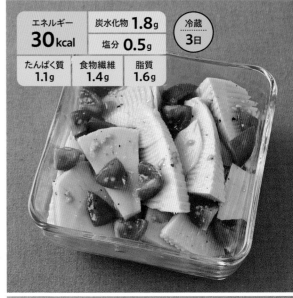

| エネルギー | 炭水化物 | **1.8**g | 冷蔵 |
|---|---|---|---|
| **30**kcal | 塩分 | **0.5**g | 3日 |
| たんぱく質 **1.1**g | 食物繊維 **1.4**g | 脂質 **1.6**g | |

## 材料（4食分）
ゆでたけのこ…200g　／　ミニトマト…4個（60g）
にんにく（みじん切り）…薄切り1枚分
A｜オリーブ油…小さじ1と½
　｜しょうゆ…小さじ ½　／　塩…小さじ約⅓（1.5g）
　｜こしょう…少々

## 作り方
1 トマトはヘタを取り、粗く刻む。
2 たけのこは根元をいちょう切り、穂先をくし形切りにし、3分ゆでる。ザルに上げ、熱いうちに1、にんにく、Aと混ぜ合わせる。

削り節の旨味をきかせた定番の一品
# たけのこの土佐煮

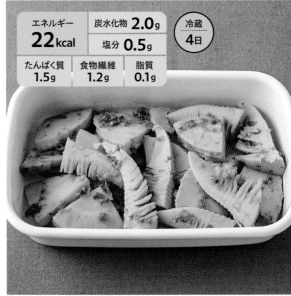

| エネルギー | 炭水化物 | **2.0**g | 冷蔵 |
|---|---|---|---|
| **22**kcal | 塩分 | **0.5**g | 4日 |
| たんぱく質 **1.5**g | 食物繊維 **1.2**g | 脂質 **0.1**g | |

## 材料（4食分）
ゆでたけのこ…200g　／　削り節…½袋（2g）
A｜だし汁…½カップ　／　酒…大さじ1
　｜しょうゆ…小さじ2　／　砂糖…小さじ1

## 作り方
1 たけのこは根元をいちょう切り、穂先をくし形切りにし、3分ゆでてザルに上げる。
2 鍋に1とAを入れて火にかけ、煮立ったら蓋をして弱火で7〜8分煮る。蓋を外して火を強めて残っている煮汁をからめ、削り節を混ぜ合わせる。

たけのこに中華味がマッチ
# たけのこの中華煮

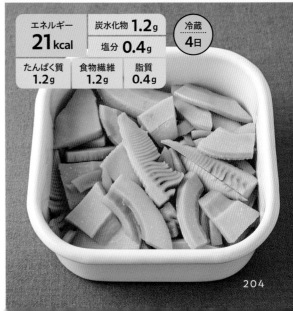

| エネルギー | 炭水化物 | **1.2**g | 冷蔵 |
|---|---|---|---|
| **21**kcal | 塩分 | **0.4**g | 4日 |
| たんぱく質 **1.2**g | 食物繊維 **1.2**g | 脂質 **0.4**g | |

## 材料（4食分）
ゆでたけのこ…200g　／　ラー油…小さじ⅖
A｜オイスターソース…小さじ1
　｜しょうゆ…小さじ1　／　酒…大さじ1
　｜中華スープの素…小さじ⅕　／　水…½カップ

## 作り方
たけのこは根元をいちょう切り、穂先をくし形切りにし、3分ゆでてザルに上げる。鍋に入れ、Aを加えて火にかけ、煮立ったら蓋をして弱火で7〜8分煮る。蓋を外して火を強めて煮汁をからめ、ラー油を混ぜ合わせる。

# 玉ねぎ

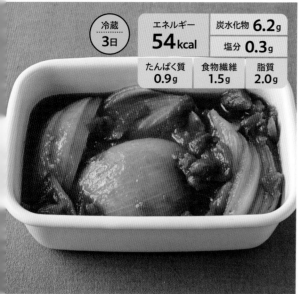

| 冷蔵 3日 | エネルギー 54kcal | 炭水化物 6.2g |
|---|---|---|
| | | 塩分 0.3g |
| | たんぱく質 0.9g | 食物繊維 1.5g | 脂質 2.0g |

トマトの酸味としょうゆの旨味が絶妙

## 玉ねぎのトマトしょうゆ煮

材料（4食分）

玉ねぎ…1と½個（300g）

トマト缶（カット）…100g

**A** ┃ だし汁…½カップ ／ 酒…大さじ1

しょうゆ…小さじ1

オリーブ油…小さじ2

作り方

1 玉ねぎは大きめのくし形切りにする。

2 鍋にオリーブ油を熱し、玉ねぎを炒める。**A**を加えて蓋をし、煮立ったら弱火にして10分ほど煮る。トマト缶、しょうゆを加え、さらに5分ほど煮る。

| 冷蔵 3日 | エネルギー 20kcal | 炭水化物 3.5g |
|---|---|---|
| | | 塩分 0.4g |
| | たんぱく質 0.5g | 食物繊維 0.8g | 脂質 0.0g |

焼いてポン酢に漬けるだけでこの旨さ

## 焼き玉ねぎのポン酢漬け

材料（4食分）

玉ねぎ…1個（200g）

ポン酢しょうゆ…大さじ1と½

作り方

1 玉ねぎは1cm幅の輪切りにし、魚焼きグリルで両面を焼く。

2 半分に切り、ポン酢しょうゆと混ぜ合わせる。

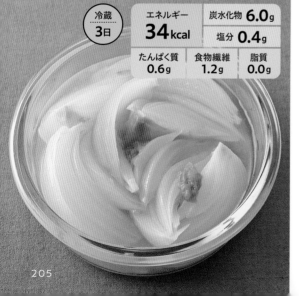

| 冷蔵 3日 | エネルギー 34kcal | 炭水化物 6.0g |
|---|---|---|
| | | 塩分 0.4g |
| | たんぱく質 0.6g | 食物繊維 1.2g | 脂質 0.0g |

たまねぎの甘みを梅干しが引き立てる

## 玉ねぎの梅だし煮

材料（4食分）

玉ねぎ…1と½個（300g）

梅干し（塩分15%のもの）…1個

**A** ┃ だし汁…¾カップ

┃ みりん…小さじ2

作り方

1 玉ねぎはくし形切りにする。

2 鍋に玉ねぎ、**A**、ちぎった梅干しを種ごと入れ、蓋をして火にかけ、煮立ったら弱火にして玉ねぎがやわらかくなるまで煮る。

### だしを含んだなすの旨さ
# なすの田舎煮

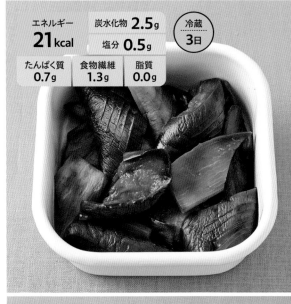

| エネルギー | 炭水化物 2.5g | 冷蔵 |
|---|---|---|
| 21kcal | 塩分 0.5g | 3日 |
| たんぱく質 0.7g | 食物繊維 1.3g | 脂質 0.0g |

材料（4食分）

なす…3本（240g）

A｜だし汁…½カップ　／　しょうゆ…小さじ2
　｜砂糖…小さじ1　／　酒…大さじ1

作り方

なすはヘタを切り落とし、縦半分に切って斜めに切り目を入れながら3cm幅に切る。鍋にAを入れて煮立て、なすを皮を下にして入れ、蓋をして弱火で5〜6分煮る。

### トマト味でじっくり煮込んで
# なすのカポナータ

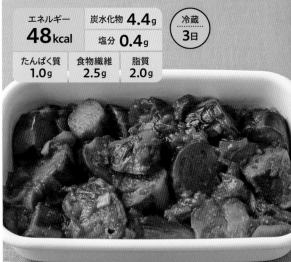

| エネルギー | 炭水化物 4.4g | 冷蔵 |
|---|---|---|
| 48kcal | 塩分 0.4g | 3日 |
| たんぱく質 1.0g | 食物繊維 2.5g | 脂質 2.0g |

材料（4食分）

なす…4本（280g）　／　玉ねぎ…¼個
にんにく…¼かけ

A｜トマト缶（カット）…150g　／　白ワイン…大さじ1
塩…小さじ⅓　／　こしょう…少々
バジル（あれば）…少々　／　オリーブ油…小さじ2

作り方

1 玉ねぎは1cm角、にんにくはみじん切りにする。なすはヘタを切り落とし、皮を縞目にむいて1本を6等分の乱切りにする。

2 鍋にオリーブ油を熱し、玉ねぎとにんにくを入れて炒める。しんなりしたらなすを加えて炒め、Aを加えて混ぜ、ちぎったバジルを入れる。蓋をして煮立ったら弱火にして10分ほど煮る。塩、こしょうで味をととのえる。

### レンジで簡単、お手軽マリネ
# レンジなすのマリネ

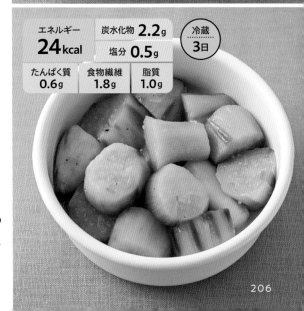

| エネルギー | 炭水化物 2.2g | 冷蔵 |
|---|---|---|
| 24kcal | 塩分 0.5g | 3日 |
| たんぱく質 0.6g | 食物繊維 1.8g | 脂質 1.0g |

材料（4食分）

なす…4本（280g）

A｜しょうが（すりおろし）…1かけ
　｜だし汁…¼カップ　／　塩……小さじ⅖
　｜オリーブ油…小さじ1

作り方

なすはヘタを切り落として皮をむき、ラップに1本ずつ包んで電子レンジで4分30秒加熱する。粗熱を取り、輪切りにしてAに浸す。

# にら

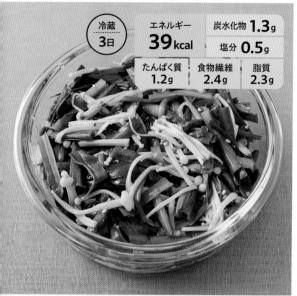

| 冷蔵 3日 | エネルギー 39kcal | 炭水化物 1.3g |
| 塩分 0.5g |
| たんぱく質 1.2g | 食物繊維 2.4g | 脂質 2.3g |

にらの風味にきのこの旨味をプラス

## にらとえのきのナムル

材料（4食分）

にら…2束（200g） ／ えのきだけ…100g

A いりごま…小さじ1 ／ ごま油…小さじ2
　 砂糖…小さじ⅓ ／ 塩…小さじ⅖
　 赤唐辛子（みじん切り）…¼本

作り方

1 えのきだけは石づきを切り落とし、にらと一緒にゆでる。

2 にらは3cm長さ、えのきだけは3等分に切り、水けをしっかり絞ってAと混ぜ合わせる。

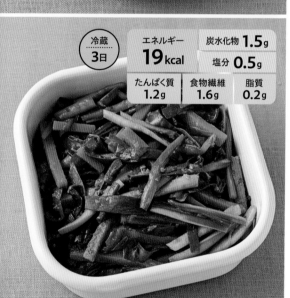

| 冷蔵 3日 | エネルギー 19kcal | 炭水化物 1.5g |
| 塩分 0.5g |
| たんぱく質 1.2g | 食物繊維 1.6g | 脂質 0.2g |

鮮やかな色合いもうれしい

## にらとにんじんのお浸し

材料（4食分）

にら…2束（200g） ／ にんじん…40g

A しょうゆ…小さじ2
　 練りからし…小さじ½強
削り節…½袋（2g）

作り方

1 にらはゆでて3cm長さに切り、にんじんは細切りにしてゆでる。

2 ボウルにAを混ぜて溶かし、1、削り節を加えて混ぜ合わせる。

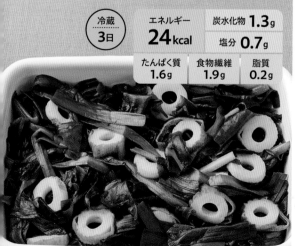

| 冷蔵 3日 | エネルギー 24kcal | 炭水化物 1.3g |
| 塩分 0.7g |
| たんぱく質 1.6g | 食物繊維 1.9g | 脂質 0.2g |

ちくわを加えて満足度アップ

## にらとわかめの煮浸し

材料（4食分）

にら…2束（200g） ／ カットわかめ（乾燥）…大さじ1
ちくわ…1本（20g）

A だし汁…¾カップ ／ しょうゆ…小さじ2
　 みりん…小さじ1

作り方

1 わかめは水で戻し、ちくわは輪切り、にらは3cm長さに切る。

2 鍋にAを煮立て、ちくわとにらを入れて煮立ったらわかめを加え、再び煮立ったら火を止める。

定番こそおいしく！マスタードが隠し味

# にんじんラペ

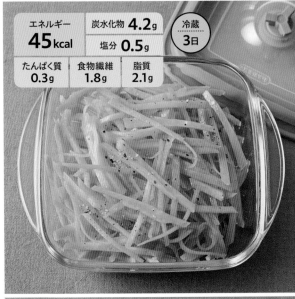

| エネルギー | 炭水化物 **4.2**g | 冷蔵 |
|---|---|---|
| **45**kcal | 塩分 **0.5**g | 3日 |
| たんぱく質 **0.3**g | 食物繊維 **1.8**g | 脂質 **2.1**g |

## 材料（4食分）

にんじん…2本（260g）　／　塩…小さじ⅓

A｜マスタード…小さじ¼　／　砂糖…小さじ½
　｜酢…大さじ1と½　／　オリーブ油…小さじ2

こしょう…少々

## 作り方

1　にんじんはせん切りにし、ポリ袋に塩とともに入れて軽くもむ。空気を抜くように閉じて5分ほどおき、水けを絞る。
2　1とAを混ぜ合わせ、こしょうをふる。

黒ごまの風味がアクセントに

# にんじんのごま酢和え

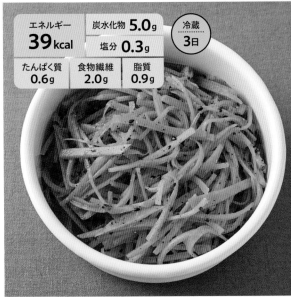

| エネルギー | 炭水化物 **5.0**g | 冷蔵 |
|---|---|---|
| **39**kcal | 塩分 **0.3**g | 3日 |
| たんぱく質 **0.6**g | 食物繊維 **2.0**g | 脂質 **0.9**g |

## 材料（4食分）

にんじん…2本（260g）　／　塩…小さじ½

A｜酢…大さじ2　／　黒すりごま…大さじ1
　｜砂糖…小さじ1と⅔

## 作り方

1　にんじんはせん切りにし、ポリ袋に塩とともに入れて軽くもむ。空気を抜くように閉じて10分ほどおき、水けを絞る。
2　1とAを混ぜ合わせる。

じゃこを加えてカルシウムもアップ

# にんじんとじゃこの煮物

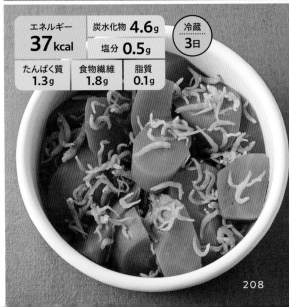

| エネルギー | 炭水化物 **4.6**g | 冷蔵 |
|---|---|---|
| **37**kcal | 塩分 **0.5**g | 3日 |
| たんぱく質 **1.3**g | 食物繊維 **1.8**g | 脂質 **0.1**g |

## 材料（4食分）

にんじん…2本（260g）

A｜ちりめんじゃこ…10g　／　だし汁…⅔カップ
　｜みりん…小さじ2　／　しょうゆ…小さじ1

## 作り方

1　にんじんは一口大の乱切りにする。
2　鍋ににんじんとAを入れ、蓋をして火にかけ、煮立ったら弱火にしてにんじんがやわらかくなるまで煮る。

# 白菜

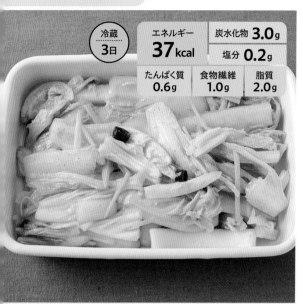

| 冷蔵 3日 | エネルギー 37kcal | 炭水化物 3.0g |
|---|---|---|
| | | 塩分 0.2g |
| | たんぱく質 0.6g | 食物繊維 1.0g | 脂質 2.0g |

甘酸っぱい味つけに唐辛子のアクセント

## 白菜の甘酢炒め

材料（4食分）

白菜（長めの短冊切り）…3枚（300g）
赤唐辛子（輪切り）…½本
しょうが（せん切り）…½かけ

A｜しょうゆ…小さじ1　／　酢…大さじ1
　｜砂糖…小さじ2

粉山椒…少々　／　ごま油…小さじ2

作り方

1 白菜は長めの短冊切りにし、軸と葉を分ける。
2 フライパンにごま油を熱し、赤唐辛子、しょうが、白菜の軸の部分を入れて炒め、葉の部分、混ぜたAを加えてさっと炒め、仕上げに粉山椒をふる。

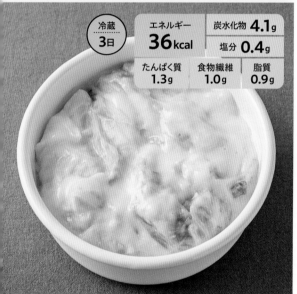

| 冷蔵 3日 | エネルギー 36kcal | 炭水化物 4.1g |
|---|---|---|
| | | 塩分 0.4g |
| | たんぱく質 1.3g | 食物繊維 1.0g | 脂質 0.9g |

白菜にクリームがからんでおいしい

## 白菜のクリーム煮

材料（4食分）

白菜（長めの斜め切り）…3枚（300g）
しょうが（せん切り）…½かけ

A｜水…¼カップ　／　酒…大さじ1
　｜中華スープの素…小さじ⅓

牛乳…½カップ
水溶き片栗粉…片栗粉小さじ2＋水大さじ2
塩…小さじ約⅓（1.5g）　／　こしょう…少々

作り方

鍋にAを入れて混ぜ、火にかける。煮立ったらしょうが、白菜を入れて蓋をし、再度煮立ったら弱火で5〜6分煮る。牛乳を加えて煮立て、水溶き片栗粉でとろみをつけてひと煮立ちさせる。塩、こしょうで味をととのえる。

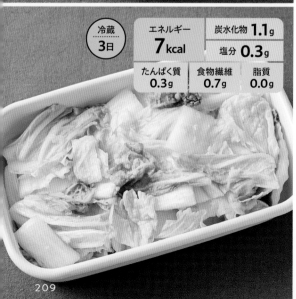

| 冷蔵 3日 | エネルギー 7kcal | 炭水化物 1.1g |
|---|---|---|
| | | 塩分 0.3g |
| | たんぱく質 0.3g | 食物繊維 0.7g | 脂質 0.0g |

しょうがの風味で白菜の甘みを味わう

## 白菜のしょうが漬け

材料（4食分）

白菜…2枚（200g）　／　しょうが（すりおろし）…1かけ
塩…小さじ¼

作り方

白菜は縦半分に切り、さらに1.5cm幅くらいに切る。レンジ対応ポリ袋に入れて、袋の口を下に折り返し、口を閉じずに電子レンジで40秒加熱する。水けが出たら軽く絞り、しょうが、塩を混ぜ合わせる。

## 焼きピーマンのごまみそ和え

焼いたピーマンの香ばしさは絶品

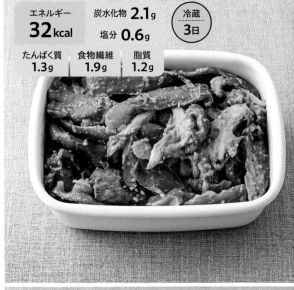

| エネルギー 32kcal | 炭水化物 2.1g | 冷蔵 3日 |
| --- | --- | --- |
| | 塩分 0.6g | |
| たんぱく質 1.3g | 食物繊維 1.9g | 脂質 1.2g |

### 材料（4食分）

ピーマン…5個（125g） ／ まいたけ…1パック（90g）

A｜すりごま…大さじ1 ／ みそ…大さじ1
｜砂糖…小さじ1

### 作り方

**1** ピーマンは丸ごと、まいたけは大きめに分け、魚焼きグリルで焼く。ピーマンは種を取って食べやすい大きさに切り、まいたけは食べやすい大きさにさく。

**2** Aを混ぜ合わせて1と和える。

## ピーマンの煮物

ピーマンにしみ込んだ油揚げの旨味

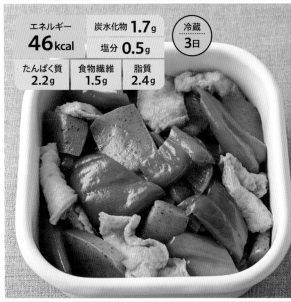

| エネルギー 46kcal | 炭水化物 1.7g | 冷蔵 3日 |
| --- | --- | --- |
| | 塩分 0.5g | |
| たんぱく質 2.2g | 食物繊維 1.5g | 脂質 2.4g |

### 材料（4食分）

ピーマン（乱切り）…5個（125g）

油揚げ（短冊切り）…1枚 ／ こんにゃく…½枚（125g）

A｜だし汁…½カップ ／ 酒…大さじ1
｜砂糖…小さじ1 ／ しょうゆ…小さじ2

### 作り方

こんにゃくは横半分に切って薄切りにし、ゆでる。鍋にAとこんにゃくを入れて混ぜ、火にかけて煮立ったら油揚げ、ピーマンを入れ、蓋をして弱火で7～8分煮る。火を強めて煮汁を混ぜながら汁けがなくなるまで煮る。

## ピーマンツナ黒こしょう炒め

ピーマンの風味をツナが引き立てる

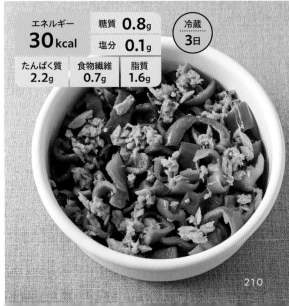

| エネルギー 30kcal | 糖質 0.8g | 冷蔵 3日 |
| --- | --- | --- |
| | 塩分 0.1g | |
| たんぱく質 2.2g | 食物繊維 0.7g | 脂質 1.6g |

### 材料（4食分）

ピーマン…5個（125g）

ツナ缶（水煮）…小1缶（固形量60g）

粗びき黒こしょう…少々

オリーブ油…小さじ1と½

### 作り方

**1** ピーマンは縦半分に切り、種を取り除いて横に細切りにする。ツナは汁けをきる。

**2** フライパンにオリーブ油を熱し、ピーマンを入れて炒め、ツナと粗びき黒こしょうを加えて炒め合わせる。

# ブロッコリー

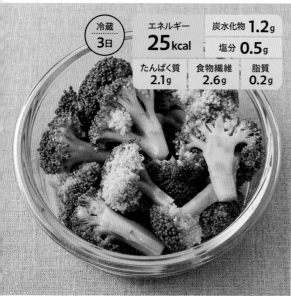

| 冷蔵 3日 | エネルギー 25kcal | 炭水化物 1.2g |
|---|---|---|
| | | 塩分 0.5g |
| | たんぱく質 2.1g | 食物繊維 2.6g | 脂質 0.2g |

ブロッコリーをさっぱりと味わう

## ブロッコリーのしょうが和え

材料（4食分）
ブロッコリー…200g
しょうが（すりおろし）…1かけ
しょうゆ…小さじ1と½

作り方
ブロッコリーは小房に分けてゆで、しょうが、しょうゆ
と混ぜ合わせる。

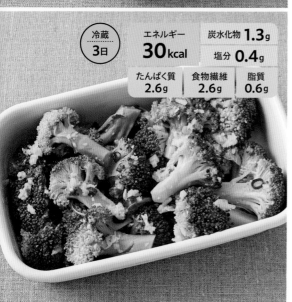

| 冷蔵 3日 | エネルギー 30kcal | 炭水化物 1.3g |
|---|---|---|
| | | 塩分 0.4g |
| | たんぱく質 2.6g | 食物繊維 2.6g | 脂質 0.6g |

にんにくとチーズで食が進む

## ブロッコリーのガーリック蒸し

材料（4食分）
ブロッコリー…200g
にんにく…½かけ　／　赤唐辛子…½本
A ┃ 酒…大さじ1
　┃ 塩…小さじ約⅓（1.5g）
パルメザンチーズ…大さじ½

作り方
**1** ブロッコリーは小房に分け、にんにくはみじん切り、
　　唐辛子は輪切りにする。
**2** 耐熱皿に**1**と**A**を入れて混ぜ、ふんわりラップをして
　　電子レンジで2分30秒加熱し、チーズを混ぜ合わせる。

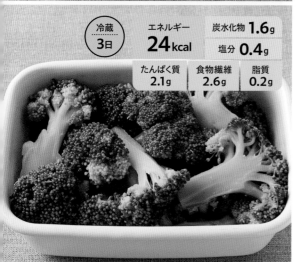

| 冷蔵 3日 | エネルギー 24kcal | 炭水化物 1.6g |
|---|---|---|
| | | 塩分 0.4g |
| | たんぱく質 2.1g | 食物繊維 2.6g | 脂質 0.2g |

だしを吸ったブロッコリーが美味

## ブロッコリーのさっと煮

材料（4食分）
ブロッコリー…200g
A ┃ だし汁…½カップ
　┃ しょうゆ…小さじ1と½
　┃ みりん…小さじ1

作り方
ブロッコリーは小房に分ける。鍋に**A**を入れて煮立て、
ブロッコリーを加えて煮立ったら弱火にして2～3分煮
る。

青のりの風味がアクセントに

# もやしの青のり炒め

材料（4食分）

もやし…200g
酒…小さじ2
青のり…小さじ1
塩……小さじ約⅓（1.5g）
ごま油…小さじ1と½

作り方

フライパンにごま油を熱し、もやしを入れて炒め、酒、青のり、塩を加えて炒め合わせる。

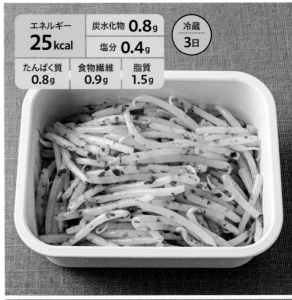

| エネルギー | 炭水化物 | 0.8g | 冷蔵 |
|---|---|---|---|
| 25kcal | 塩分 | 0.4g | 3日 |
| たんぱく質 0.8g | 食物繊維 0.9g | 脂質 1.5g | |

カレー風味で食が進む

# もやしのカレー酢

材料（4食分）

もやし…200g
A　カレー粉…小さじ⅔　／　酢…大さじ1
　　砂糖…小さじ½　／　塩…小さじ⅕
　　しょうゆ…小さじ⅕
　　にんにく（すりおろし）…少々

作り方

もやしはレンジ対応ポリ袋に入れ、袋の口を下に折り返し、口を閉じずに電子レンジで3分加熱する。粗熱が取れたら水けをきり、Aと混ぜ合わせる。

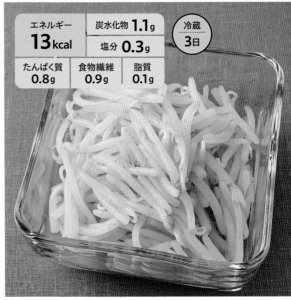

| エネルギー | 炭水化物 | 1.1g | 冷蔵 |
|---|---|---|---|
| 13kcal | 塩分 | 0.3g | 3日 |
| たんぱく質 0.8g | 食物繊維 0.9g | 脂質 0.1g | |

桜えびで風味も彩りもアップ

# もやしの桜えび和え

材料（4食分）

もやし…200g
A　桜えび（乾燥／粗みじん切り）…大さじ1と½
　　しょうが（すりおろし）…½かけ
　　しょうゆ…小さじ½　／　塩……小さじ⅕

作り方

もやしはレンジ対応ポリ袋に入れ、袋の口を下に折り返し、口を閉じずに電子レンジで3分30秒加熱する。そのまま冷まして水けをきり、Aと混ぜ合わせる。

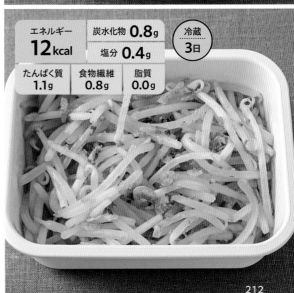

| エネルギー | 炭水化物 | 0.8g | 冷蔵 |
|---|---|---|---|
| 12kcal | 塩分 | 0.4g | 3日 |
| たんぱく質 1.1g | 食物繊維 0.8g | 脂質 0.0g | |

# れんこん

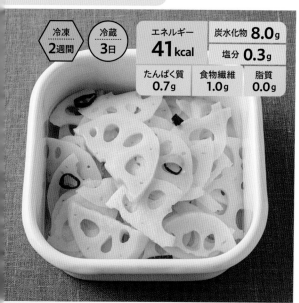

| 冷凍 2週間 | 冷蔵 3日 | エネルギー 41kcal | 炭水化物 8.0g |
|---|---|---|---|
| | | | 塩分 0.3g |
| | | たんぱく質 0.7g | 食物繊維 1.0g | 脂質 0.0g |

「あちゃら漬け」は福岡の郷土料理

## れんこんのあちゃら漬け

材料（4食分）

れんこん…200g

A | 赤唐辛子（輪切り）…½本 ／ 酢…大さじ2
  | 砂糖…小さじ2 ／ 塩…小さじ⅕

作り方

れんこんは薄いいちょう切りまたは半月切りにし、鍋にかぶるくらいの水とともに入れて火にかける。煮立ったら弱火にして7～8分ゆでる。ザルに上げ、熱いうちにAと混ぜ合わせて冷ます。

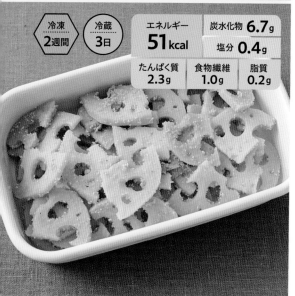

| 冷凍 2週間 | 冷蔵 3日 | エネルギー 51kcal | 炭水化物 6.7g |
|---|---|---|---|
| | | | 塩分 0.4g |
| | | たんぱく質 2.3g | 食物繊維 1.0g | 脂質 0.2g |

たらこの旨味があとを引くおいしさ

## れんこんのたらこ炒り

材料（4食分）

れんこん…200g ／ 甘塩たらこ…30g
酒…大さじ2

作り方

1 れんこんはいちょう切りにし、鍋にかぶるくらいの水とともに入れて火にかける。煮立ったら弱火にして3～4分ゆで、ザルに上げる。たらこは薄皮を取り、ほぐしておく。

2 鍋に1と酒を入れて混ぜ、弱火にかけて炒りつける。

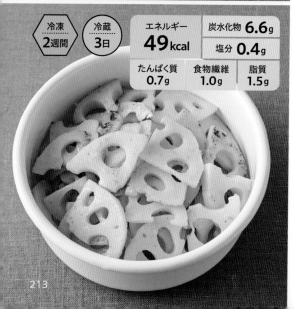

| 冷凍 2週間 | 冷蔵 3日 | エネルギー 49kcal | 炭水化物 6.6g |
|---|---|---|---|
| | | | 塩分 0.4g |
| | | たんぱく質 0.7g | 食物繊維 1.0g | 脂質 1.5g |

爽やかな辛味の炒めもの

## れんこんのゆずこしょうきんぴら

材料（4食分）

れんこん…200g

A | 酒…小さじ2 ／ ゆずこしょう…小さじ⅓
  | 塩…小さじ⅕

オリーブ油…小さじ1と½

作り方

1 れんこんは薄いいちょう切りにし、水にさっとさらして水けをきる。

2 フライパンにれんこんを入れて中火にかけ、水けを飛ばすようにから炒りする。水けが飛んだらオリーブ油を入れて炒め、Aを加えてさらに炒め合わせる。

## ごぼうといえばまずはこの一品
# ごぼうの中華風きんぴら

材料（4食分）

ごぼう…150g ／ にんじん…50g

にんにく（みじん切り）…¼かけ

赤唐辛子（輪切り）…1本

**A** しょうゆ…小さじ2

オイスターソース…小さじ½ ／ 酒…小さじ2

ごま油…小さじ1と½

作り方

ごぼうとにんじんは3cm長さのせん切りにする。ごぼう
は水にさっとさらして水けをきり、フライパンに入れて
中火にかけ、混ぜて水けを飛ばす。ごま油、にんじんを
加えて炒め、にんにく、赤唐辛子を加えて香りが出るま
で炒める。**A**を加え、弱火で汁けがなくなるまで炒める。

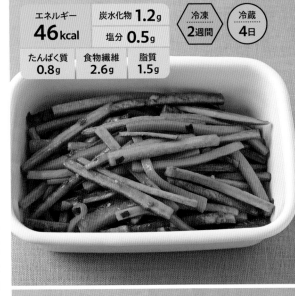

| エネルギー 46kcal | 炭水化物 1.2g | 冷凍 2週間 | 冷蔵 4日 |
| 塩分 0.5g |
| たんぱく質 0.8g | 食物繊維 2.6g | 脂質 1.5g |

## 甘めのケチャップ味が意外と合う
# ごぼうのケチャップしょうゆ煮

材料（4食分）

ごぼう…150g

**A** だし汁…¼カップ ／ トマトケチャップ…小さじ2

しょうゆ…小さじ1 ／ 酒…大さじ1

砂糖…小さじ⅓

作り方

ごぼうは斜め切りにして水にさっとさらす。鍋に**A**を入
れて混ぜ、ごぼうを加えて蓋をして火にかけ、煮立った
ら弱火にして7〜8分煮る。

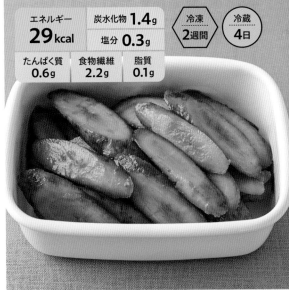

| エネルギー 29kcal | 炭水化物 1.4g | 冷凍 2週間 | 冷蔵 4日 |
| 塩分 0.3g |
| たんぱく質 0.6g | 食物繊維 2.2g | 脂質 0.1g |

## 食べやすいマヨネーズ味のサラダ
# ごぼうサラダ

材料（4食分）

ごぼう…150g ／ しょうゆ…小さじ1

**A** プレーンヨーグルト…大さじ3

すりごま…小さじ2 ／ 塩……小さじ⅛

マヨネーズ…小さじ2

作り方

ごぼうは鍋の大きさに合わせて切り、かぶるくらいの水
とともに鍋に入れてゆで、熱いうちにたたく。2〜3cm
長さに切って太めにさき、しょうゆを混ぜ合わせ、**A**を
加えて混ぜる。

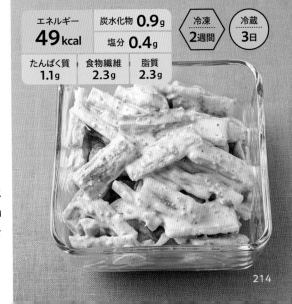

| エネルギー 49kcal | 炭水化物 0.9g | 冷凍 2週間 | 冷蔵 3日 |
| 塩分 0.4g |
| たんぱく質 1.1g | 食物繊維 2.3g | 脂質 2.3g |

# こんにゃく・しらたき

| 冷蔵 4日 | エネルギー 31kcal | 炭水化物 3.6g |
|---|---|---|
| | | 塩分 0.5g |
| | たんぱく質 1.0g | 食物繊維 2.4g | 脂質 0.2g |

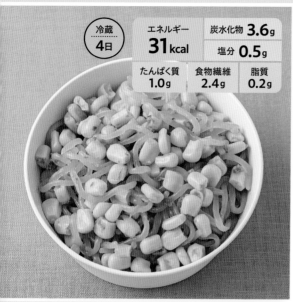

冷凍のコーンで手軽に作れる

## しらたきとコーンのおかか炒り

### 材料（4食分）

しらたき…200g ／ コーン（冷凍）…80g

A 酒…大さじ1 ／ しょうゆ…小さじ2
　砂糖…小さじ½

削り節…½袋（2g）

### 作り方

1 しらたきはゆでて食べやすい長さに切り、コーンは熱湯に入れて解凍し、水けをきる。

2 鍋にしらたき、Aを入れて中火にかけ、混ぜながら煮る。コーン、削り節を加えて混ぜ、さっと火を通す。

| 冷蔵 3日 | エネルギー 35kcal | 炭水化物 1.1g |
|---|---|---|
| | | 塩分 0.6g |
| | たんぱく質 0.7g | 食物繊維 2.0g | 脂質 2.2g |

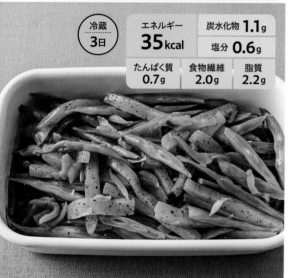

ザーサイが味のアクセントに

## こんにゃくといんげんのザーサイ炒め

### 材料（4食分）

こんにゃく…½枚（130g） ／ さやいんげん…150g

味つきザーサイ（細切り）…30g ／ 酒…小さじ2

しょうゆ…小さじ½ ／ ごま油…小さじ2

### 作り方

1 さやいんげんはヘタを切って斜め薄切りにする。こんにゃくは拍子木切りにし、ゆでて水けをきる。

2 フライパンにごま油を熱し、さやいんげんを炒めて酒をふり入れ、蓋をして弱火で1分ほど蒸し焼きにする。こんにゃく、ザーサイを加えて炒め、しょうゆを加えて炒め合わせる。

| 冷蔵 4日 | エネルギー 29kcal | 炭水化物 1.5g |
|---|---|---|
| | | 塩分 0.6g |
| | たんぱく質 1.5g | 食物繊維 2.5g | 脂質 0.2g |

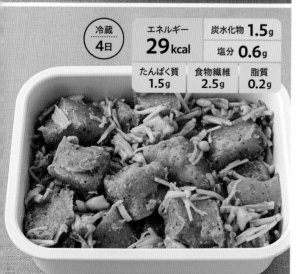

低カロリーで満腹感のある一品

## ちぎりこんにゃくのえのきみそ煮

### 材料（4食分）

こんにゃく…1枚（250g） ／ 削り節…1袋（4g）

えのきだけ（2cm長さに切る）…100g

A 酒……大さじ1 ／ みそ…小さじ2
　しょうゆ、砂糖…各小さじ1

### 作り方

こんにゃくはちぎってゆで、ザルに上げる。鍋にA、こんにゃく、えのきだけを入れて中火にかけ、混ぜながら煮汁をからめて煮る。汁けがなくなったら、削り節を加えて混ぜ合わせる。

手作りで簡単に作れる！ おいしくて塩分控えめ
# なめたけ

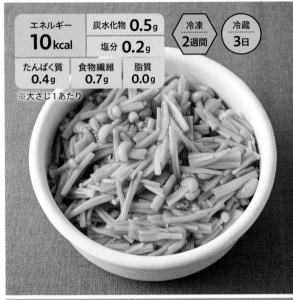

| エネルギー | 炭水化物 | 0.5g | | 冷凍 | 冷蔵 |
|---|---|---|---|---|---|
| **10**kcal | 塩分 | 0.2g | | 2週間 | 3日 |
| たんぱく質 0.4g | 食物繊維 0.7g | 脂質 0.0g | | | |

※大さじ1あたり

材料（出来上がり量大さじ11杯分）

えのきだけ…2袋（200g）

A｜しょうゆ…小さじ2
　｜みりん…小さじ2
　｜酢…小さじ½

作り方

えのきだけは2cm長さに切る。鍋にえのきだけとAを入れて混ぜ、中火にかける。時々混ぜながら4〜5分煮る。

ポン酢を使って味つけ簡単
# 焼ききのこの南蛮漬け

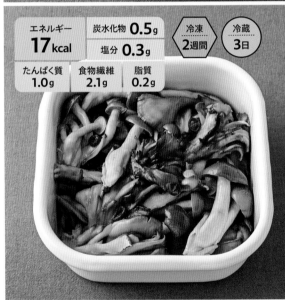

| エネルギー | 炭水化物 | 0.5g | | 冷凍 | 冷蔵 |
|---|---|---|---|---|---|
| **17**kcal | 塩分 | 0.3g | | 2週間 | 3日 |
| たんぱく質 1.0g | 食物繊維 2.1g | 脂質 0.2g | | | |

材料（4食分）

まいたけ…大1パック（150g）

しめじ…1パック（100g）

A｜ポン酢しょうゆ…大さじ1
　｜赤唐辛子（輪切り）…1本

作り方

まいたけ、しめじは大きめにさく。魚焼きグリルで焼き、ほぐしてAと混ぜ合わせる。

食物繊維をたくさん摂れる
# きのこ入りおから煮

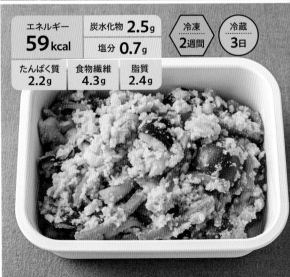

| エネルギー | 炭水化物 | 2.5g | | 冷凍 | 冷蔵 |
|---|---|---|---|---|---|
| **59**kcal | 塩分 | 0.7g | | 2週間 | 3日 |
| たんぱく質 2.2g | 食物繊維 4.3g | 脂質 2.4g | | | |

材料（4食分）

おから…100g　／　長ねぎ（小口切り）…30g

A｜にんじん（短冊切り）…40g
　｜しいたけ（いちょう切り）…2枚（40g）
　｜しめじ（ほぐす）…60g

B｜だし汁…¾カップ　／　酒…大さじ1
　｜砂糖…大さじ½　／　しょうゆ…小さじ2
　｜塩…小さじ⅛

サラダ油…小さじ1と½

作り方

フライパンにサラダ油を熱し、長ねぎを香りが出るまで炒める。Aを加えて炒め、おからを加えてさっと炒める。Bを加え、しっとりするまで混ぜながら煮る。

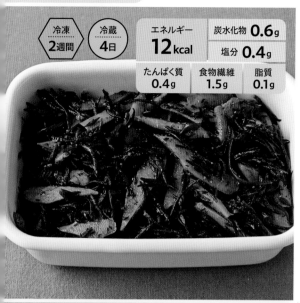

| 冷凍 2週間 | 冷蔵 4日 | エネルギー 12kcal | 炭水化物 0.6g |
| --- | --- | --- | --- |
| | | | 塩分 0.4g |
| | | たんぱく質 0.4g | 食物繊維 1.5g | 脂質 0.1g |

山椒の風味がアクセント

# ひじきとごぼうの山椒風味煮

材料（作りやすい分量／6食分）

ひじき（乾燥）…20g ／ ごぼう…50g

A｜だし汁…1カップ ／ 砂糖…小さじ1
　｜しょうゆ…小さじ2

粉山椒…少々

作り方

1 ひじきはさっと洗い、水で戻す。ごぼうはささがきにし、水にさっとさらして水けをきる。

2 鍋に1とAを入れ、蓋をして火にかけ、煮立ったら弱火にして8〜10分煮る。蓋を外して火を強め、混ぜながら煮汁を飛ばし、粉山椒を加えて混ぜ合わせる。

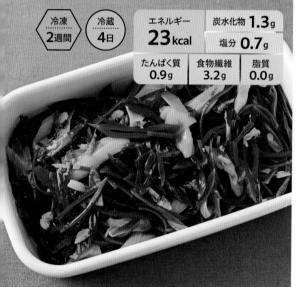

| 冷凍 2週間 | 冷蔵 4日 | エネルギー 23kcal | 炭水化物 1.3g |
| --- | --- | --- | --- |
| | | | 塩分 0.7g |
| | | たんぱく質 0.9g | 食物繊維 3.2g | 脂質 0.0g |

刻み昆布の歯ごたえが楽しい

# 刻み昆布の煮物

材料（4食分）

刻み昆布（乾燥）…30g

長ねぎ…40g ／ 桜えび（乾燥）…大さじ1

A｜だし汁…¾カップ ／ 酒…大さじ1
　｜しょうゆ…小さじ2 ／ 砂糖…小さじ1

作り方

1 刻み昆布はたっぷりの水で戻して食べやすい長さに切る。長ねぎは縦半分に切って斜め切りにする。桜えびは粗く刻む。

2 鍋にAと1を入れて煮立て、煮立ったら蓋をして弱火で10分ほど煮る。蓋を取り、火を強めて汁けがなくなるまで煮る。

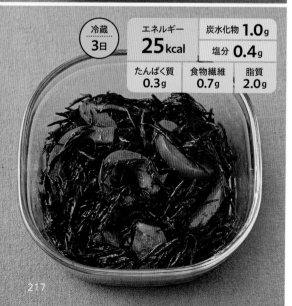

| 冷蔵 3日 | エネルギー 25kcal | 炭水化物 1.0g |
| --- | --- | --- |
| | | 塩分 0.4g |
| | たんぱく質 0.3g | 食物繊維 0.7g | 脂質 2.0g |

ひじきの韓国風アレンジ

# ひじきとパプリカのナムル

材料（4食分）

ひじき（乾燥）…大さじ2 ／ パプリカ…40g

A｜赤唐辛子（みじん切り）…¼本
　｜ごま油…小さじ2 ／ しょうゆ…小さじ1と½
　｜砂糖…小さじ½

作り方

1 ひじきはさっと洗い、水で戻す。鍋に湯を沸かしてパプリカをゆで、次にひじきをゆで、水けをきる。

2 パプリカはせん切りにし、ひじき、Aと混ぜ合わせる。

# 糖尿病の人の間食のこと

## 基本は果物と乳製品と考えましょう

糖尿病の食事では1日の適正エネルギーに沿って、必要な栄養を3食に振り分けて摂取します。間食を摂る習慣がある場合は、ほかの3食との兼ね合いを考えて、適正エネルギー内で摂るようにします。基本的に間食は、食品交換表の表2に含まれる果物、表4の乳製品を摂るのがよいでしょう。

スイーツやスナック菓子、清涼飲料水などは糖質や脂質、塩分が多く含まれており、原則として糖尿病では好ましくない食べ物とされています。どうしても食べたいときは、主治医や管理栄養士に相談してください。本書では、1食40kcal以下のゼリーなどのデザートを紹介しています。砂糖を使わず、人工甘味料を利用しているので市販のお菓子よりも安心です。ただし、人工甘味料の甘みに慣れないようにしましょう。

## 主治医、管理栄養士と相談しましょう

おやつやアルコールなどの嗜好品は、摂取すると血糖値のコントロールがしにくくなり、できればとらない方がベター。とはいっても、好きなものを長期間まったくとらずに過ごすのは、現実的には難しいでしょう。次善の策として、もっとも影響の少ない形で効果的に利用できる方法を考えましょう。主治医や管理栄養士とよく相談し、食べるものやその量、タイミングなどを決めるとよいですね。

# 果物 表2 の1単位の目安表

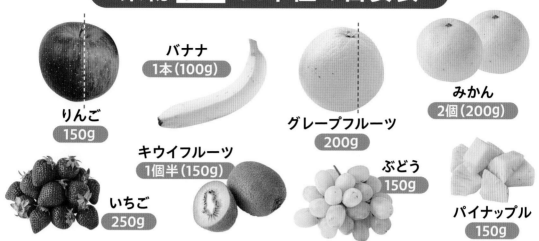

りんご
150g

バナナ
1本(100g)

グレープフルーツ
200g

みかん
2個(200g)

キウイフルーツ
1個半(150g)

いちご
250g

ぶどう
150g

パイナップル
150g

## デザートエネルギー量早見表

どうしてもお菓子が食べたいときは、下記の表を参考に、主治医と管理栄養士に相談しましょう。

| | 食品名 | 1単位(g) | | 食品名 | 1単位(g) |
|---|---|---|---|---|---|
| アイスクリーム | アイスクリーム | 40 | | カステラ | 25 |
| | ラクトアイス・低脂肪 | 70 | | かりんとう(白、黒) | 20 |
| | ソフトクリーム | 50 | | かりんとう(いも) | 15 |
| | シャーベット | 60 | | キャラメル | 20 |
| 果物缶詰 | パイナップル、みかん、もも、りんごなど | 100 | | キャンディ(あめ) | 20 |
| 干し果物 | 干しあんず、干しがき、干しバナナ、干しぶどう | 30 | | きんつば | 30 |
| ジャム | あんず、いちご、マーマレード | 30 | | 串団子(あん、しょうゆ) | 40 |
| | ブルーベリー | 40 | | クッキー | 15 |
| | りんご、低糖度ジャム | 40 | | シュークリーム | 35 |
| 煮豆 | うずら豆、うぐいす豆、おたふく豆、ふき豆 | 30 | | ショートケーキ | 25 |
| 菓子パン | あんぱん | 30 | 菓子類 | 大福もち | 35 |
| | クリームパン | 25 | | チョコレート | 15 |
| | ジャムパン | 30 | | ドーナッツ | 20 |
| | チョココロネ | 25 | | どら焼き | 30 |
| | デニッシュペストリー | 20 | | 練りようかん | 25 |
| | ホットケーキ | 30 | | ビスケット | 20 |
| 菓子類 | アップルパイ | 25 | | ポテトチップス | 15 |
| | 甘納豆 | 25 | | マシュマロ | 25 |
| | あられ、おかき、せんべい | 20 | | まんじゅう | 25 |
| | あんまん | 30 | | もなか | 30 |
| | 今川焼き | 35 | | ゆであずき(缶詰) | 35 |
| | オレンジゼリー | 100 | | ラムネ(錠菓) | 20 |
| | カスタードプディング | 60 | | ワッフル(カスタード) | 30 |

引用文献：日本糖尿病学会編・著：糖尿病食事療法のための食品交換表, 第7版, 日本糖尿病協会・文光堂, 2013, p.44-47, p.96-97

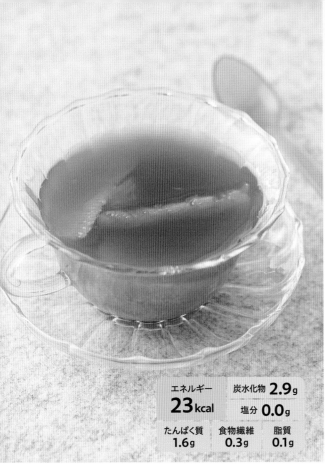

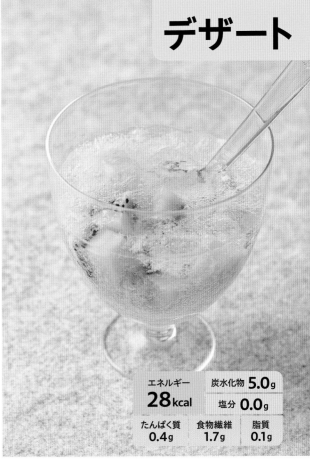

| エネルギー | 炭水化物 2.9g |
|---|---|
| 23kcal | 塩分 0.0g |

| たんぱく質 | 食物繊維 | 脂質 |
|---|---|---|
| 1.6g | 0.3g | 0.1g |

| エネルギー | 炭水化物 5.0g |
|---|---|
| 28kcal | 塩分 0.0g |

| たんぱく質 | 食物繊維 | 脂質 |
|---|---|---|
| 0.4g | 1.7g | 0.1g |

オレンジの甘酸っぱさが紅茶に合う

# オレンジ紅茶ゼリー

材料（2食分）
オレンジ…1個（正味80g）
紅茶…¾カップ
粉ゼラチン…3g
パルスイート…大さじ½

作り方

1 ボウルに水大さじ1と½を入れ、ゼラチンをふり入れてふやかす。オレンジは実を取り出す。

2 鍋に紅茶を温め、パルスイートを入れて混ぜ、溶けたら、火からはずす。1のゼラチンを加えて溶かし、粗熱を取る。オレンジを混ぜて器に入れ、冷蔵庫で冷やし固める。

炭酸のシュワシュワ感をゼリーに

# キウイの炭酸ゼリーかけ

材料（2食分）
キウイフルーツ…大1個（正味100g）
炭酸水…¾カップ
粉寒天…1g
パルスイート…小さじ2
レモン汁…小さじ2

作り方

1 鍋に水¼カップと粉寒天を入れて混ぜ、弱火にかけて混ぜながら1分ほど煮る。パルスイートを加えて混ぜて溶かし、火からはずす。炭酸水をそっと加えながら混ぜ、レモン汁を加えて混ぜる。冷蔵庫で冷やし固める。

2 キウイは小さめに切り、器に入れ、1を砕いて盛り合わせる。

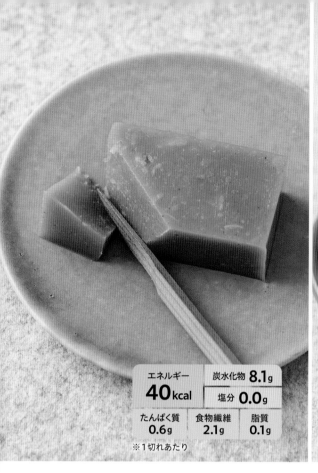

| エネルギー | 炭水化物 8.1g |
|---|---|
| 40kcal | 塩分 0.0g |
| たんぱく質 0.6g | 食物繊維 2.1g | 脂質 0.1g |

※1切れあたり

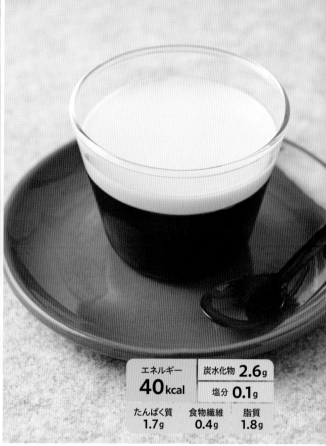

| エネルギー | 炭水化物 2.6g |
|---|---|
| 40kcal | 塩分 0.1g |
| たんぱく質 1.7g | 食物繊維 0.4g | 脂質 1.8g |

かぼちゃの甘みがじんわりしみる

# かぼちゃ羊羹

材料（4切れ分）

かぼちゃ…（皮・種を取って）200g

粉寒天…2g

パルスイート…大さじ1

シナモンパウダー　少々

作り方

1 かぼちゃはラップに包んで電子レンジで4分加熱し、つぶす。

2 鍋に水1カップと粉寒天を入れて混ぜ、火にかけて煮立ったら弱火にして時々混ぜながら2分煮る。1、パルスイート、シナモンを入れて混ぜる。粗熱を取り、容器に流し入れる。冷蔵庫で冷やし固め、切り分ける。

くずしながら食べる楽しさ

# コーヒーゼリー

材料（2食分）

インスタントコーヒー…5g

牛乳…½カップ

粉寒天…1g

パルスイート…大さじ1

作り方

1 鍋に水1と½カップと粉寒天を入れて混ぜ、火にかけて煮立ったら弱火にし、時々混ぜながら2分煮て溶かす。インスタントコーヒーを加えて混ぜ、粗熱を取り、器に入れて冷蔵庫で冷やし固める。

2 鍋に牛乳を入れて温め、パルスイートを入れ、混ぜて溶かし、冷やす。固まったコーヒーゼリーにかける。

# さくいん

## 肉類・肉加工品

**●牛肉**
一口ステーキ … 37
ビーフレモンクリーム煮かけごはん … 44
焼き肉ごはん … 71
肉巻きごはん … 74
大根の肉巻き焼き … 91
牛肉とキャベツのすき煮 … 108
牛肉とレタスのオイスターソース炒め … 128

**●豚肉**
ゆで豚のおろし和え … 31
豚肉のにんにくみそ漬け焼き 葉っぱ包み … 40
煮豚ときゅうりの酢の物 … 42
アスパラガスの肉巻き … 43
ヒレ肉とりんごのソテー … 45
豚肉とチンゲン菜の炒め … 48
肉巻き豆腐の韓国風焼き … 52
ミルフィーユポークソテー ピクルスソース … 57
豚肉とオクラ、パプリカのバーベキュー炒め … 60
肉豆腐 … 68
豚肉とチンゲン菜のみそ汁 … 75
もやしとにら、豚肉の辛みそ炒め … 81
青椒肉絲 … 86
豚肉のピカタ … 93
梅豚のとろろ蒸し … 103
豚肉とこんにゃくの中華煮 … 104
ヒレカツ … 110
しょうが焼き … 120
豚肉と大根の梅おかか炒め … 125
カレーあんかけうどん … 150
キムチ焼きそば … 154
ごまだれそば … 154
中華丼 … 160
豚肉とエリンギのバーベキュー … 162
豚肉のしぐれ煮のせごはん … 166
豚肉の梅味 … 176
豚肉の辛みそ … 176
豚肉のにんにくみそ漬け … 177
豚バーベキューソース … 177
豚肉の時雨煮 … 183
紅茶煮豚 … 184

**●鶏肉**
鶏肉入りけんちん汁 … 33
チキンソテー マスタードソース … 41
なすのエスニック風サラダ … 53
鶏肉とキャベツ、しめじのクリーム煮 … 58
鶏むね肉のレンジペーパー包み蒸し … 66
ささみと野菜のすまし汁 … 79
鶏肉のよだれソース … 84
鶏肉のパン粉焼き … 90
照り焼き … 100
鶏肉のレモンじょうゆ … 113
鶏肉のから揚げ … 117
豆乳スープカレー … 139
鶏がゆ … 155
チキンたらこスパゲッティ … 161
鶏肉とブロッコリーのリゾット … 164
鶏むね肉のハーブ焼き … 174
鶏むね肉のレモンじょうゆ … 174
タンドリーチキン … 175
鶏肉のハーブ漬け … 175
鶏むね肉のハーブ漬け … 183
鶏肉のレモンじょうゆ … 184
鶏むね肉のクリーム煮 … 185

**●ひき肉**
にらとえのきのチヂミ … 32
ナムル入りチヂミ
スープカレー
蒸し鶏
鶏肉とこんにゃくの中華煮
厚揚げと豆苗の肉そぼろ炒め … 50
豆腐とトマトの肉そぼろ蒸し … 53
しいたけ焼売 … 55
ミートボールカポナータのチーズ蒸し … 61
高野豆腐の野菜あんかけ … 69
ハンバーグ … 77
麻婆豆腐 … 82
肉餃子 … 85
えのき肉団子の甘辛和え … 116
豆苗肉添え … 118
えのき肉入りキャベツスープ、春雨のスープ煮 … 144
ひき肉入りキャベツスープ … 147
レンジソーセージとほうれん草のスープ … 159
オムライス … 161
肉詰めピーマン … 168
中華風ひき肉だね … 181
洋風ひき肉だね … 181
ミートソース … 181
肉そぼろ … 182
レンジソーセージ … 182
えのきの肉団子 … 186
高野豆腐のひじき肉詰め煮 … 186
タコライス … 193

**●肉加工品**
焼きしいたけ混ぜごはん … 76
セロリとウインナーのレモン煮 … 92
チンゲン菜の卵炒め … 136
ハムエッグ … 142
ほうれん草とハムのおかか和え … 165
チンゲン菜の中華和え … 195
キャベツのマスタード煮 … 199

## 魚介類・魚介加工品

**●あさり**
あさりもやしラーメン … 76
あさりとキャベツのスープ … 103
あさりのアクアパッツァ … 152
切り干し大根とあさりの煮物 … 203

**●あじ**
あじの塩焼き … 73
あじの南蛮漬け … 189

**●いか**
いかと小松菜の麻婆炒め … 43

**●いわし**
いわしのレモン酢煮 … 101
いわしのレモン酢煮スパゲッティ … 188

**●えび**
えびとトマトあんかけ … 36
もやし入り卵焼き … 70
えび天ぷら … 79
えびチリ … 105
焼きがんものおろし煮 … 190

**●かじき**
かじきのトマト煮パスタ … 129
かじきの韓国風漬け … 180
かじきのチリソース炒め … 188

**●かつお**
かつおの刺身 薬味タレ … 123

**●かに風味かまぼこ**
豆腐丼 … 40
ほうれん草のマヨしょうゆ和え … 160

**●桜えび**
スナップえんどうと桜えびのスープ … 128
大根のねぎ塩炒め … 203
もやしの桜えび塩和え … 212
刻み昆布の煮物 … 217

**●鮭・鮭缶**
鮭の塩麹レモン焼き … 35
焼き鮭とえのきのこの混ぜごはん … 56
鮭カレーサンド … 146
鮭の塩麹漬け … 178
鮭フレーク … 187
鮭のエスカベーシュ … 189

**●さば**
さばのねぎみそ蒸し … 49
さばのみそ煮 … 187

**●さわら**
さわらのグリルヨーグルトソース … 65
さわらのいそべ焼き … 87
さわらのしょうがみそ漬け焼き … 102
さわらのしょうがみそ漬け … 179
さわらのレモンじょうゆ漬け … 180

**●しらす干し**
しらす干しキャベツオムレツ … 191

**●シーフードミックス**
トマトスープパスタ … 155
お好み焼き … 158

**●鯛**
鯛のカルパッチョ … 59
白身魚の中華レンジ蒸し … 107
鯛のソテー 野菜あんかけ … 115

**●たこ**
たこと厚揚げのキムチ炒め … 78

**●たら**
たらのアクアパッツァ … 76
たらのガーリックソテー … 92
たらのガーリックオイル漬け … 178

**●たらこ**
チキンたらこスパゲッティ … 61
タラモサラダ … 155
れんこんのたらこ炒め … 213

## 海藻類

●ちくわ
ほうれん草と玉ねぎのポン酢炒め ……… 90
にらとわかめのポン酢炒め ……… 207

●ちりめんじゃこ
小松菜の煮浸し ……… 194
セロリのじゃこ炒め ……… 202
にんじんとじゃこの煮物 ……… 208

●ツナ缶
ピーマンツナ黒こしょう炒め ……… 144
炒り豆腐 ……… 192
ピザトースト ……… 210

●ぶり
ぶりとチンゲン菜の中華炒め ……… 95
ぶりの照り焼き ……… 179

●まぐろ
まぐろとわかめの山かけ ……… 39
ごまだれ鉄火丼 ……… 89

●ミニほたて
たけのこのトマトマリネチーズ焼き ……… 33

●青のり
さわらのいそべ焼き ……… 87
アスパラガスのり削り節煮 ……… 121
お好み焼き ……… 158
青のり入りだし巻き卵 ……… 191
もやしの青のり炒め ……… 212

●刻み昆布
刻み昆布の煮物 ……… 217

●とろろ昆布
ほうれん草のマヨしょうゆ和え ……… 40
レタスと青じそのとろろ昆布汁 ……… 50
小松菜のナムル ……… 83
水菜と豆腐のとろろ昆布汁 ……… 125

●ひじき
高野豆腐の野菜あんかけ ……… 69
肉豆腐 ……… 113
高野豆腐とごぼうの山椒肉詰め煮 ……… 193
ほうれん草とナムルのサラダ ……… 217
ひじきとパプリカのナムル ……… 217

●めかぶ
きゅうりのめかぶ和え ……… 91

●もずく
ブロッコリーともずくのみそ汁 ……… 34
豚肉とチンゲン菜のもずくあんかけ炒め ……… 52
もずくとトマトのスープ ……… 116
レンジえのきとももずくの酢の物 ……… 124

●焼きのり
ほうれん草ののり吸い ……… 31
ごまだれ鉄火丼 ……… 89
煮卵のせごはん ……… 138

●わかめ
まぐろとわかめの山かけ ……… 39
もやしとわかめのスープ ……… 71
キャベツといんげん、わかめのスープ ……… 86
にらとわかめの煮浸し ……… 207

## 野菜

●青じそ
レタスと青じそのとろろ昆布汁 ……… 50
焼き鮭ときのこの混ぜごはん ……… 56
いわしの肉巻きごはん ……… 74

●アスパラガス
鮭の塩麹レモン焼き ……… 35
鮭フレーク ……… 187
セロリの塩麹レモン漬けのサラダ ……… 129
いわしのレモン酢煮スパゲッティ ……… 101

（アスパラガスつづき）
アスパラガスの肉巻き ……… 45
焼きアスパラガスのチーズ和え ……… 75
アスパラガスの焼き浸し ……… 76
アスパラガスのり削り節煮 ……… 121
たらのアクアパッツァ ……… 201
カリフラワーのカレー煮 ……… 201
カリフラワーとじゃがいものポテサラ風 ……… 201

●オクラ
オクラとキャベツのスープ ……… 60
ミートボールカポナータ ……… 61
オクラとキャベツのチーズ蒸し ……… 67
大根とオクラのすまし汁 ……… 68
豚肉とオクラ、パプリカのバーベキュー炒め ……… 196
オクラのトマトカレー煮 ……… 196
オクラのガーリック炒め ……… 196

●かいわれ菜
かいわれと油揚げのスープ ……… 107

●かぶ
かぶのみそ汁 ……… 135
焼きかぶのからしマヨネーズ和え ……… 166

●かぶ
かぶの梅酢和え ……… 197
焼きかぶ ……… 197
かぶのコンソメ煮 ……… 197

●かぼちゃ
鶏むね肉のレンジペーパー包み蒸し ……… 66
セロリとかぼちゃのカレースープ ……… 68
かぼちゃと三つ葉のみそ汁 ……… 108
かぼちゃのレンジ煮 ……… 109
かぼちゃのシナモンヨーグルトかけ ……… 142
ほうれん草のスープ ……… 147
かぼちゃのレモン煮 ……… 168
かぼちゃ羊羹 ……… 221

●カリフラワー
タラモサラダ ……… 61
カリフラワーのゆずこしょう漬け ……… 198
カリフラワーのカレー煮 ……… 198
カリフラワーとじゃがいものポテサラ風 ……… 198

●キャベツ
鶏肉とキャベツ、しめじのクリーム煮 ……… 58
オクラとキャベツのスープ ……… 60
オクラとキャベツのチーズ蒸し ……… 85
肉餃子 ……… 86
いわしのレモン酢煮スパゲッティ ……… 101
あさりとキャベツのスープ ……… 103
牛肉とキャベツのすき煮 ……… 108
豆腐チャンプルー ……… 109
ヒレカツ ……… 110
えのき肉団子とキャベツ、春雨のスープ煮 ……… 118
しょうが焼き ……… 120
ひき肉入りキャベツスープ ……… 144
お好み焼き ……… 154
キムチ焼きそば ……… 158
キャベツオムレツ ……… 191
コールスローサラダ ……… 199
キャベツと塩昆布のマスタード煮 ……… 199
キャベツと塩昆布のラー油和え ……… 199

●きゅうり
きゅうりのめかぶ和え ……… 91
ごまだれ鉄火丼 ……… 89
きゅうりとしいたけのごま酢和え ……… 87
わさびドレサラダ ……… 84
なめたけときゅうりの酢の物 ……… 60
葉っぱ包み ……… 43
煮豚ときゅうりの酢の物 ……… 42

●きゅうり
きゅうりとキウイのサラダ ……… 99
鮭カレーサンド ……… 146
卵サンド ……… 154
ごまだれそば ……… 169
きゅうりのピクルス ……… 200
きゅうりの山椒炒め ……… 200
きゅうりのヨーグルト漬け ……… 200

●切り干し大根
ハンバーグ ……… 77
切り干し大根としいたけ、長ねぎのみそ汁 ……… 117
切り干し大根とあさりの煮物 ……… 203

●クレソン
焼き玉ねぎのポン酢漬けサラダ ……… 34

●グリーンピース
グリーンピースごはん ……… 59

●クリームコーン
コーンクリームスープ ……… 121

●ごぼう
鶏肉入りけんちん汁 ……… 95
ごぼう入りけんちん汁 ……… 33
ごぼうのケチャップしょうゆ煮 ……… 214
ごぼうサラダ ……… 214
ひじきとごぼうの山椒風味煮 ……… 214
ひじきとごぼうの山椒風味煮 ……… 217

●小松菜
小松菜とマッシュルームのみそ汁 ……… 37
小松菜の麻婆炒め ……… 43
いかと小松菜のナムル ……… 83
カレーあんかけうどん ……… 150
納豆チャーハン ……… 156
小松菜とねぎのオイスターソース炒め ……… 194
小松菜の煮浸し ……… 194
小松菜の塩昆布和え ……… 195

●さやいんげん
高野豆腐の野菜あんかけ …69
さやいんげんのなめたけ和え …85
キャベツといんげん、わかめのスープ …86
さわらのいそべ焼き …87
高野豆腐のひじき肉詰め煮 …193
こんにゃくといんげんのザーサイ炒め …215

●春菊
春菊とねぎのみそ汁 …110
焼ききのこの南蛮漬け …111
春菊の温玉和え …111

●ズッキーニ
トマトスープパスタ …155
かじきのトマト煮 …188

●スナップえんどう
スナップえんどうのおかからし和え …55
コーンとスナップえんどうのスープ …58
かじきの韓国風包み焼き …112
豆乳スープカレー …113
スナップえんどうと桜えびのスープ …128
スナップえんどうの香味オイル和え …167

●セロリ
鶏むね肉のレンジペーパー包み蒸し …66
セロリとかぼちゃのカレースープ …68
セロリとウィンナーのレモン煮 …92
セロリのレモンサラダ …99
きゅうりとキウイのサラダ …100
鶏肉のよだれソース …129
セロリの塩麹レモン漬けのサラダ …155
チキンたらこスパゲッティ …182
ミートソーススパゲッティ …189
鮭のエスカベーシュ …189

●大根
ゆで豚肉のおろし和え …90
鶏肉入りけんちん汁 …94
しょうが焼き …202
鯛のソテー 野菜あんかけ …202
大根とオクラのおろし煮 …202
焼き肉がんものおろし煮 …31
大根の肉巻き焼き …33
ささみと野菜のすまし汁 …36
焼き肉団子 …67
きのこと玉ねぎのスープ …71
スナップえんどうと桜えびのスープ …79
鶏肉と大根の梅おかか炒め …91
大根 …125
大根のだし煮 …128
鶏がゆ …139
大根がゆ …203
大根のねぎ塩炒め …203

●タイム
鶏むね肉のハーブ漬け …175

●たけのこ
たけのこのトマトマリネチーズ焼き …33
たけのこのトマトマリネ …204
たけのこの土佐煮 …204
たけのこの中華煮 …204

●玉ねぎ・紫玉ねぎ
焼き玉ねぎのポン酢漬けサラダ …34
一口ステーキ …37
ビーフレモンクリーム煮 …44
しいたけ焼売 …55
かけごはん …60
玉ねぎとしめじのミルクスープ …66
豚肉とオクラ、パプリカのバーベキュー炒め …68
肉豆腐 …75
たらのアクアパッツァ …76
ほうれん草と玉ねぎのポン酢しょうゆ和え …90
ミネストローネ …94
水菜と玉ねぎ、トマトのシーザーサラダ …101
鯛のソテー 野菜あんかけ …115
しょうが焼き …120
きのこと玉ねぎのスープ …129
玉ねぎ納豆 …134
ひき肉入りキャベツスープ …144
カレーあんかけうどん …150
トマトスープパスタ …159
オムライス …161
鶏肉とブロッコリーのリゾット …181
洋風ひき肉だね …182
ミートソース …182
レンジソーセージ …185
スープカレー …186
かじきのトマト煮 …188
いわしのレモン酢煮 …188
あじの南蛮漬け …189
大豆と紫玉ねぎのマリネ …192
鮭のエスカベーシュ …199
コールスローサラダ …205
豚肉と紫玉ねぎのマリネ …205
ピクルスソース …205
ミルフィーユポークソテー …206

●チンゲン菜
中華丼 …52
チンゲン菜の塩炒め …81
チンゲン菜の卵炒め …82
ぶりとチンゲン菜のしょうが和え …95
豚肉とチンゲン菜のみそ汁 …136
もずくあんかけ炒め …160
チンゲン菜の中華炒め …194
チンゲン菜の中華和え …195

●豆苗
厚揚げと豆苗の肉そぼろ炒め …105
豆苗のミルクみそ汁 …107
さばのみそ煮 …108
いかと小松菜の麻婆炒め …110
鶏肉入りけんちん汁 …112

●豆腐
豚肉とトマトの肉巻き豆腐の韓国風焼き …52
豆腐とチンゲン菜のもずく炒め …53
もやし入り卵焼き …57
豆腐とトマトあんかけ …70
肉巻き豆腐の韓国風焼き …82
麻婆豆腐 …85
青椒肉絲 …93
肉餃子 …95
ぶりとチンゲン菜の中華炒め …102

トマト・ミニトマト・トマト缶・トマトジュース
豆苗添え …33
豆苗のミルクみそ汁 …42
さばのみそ煮 …43
えのきと小松菜の甘辛和え …49
豆苗添え …50
えのき肉団子の甘辛和え …52
トマトジュース …116

●長ねぎ
鶏肉入りけんちん汁 …33
いかと小松菜の麻婆炒め …65
さばのみそ煮 …66
豚肉とチンゲン菜のもずく炒め …70
豆腐とトマトの肉巻き豆腐の韓国風焼き …71
もやし入り卵焼き …76
豆腐とチンゲン菜の中華炒め …77
麻婆豆腐 …85
青椒肉絲 …90
肉餃子 …92
ぶりとチンゲン菜の中華炒め …94
しょうがみそ漬け焼き …101
えびとピーマンのチリソース炒め …116
中華丼 …117
お好み焼き …123
納豆チャーハン …124
巣ごもり目玉焼き …145
具だくさん豆乳みそ汁 …154
切り干し大根としいたけ、長ねぎのみそ汁 …155
長ねぎのみそ汁 …175
鶏肉のから揚げ …182
かつおの刺身薬味タレ …185
もずくきのこの酢の物 …188
もずくの酢の物 …196
レンジえのきとお好みの酢の物 …204
かじきのトマトカレー煮 …205
オクラのトマトカレー煮 …206

かじきの韓国風漬け …105
豚肉の時雨煮のせごはん …107
中華丼 …108
白身魚の中華レンジ蒸し …145
牛肉とキャベツのすき焼き煮 …154
春菊とねぎのキャベツのみそ汁 …155
切り干し大根としいたけのみそ汁 …180
鶏肉とこんにゃくの中華煮 …183
きのこの肉団子 …186
焼きがんも …190
炒り豆腐 …192
焼き豆腐 …112
小松菜とねぎのオイスターソース炒め …110
大根のねぎ塩炒め …108
きのこ入りおから煮 …216

刻み昆布の煮物 … 217

●なす
なすと蒸し鶏のエスニック風サラダ … 53
ミートボールカポナータのチーズ蒸し … 61
なすの田舎煮 … 206
なすのカポナータ … 206
レンジなすのマリネ … 206

●にら
にらとえのきのナムル入りチヂミ … 32
肉餃子 … 85
もやしとにら、豚肉の辛みそ炒め … 86
キムチ焼きそば … 154
にらと厚揚げのキムチ炒め … 207
にらとにんじんのお浸し … 207
にらとわかめの煮浸し … 207

●にんじん
鶏肉入りけんちん汁 … 33
スナップえんどうのおかからし和え … 55
たこと厚揚げのキムチ炒め … 78
彩りしょうが酢和え … 79
さわらのいそべ焼き … 87
かじきの韓国風包み焼き … 112
鯛のソテー 野菜あんかけ … 115
にんじんラペ … 143
カリカリアーモンドのせ … 160
中華丼 … 183
鶏肉とこんにゃくの中華煮 … 185
スープカレー … 189
あじの南蛮漬け … 192
豚肉と大根の梅おかか炒め … 199
鶏がゆ … 203
コールスローサラダ … 207
切り干し大根とあさりの煮物 … 208
にんじんのごま酢和え … 208

にんじんとじゃこの煮物 … 208
ごぼうの中華風きんぴら … 214
きのこ入りおから煮 … 216

●白菜
具だくさん豆乳みそ汁 … 138
白菜の甘酢炒め … 209
白菜のクリーム煮 … 209
白菜のしょうが漬け … 209

●バジル
鶏むね肉のハーブ漬け … 175
なすのカポナータ … 206

●パセリ
ビーフレモンクリーム煮 … 44
オムライス … 159
鶏むね肉のハーブ漬け … 175
鶏むね肉のハーブ漬け … 186

●パプリカ
鶏むね肉のレンジペーパー包み蒸し … 66
豚肉とオクラ、パプリカのバーベキュー炒め … 68
ほうれん草とナムルのサラダ … 113
トマトスープパスタ … 155
オムライス … 159
あじの南蛮漬け … 189
鮭のエスカベーシュ … 189
ひじきとパプリカのナムル … 217

●万能ねぎ
たこと厚揚げのキムチ炒め … 78
ささみと野菜のすまし汁 … 79
かつおの刺身 薬味タレ … 123
豚肉と大根の梅おかか炒め … 125
あさりもやしラーメン … 139
鶏がゆ … 152

●ピーマン
焼きピーマンのごまみそ和えサラダ … 67

肉巻きごはん … 74
えび天ぷら … 79
青椒肉絲 … 93
ミネストローネ … 94
えびとピーマンのしょうがみそ漬け焼き … 102
ピーマンのチリソース炒め … 105
白身魚の中華レンジ蒸し … 107
ピザトースト … 144
チキンたらこスパゲッティ … 155
肉詰めピーマン … 168
さばのみそ煮 … 187
焼きピーマンのごまみそ和え … 210
ピーマンの煮物 … 210
ピーマンツナ黒こしょう炒め … 210

●ブロッコリー
たけのこのトマトマリネチーズ焼き … 33
ブロッコリーともずくのみそ汁 … 34
ゆで卵とじゃがいもの豆腐グラタン … 51
肉巻き豆腐の韓国風焼き … 57
あじの塩焼き … 73
焼きしいたけ混ぜごはん … 76
ブロッコリーのかきたまみそ汁 … 134
豆乳カルボナーラ … 153
鶏肉とブロッコリーのしょうが和え … 161
ブロッコリーのリゾット … 211
ブロッコリーのガーリック蒸し … 211
ブロッコリーのさっと煮 … 211

●ホールコーン
コーンとスナップえんどうのスープ … 58
もやしとわかめのスープ … 71
ひき肉入りキャベツスープ … 144
レンジとうもろこし … 147
しらたきとコーンのおかか炒り … 215

●三つ葉
ゆで豚のおろし和え … 31
焼きがんものおろし煮 … 36
かぼちゃと三つ葉のみそ汁 … 108
豆腐チャンプルー … 109
鯛のソテー 野菜あんかけ … 115
えのきの肉団子とキャベツ、春雨のスープ煮 … 118

●水菜
まぐろとわかめの山かけ … 39
チキンソテー マスタードソース … 41
ハンバーグ … 77
彩りしょうが酢和え … 79
水菜と玉ねぎ、トマトのシーザーサラダ … 101
梅豚のとろろ蒸し … 104
かつおの刺身 薬味タレ … 123
水菜と豆腐のとろろ昆布汁 … 125
ごまだれそば … 154
豆腐丼 … 160

●ほうれん草
ほうれん草ののり吸い … 31
ほうれん草のマヨしょうゆ和え … 40
ほうれん草と玉ねぎのポン酢炒め … 89
ほうれん草とみょうがのお浸し … 90
白身魚の中華レンジ蒸し … 112
ほうれん草とナムルのサラダ … 113
ほうれん草となめこ … 119
豆腐とほうれん草のみそ汁 … 120
ほうれん草の白和え … 138
レンジソーセージとほうれん草炒め … 147
ほうれん草としめじのゆ和え … 165
ほうれん草とハムのおかか和え … 195

●みょうが
ほうれん草とみょうがのお浸し … 31
白身魚の中華レンジ蒸し … 107
みょうがのお浸し … 112

●もやし
もやし入り卵焼き … 70
えびにらもやし … 71
もやしとにら、豚肉の辛みそ炒め … 78
もやしとミニトマトのみそ汁 … 85
具だくさん豆乳みそ汁 … 86
あさりもやしラーメン … 107
もやしのカレー炒め … 137
もやしの青のり炒め … 152
もやしとわかめのスープ … 212
もやしのカレー酢 … 212
もやしの桜えび和え … 212

●レタス・サラダ菜・ミックスリーフ
一口ステーキ … 37
葉っぱ包み … 42
ヒレ肉とりんごのソテー … 48
レタスと青じそのとろろ昆布汁 … 50
なすと蒸し鶏のエスニック風サラダ … 53
さわらのグリル エスニック風サラダ … 65
焼き肉サラダ … 67
ヨーグルトソース … 71
ごまみそ和えサラダ … 90
焼き肉サラダ … 94
鶏肉のパン粉焼き … 100
タンドリーチキン … 103
鶏肉のよだれチキン … 117
鶏肉のから揚げ … 128
牛肉とレタスのオイスターソース炒め … 129
セロリの塩麹レモン漬けのサラダ … 161
タコライス

●ルッコラ
鯛のカルパッチョ …59
鶏肉のパン粉焼き …90

●れんこん
れんこんのゆずこしょうきんぴら …79
れんこんのたらこ炒り …213
れんこんのあちゃら漬け …213
彩りしょうがの酢和え …213

## きのこ類

●えのきだけ
にらとえのきのナムル入りチヂミハンバーグ …32
ささみと野菜のすまし汁 …77
なめたけときゅうりのわさびドレサラダ …79
さやいんげんのなめたけ和え …84
牛肉とキャベツのすき煮 …85
えのきの肉団子とキャベツ、春雨のスープ煮 …108
えのきの肉団子の甘辛和え 豆腐添え …116
炒り豆腐 …118
えのきの肉団子 …124
にらとえのきのナムル …132
えのきのソテーなめたけかけ …186
炒り豆腐 …192
えのきの肉団子 …207
ちぎりこんにゃくのえのきみそ煮 …215
なめたけ …216

●エリンギ
アスパラガスの肉巻き …45
牛肉とレタスのオイスターソース炒め …128
きのこと玉ねぎのスープ …129
豚肉とエリンギのバーベキュー …153
豆乳カルボナーラ …162
きのこ入りレンジソーセージ …186

●なめこ
豆腐のなめこあんかけ …42

さばのみそ煮 …187

●きくらげ
中華丼 …160

●しいたけ・干ししいたけ
しいたけ焼売 …55
焼きしいたけ混ぜごはん …69
ハンバーグ …76
豚肉とチンゲン菜のみそ汁 …77
高野豆腐の野菜あんかけ …81
麻婆豆腐 …82
きゅうりとしいたけのごま酢和え …87
切り干し大根としいたけ、長ねぎのみそ汁 …115
巣ごもり目玉焼き …117
焼きしいたけそば …137
混ぜずし …154
豚肉の時雨煮のせごはん …165
焼きがんも …166
刻み油揚げとしいたけの煮物 …190
高野豆腐のひじき肉詰め煮 …193
きのこ入りおから煮 …193
高野豆腐のせごはん …216

●しめじ
鶏肉とキャベツのしめじのクリーム煮 …56
しめじとしめじのクリームスープ …58
焼きさけときのこの混ぜごはん …66
玉ねぎとしめじのミルクスープ …111
春菊の南蛮漬け …150
カレーあんかけうどん …165
混ぜずし …193
刻み油揚げときのこの煮物 …195
ほうれん草としめじのバター炒め …216
焼ききのこの南蛮漬け …216

●まいたけ
焼ききのこの南蛮漬け …111
焼きピーマンのごまみそ和え …182
ミートソース …210
焼ききのこの南蛮漬け …216

●マッシュルーム
小松菜とマッシュルームのかけごはん …37
ビーフレモンクリーム煮かけごはん …44
マッシュルームスクランブルエッグ …145
オムライス …159

## こんにゃく・しらたき

肉豆腐 …75
鶏肉とこんにゃくの中華煮 …183
ピーマンの煮物 …210
しらたきとコーンのおかか炒り …215
こんにゃくといんげんのザーサイ炒め …215
ちぎりこんにゃくのえのきみそ煮 …215

## いも類

●じゃがいも
ゆで卵とじゃがいもの豆腐グラタン …51
タラモサラダ …61
青椒肉絲 …93
エッグスラット …140
レンジじゃがいも …144
スープカレー …143・185

●さつまいも
レンジさつまいも …145

●長いも
まぐろとわかめの山かけ …120
カリフラワーとじゃがいものポテサラ風 …95
梅豚のとろろ蒸し …104
山かけ …39
アップルトースト …198

## 卵

にらとえのきのナムル入りチヂミ …32
ゆで卵とじゃがいもの豆腐グラタン …51
もやし入り卵焼き …70
豆腐チャンプルー …103
えびトマトあんかけ …109
ブロッコリーのかきたまみそ汁 …111
春菊の温玉和え …134
チンゲン菜の卵炒め …136
巣ごもり目玉焼き …137
エッグスラット …138
ハムエッグ …140
あさりもやしラーメン …142
マッシュルームスクランブルエッグ …145
お好み焼き …152
豆詰めピーマン …153
オムライス …158
肉詰めピーマン …159
中華風ひき肉だね …168
卵サンド …169
中華風ひき肉だね …181
洋風ひき肉だね …181
えのきの肉団子 …186
煮卵 …190
青のり入りだし巻き卵 …191
キャベツオムレツ …191

## 乳製品

●カッテージチーズ
にんじんのごま酢煮 …49
カッテージチーズ和え …147

●牛乳
ビーフレモンクリーム煮かけごはん …44
ゆで卵とじゃがいもの豆腐グラタン …51
豆苗のミルクみそ汁 …52
玉ねぎとしめじのミルクスープ …58
鶏肉としめじのクリーム煮 …66
鶏肉のパン粉焼き …90
ヒレカツ …110
コーンクリームスープ …121
マッシュルームスクランブルエッグ …140
エッグスラット …145
白菜のクリーム煮 …159
オムライス …209
コーヒーゼリー …221

●パルメザンチーズ
水菜と玉ねぎ、トマトのシーザーサラダ …101
鶏肉のパン粉焼き …129
焼きしいたけ混ぜごはん …153
鶏肉とブロッコリーのリゾット …161
豆乳カルボナーラ …191
焼きアスパラのチーズ和え …201
ブロッコリーのガーリック蒸し …211

●スライスチーズ
卵サンド …169

●ピザ用チーズ
- たけのこの / トマトマリネチーズ焼き … 33
- ミートボールカポナータの / チーズ蒸し … 61
- エッグスラット … 140
- ピザトースト … 144
- タコライス … 161

●プロセスチーズ
- 肉巻きごはん … 74
- ほうれん草とナムルのサラダ … 113

●ヨーグルト
- さわらのグリル / ヨーグルトソース … 65
- 水菜と玉ねぎ、/ トマトのシーザーサラダ … 101
- かぼちゃの / シナモンヨーグルトかけ … 142
- 鮭カレーサンド … 146
- タンドリーチキン … 174
- カリフラワーとじゃがいもの / ポテサラ風 … 198
- きゅうりのヨーグルト漬け … 200
- ごぼうのサラダ … 214

## 豆類・豆加工品

●厚揚げ
- 厚揚げと豆苗の肉そぼろ炒め … 50
- たこと厚揚げのキムチ炒め … 78
- ほうれん草と / 厚揚げのお吸い物 … 89

●油揚げ
- 鶏肉入りけんちん汁 … 33
- かいわれと油揚げのスープ … 107
- ほうれん草と / みょうがのお浸し … 112
- 混ぜずし … 165
- 刻み油揚げときのこの / 煮物 … 193
- ピーマンの煮物 … 210

●おから
- きのこ入りおから煮 … 216

●高野豆腐
- 高野豆腐の野菜あんかけ … 69
- 高野豆腐のひじき肉詰め煮 … 193

●大豆
- 大豆と紫玉ねぎのマリネ … 192

●豆乳
- 豆乳スープカレー … 113
- 具だくさん豆乳みそ汁 … 138
- 豆乳カルボナーラ … 153
- ごまだれそば … 154

●豆腐
- ほうれん草ののり吸い … 31
- 焼きがんものおろし煮 … 36
- ゆで卵とじゃがいもの / 豆腐グラタン … 42
- 豆腐とトマトの肉そぼろ蒸し … 51
- 肉巻き豆腐の韓国風焼き … 53
- 肉豆腐 … 57
- 麻婆豆腐 … 75
- 豆腐チャンプルー … 82
- ほうれん草の白和え … 109
- 豆腐となめこ、/ ほうれん草のみそ汁 … 119
- 水菜と豆腐のとろろ昆布汁 … 120
- 豆腐のソテーなめたけかけ … 125
- 豆腐丼 … 132
- 焼きがんも … 160
- 炒り豆腐 … 190
- 豆腐のなめこあんかけ … 192

●納豆
- 玉ねぎ納豆 … 134
- 納豆チャーハン … 156

●春雨
- いかと小松菜の麻婆炒め … 43
- 鶏肉のよだれソース … 100
- えのき肉団子とキャベツ、/ 春雨のスープ煮 … 118

## 果実類・果実加工品

●アボカド
- タコライス … 161

●オレンジ
- オレンジ紅茶ゼリー … 220

●キウイフルーツ
- きゅうりとキウイのサラダ … 99
- キウイの炭酸ゼリーかけ … 220

●りんご
- ヒレ肉とりんごのソテー … 48
- アップルトースト … 147

●レモン・レモン汁
- 鮭の塩麹レモン焼き … 35
- 一口ステーキ … 37
- ビーフレモンクリーム煮 / かけごはん … 44
- なすと蒸し鶏の / エスニック風サラダ … 53
- 鯛のカルパッチョ … 59
- ミルフィーユポークソテー / ピクルスソース … 60
- あじの塩焼き … 73
- たらのアクアパッツァ … 76
- セロリとウインナーの / レモン煮 … 92
- タンドリーチキン … 94
- いわしの / レモン酢煮スパゲッティ … 101
- ほうれん草とナムルのサラダ … 113
- セロリの塩麹レモン漬けの / サラダ … 117
- 鶏肉のから揚げ … 129
- あさりもやしラーメン … 152
- 豆乳カルボナーラ … 153
- 鶏肉とブロッコリーのリゾット … 161
- かぼちゃのレモン煮 … 168
- 鶏肉のレモンじょうゆ … 174
- 鶏むね肉のトマトマリネ … 175
- さわらのレモンじょうゆ漬け … 180
- いわしのレモン酢煮 … 188
- 鮭の塩麹レモン漬け … 189
- セロリの塩麹レモン漬け … 202
- キウイの炭酸ゼリーかけ … 220

## 種実類・種実加工品

●アーモンド
- にんじんラペ / カリカリアーモンドのせ … 143

## 漬け物類

●梅干し
- 豚肉のとろろ蒸し … 104
- 豚肉と大根の梅おかか炒め … 125
- 豚肉の梅味 … 176
- かぶの梅酢和え … 197
- 玉ねぎの梅だし煮 … 205

●キムチ
- 葉っぱ包み … 42
- たこと厚揚げのキムチ炒め … 78
- キムチ焼きそば … 154

●ザーサイ
- 豆腐丼 … 160
- こんにゃくといんげんの / ザーサイ炒め … 215

## 主食・皮・粉類

●うどん
- カレーあんかけうどん … 150

●ごはん・米
- ビーフレモンクリーム煮 / かけごはん … 44
- グリーンピースごはん … 59
- トマトライス … 65
- 肉巻きごはん … 74
- 焼きしいたけ混ぜごはん … 76
- ごまだれ鉄火丼 … 89
- 茶粥 … 137

●鶏卵
- 煮卵のせごはん … 138
- 鶏がゆ … 139
- 納豆チャーハン … 156
- オムライス … 159
- 豆腐丼 … 160
- 中華丼 … 160
- タコライス … 161
- トマトライス … 161
- 豆乳カルボナーラ … 165
- 豚肉の時雨煮のせごはん … 166

●小麦粉
- お好み焼き … 85

●餃子の皮
- 肉餃子 … 158

●そば
- ごまだれそば … 154

●中華麺
- あさりもやしラーメン … 152
- キムチ焼きそば … 154

●パスタ
- いわしのレモン酢煮スパゲッティ … 101
- かじきのトマト煮パスタ … 129
- 豆乳カルボナーラ … 153
- チキンたらこスパゲッティ … 155
- トマトスープパスタ … 155

●パン
- ピザトースト … 144
- 鮭カレーサンド … 146
- アップルトースト … 147
- 卵サンド … 169

医学監修　中尾 俊之（なかお としゆき）

腎臓・代謝病治療機構代表。医学博士。1972年、東京慈恵会医科大学医学部卒。76年、同大学大学院修了。99年、東京医科大学教授、腎臓内科科長、人工透析部部長。日本腎臓学会理事、日本透析医学会理事、日本病態栄養学会理事、日本臨床栄養学会理事、日本栄養改善学会評議員、日本糖尿病学会評議員、米国腎臓病学会会員などを歴任。望星新宿南口クリニックで腎臓病や糖尿病の専門診療を行っている。『知りたいことがよくわかる腎臓病教室』（医歯薬出版）、『患者のための最新医学 腎臓病』（高橋書店）など、著書・監修書多数。

栄養監修　金澤 良枝（かなざわ よしえ）

東京家政学院大学教授。医学博士。管理栄養士。日本病態栄養学会、日本栄養改善学会、日本透析医学会、日本腎臓学会、日本健康医学会、日本栄養食糧学会、日本糖尿病学会などに所属。大学で管理栄養士養成教育にたずさわると同時に、腎臓・代謝病治療機構で糖尿病や腎疾患の専門栄養指導を行っている。主な著書・監修書に『腎臓病の人のためのおいしい特効メニュー』『透析の人のためのらくらく日常献立』（主婦の友社）などがある。

レシピ作成・料理　岩﨑 啓子（いわさき けいこ）

管理栄養士・料理研究家。栄養バランスを考え、塩分やエネルギーが控えめでもおいしく、ヘルシーで、実践的なレシピに定評がある。『低栄養を防いで健康寿命をのばす！［最新］70歳からの栄養の基本と食べ方のコツ』『ほったらかしでもごちそうが完成！糖質オフの電気圧力鍋レシピ』（以上ナツメ社）、『食べたい分だけしっかりと 簡単に作る シニア暮らしにちょうどいい2人分献立』（ワン・パブリッシング）『夫婦ふたりにぴったりの60歳からのたんぱく質しっかりごはん』（宝島社）など著書多数。

参考文献

一般社団法人日本糖尿病学会「糖尿病食事療法のための食品交換表 第7版」
一般社団法人日本糖尿病学会「糖尿病治療ガイド 2022-2023」

eヘルスネット「糖尿病」
https://www.e-healthnet.mhlw.go.jp/information/dictionary/metabolic/ym-048.html

糖尿病情報センター「糖尿病とは」
https://dmic.ncgm.go.jp/general/about-dm/010/010/01.html

糖尿病情報センター「糖尿病は早く見つけましょう」
https://dmic.ncgm.go.jp/general/about-dm/030/010/01.html
糖尿病情報センター「糖尿病の治療ってどんなものがあるの？」
https://dmic.ncgm.go.jp/general/about-dm/040/010/01.html

糖尿病情報センター「糖尿病の食事のはなし（基本編）」
https://dmic.ncgm.go.jp/general/about-dm/040/020/02-1.html
糖尿病情報センター「糖尿病の食事のはなし（実践編）」
https://dmic.ncgm.go.jp/general/about-dm/040/030/02-2.html

Staff

| | |
|---|---|
| 撮影 | 田中宏幸 |
| スタイリング | 宮沢ゆか |
| 撮影協力 | UTUWA |
| デザイン | 矢﨑進、森尻夏実 |
| | 磯崎優（大空出版） |
| イラスト | 鈴木衣津子 |
| 調理アシスタント | 上田浩子、近藤浩美 |
| 栄養計算 | 松本美子 |
| 執筆協力 | 圓岡志麻 |
| 編集・構成 | 丸山みき（SORA企画） |
| 編集アシスタント | 大西綾子、秋武絵美子、 |
| | 永野廣美（SORA企画） |
| 編集担当 | 原 智宏（ナツメ出版企画） |

本書に関するお問い合わせは、書名・発行日・該当ページを明記の上、下記のいずれかの方法にてお送りください。
電話でのお問い合わせはお受けしておりません。
・ナツメ社webサイトの問い合わせフォーム　https://www.natsume.co.jp/contact　・FAX（03-3291-1305）
・郵送（下記、ナツメ出版企画株式会社宛て）　なお、回答までに日にちをいただく場合があります。
　　正誤のお問い合わせ以外の書籍内容に関する解説・個別の相談は行っておりません。あらかじめご了承ください。

ナツメ社Webサイト
https://www.natsume.co.jp
書籍の最新情報（正誤情報を含む）は
ナツメ社Webサイトをご覧ください。

# おいしい かんたん 作りおき 糖尿病レシピ12週間

2023年10月1日　初版発行
2024年 7 月1日　第2刷発行

| 監修者 | 中尾俊之（なかお としゆき） | Nakao Toshiyuki,2023 |
|---|---|---|
| | 金澤良枝（かなざわ よしえ） | Kanazawa Yosie,2023 |
| 料　理 | 岩﨑啓子（いわさき けいこ） | Iwasaki Keiko,2023 |
| 発行者 | 田村正隆 | |

発行所　**株式会社ナツメ社**
　　　　東京都千代田区神田神保町1-52　ナツメ社ビル1F（〒101-0051）
　　　　電話 03-3291-1257（代表）　FAX 03-3291-5761　振替 00130-1-58661

制　作　**ナツメ出版企画株式会社**
　　　　東京都千代田区神田神保町1-52　ナツメ社ビル3F（〒101-0051）　電話 03-3295-3921（代表）

印刷所　**図書印刷株式会社**

ISBN978-4-8163-7432-6　　　　　　　　　　　　　　　　Printed in Japan